编 委 会

U0129645

中医大师学术思想与临证医案传承书系（第一辑）

张莹雯肿瘤诊疗经验集萃

主编◎吴朝妍

长江出版传媒
湖北科学技术出版社

图书在版编目（CIP）数据

张莹雯肿瘤诊疗经验集萃 / 吴朝妍主编 . —武汉：湖北科学技术出版社 , 2024.3

ISBN 978-7-5706-2954-1

Ⅰ . ①张… Ⅱ . ①吴… Ⅲ . ①肿瘤－中医临床－经验－中国－现代 Ⅳ . ① R273

中国国家版本馆 CIP 数据核字（2023）第 219726 号

责任编辑：徐　丹

责任校对：陈横宇　　　　　　　　　　　　　　封面设计：喻　杨

出版发行：湖北科学技术出版社

地　　　址：武汉市雄楚大街 268 号（湖北出版文化城 B 座 13—14 层）

电　　话：027-87679454　　　　　　　　　　邮　　编：430070

印　　刷：湖北云景数字印刷有限公司　　　　邮　　编：430205

710×1000　　　　1/16　　　　　　　　15.75 印张　　　　300 千字

2024 年 3 月第 1 版　　　　　　　　　　　　2024 年 3 月第 1 次印刷

定　　价：58.00 元

前　言

　　肿瘤疾病是严重威胁人类健康的常见疾病，其不断增加的发病率给社会和患病家庭带来了沉重的负担和损失。尽管现代医学在治疗肿瘤方面取得了巨大的进展，但仍然存在一些局限性和挑战。越来越多的专家指出，很多肿瘤已不再是绝症，患者可以实现较长时间的带瘤生存。在这个背景下，中医作为中国传统医学的重要组成部分，以其独特的理论体系和丰富的临床经验，为肿瘤患者提供了一种新的治疗选择。临床实践证明，中医在延长患者生存期、提高生活质量方面有明显的作用。

　　张莹雯教授临床工作 30 余年，长期致力于肿瘤临床研究。根据《黄帝内经》"正气存内，邪不可干"以及"阴平阳秘，精神乃治"的传统理论，结合多年中医药治疗肿瘤的临床经验，凝练出"抑癌扶正平衡疗法"的综合治疗肿瘤的学术思想，其核心为"抑制肿瘤，扶助正气，平衡阴阳，调整机体内环境，激发自身免疫力"。其治癌理念具有先进性、治疗方法具有独特优势，为广大肿瘤患者带来了福音，也对中医肿瘤学的新进展做出了卓越贡献。

　　《张莹雯肿瘤诊疗经验集萃》汇集了张莹雯教授几十年治疗肿瘤的临床经验，基于"抑癌扶正"思想对肿瘤的病因病机、辨证论治等都作了系统性论述，本书分为几个部分，首先介绍中医学"抑癌扶正"思想对肿瘤的认识和诊治理论体系。然后，分章节介绍中医在不同类型肿瘤治疗中的应用和疗效。本书在编写过程中借鉴了大量的文献和临床实践，力求系统地介绍中医肿瘤学的理论和实践，同时对肿瘤患者常见问题和疑惑进行了解答。我们希望通过本书的出版，能够为广大医学工作者提供一个了解中医肿瘤诊疗的平台，也为肿瘤患者提供更多的治疗选择和希望。

　　最后，我们要感谢所有为本书的编写和出版做出贡献的人员，包括作者、编辑、校对和排版等，也感谢读者对本书的关注和支持。希望本书能够在肿瘤防治方面产生积极的影响，促进中医肿瘤学的研究和应用，为肿瘤患者带来更好的治疗效果。

编者

2024 年 1 月

目　录

第一章 张莹雯教授学术思想——抑癌扶正

一、"抑癌扶正"学术思想的定义

张莹雯根据《黄帝内经》"正气存内，邪不可干"以及"阴平阳秘，精神乃治"的传统理论，结合多年中医药治疗肿瘤的临床经验，凝练为一种综合治疗肿瘤的学术思想，即"抑癌扶正"，其核心为"抑制肿瘤，扶助正气，平衡阴阳，调整机体内环境，激发自身免疫力"。扶正主要包括健脾益气、滋养肝肾、益气养阴等法，脾为后天之本，脾主运化，为气血生化之源，运化水谷精微，充养五脏六腑、四肢百骸；肾为先天之本，寓元阴元阳，肾精充足，则肾阴肾阳充盛，元气备足，形体健壮；此外，肿瘤侵袭人体常易耗气伤阴，导致气阴两虚，正气亏损，因此健脾益肾、益气养阴为扶正之要法。癌毒是肿瘤发生发展的关键，癌毒多起于气机郁滞，气滞不行则津液、血液运行不畅，酿生痰湿、瘀血，再与癌毒胶结不解，日久形成肿瘤，因此，抗癌解毒、化痰散结、活血化瘀是抑癌祛邪的核心。祛邪解毒与补虚扶正相辅相成，互为根本。

"抑癌扶正"学术思想提倡"抑癌"与"扶正"辩证统一，若治疗疾病，只知"抑癌"而不"扶正"，则正气不足，里虚亏空，抗病力弱，难以祛邪、驱邪，收效缓慢；若只"扶正"而忽略"抑癌"，会酿生"闭门留寇"的后果，病邪残留体内日积月累，愈加炽盛，加速正气耗竭。因此，临证时"抑癌"与"扶正"两者并重，不可或缺和偏颇，才能长久地实现脏腑气血阴阳调和的理想状态。

二、"抑癌扶正平衡疗法"的具体内容

《医宗必读》云："初者，病邪初起，正气尚强，邪气尚浅，则任受攻；中者，受病渐久，正气较弱，任受且攻且补；末者，病魔经久，邪气侵袭，正气消残，则任受补。""抑癌扶正平衡疗法"是在兼顾"抑癌"与"扶正"的前提下应运而生，是"抑癌扶正"学术思想的具体体现和临床应用，其具体内容是诱导癌细胞

1

凋亡、抑杀癌细胞、抑制肿瘤新生血管形成，扶助机体正气，提高免疫力，保护机体正常功能，改善临床症状，长远地提高患者生存质量及与肿瘤相斗争的信心。经过近 30 年临床和相关实验验证，"抑癌扶正平衡疗法"可显著抑制肿瘤细胞的增殖和转移，对癌细胞具有高度的抑制和杀灭作用，对肺部、肝部等多种肿瘤可通过激活体内的巨噬细胞，使其直接分泌高活性化学递质，作用于肿瘤细胞的组织部位或代谢过程中，直接抑制肿瘤的血供，遏止肿瘤血管的新生；尤其对于乳腺癌患者能明显协同提高临床疗效，同时能改善患者恶心、发热、疼痛以及失眠、内分泌失调、焦虑、抑郁等兼症，从而提高患者生存质量，提升中医药在肿瘤治疗中的地位，显示了中医药治疗肿瘤的广阔前景。

肿瘤是一个全身性疾病的局部体现，张莹雯认为肿瘤的发生发展是个复杂的斗争过程，在此过程中，内、外互相作用，气滞、血瘀、痰结、湿聚、热毒等相互纠结，日久积滞而成有形之肿块。正气内虚，外界不良因素不断刺激，癌邪滋生壮大，流窜脏腑经络，耗损正气，加重"正虚"。因此针对肿瘤产生的机制，"抑癌扶正平衡疗法"能抑制肿瘤进展，驱除癌邪等病理因素，助益人体正气，攻补兼施，平衡阴阳，维持内环境的稳态。

"抑癌扶正平衡方"主要由黄芪、茯苓、炒白术、法半夏、昆布、浙贝母、三棱、水蛭、郁金、夏枯草、开口箭等药物组成，黄芪补脾肺之气，益气托毒，主要成分黄芪多糖具有抑制肿瘤细胞增殖，诱导肿瘤细胞凋亡，调控肿瘤微环境，增强机体免疫功能的作用；茯苓利水渗湿，有效成分茯苓酸能通过激活死亡受体和线粒体介导的凋亡通路，激活蛋白酶 caspase-3、caspase-9 和 caspase-8 来调控和促进乳腺癌细胞的凋亡；炒白术、法半夏温中健脾、化痰除湿，有研究表明白术内酯能通过下调转化生长因子 -β 以及癌症相关细胞分化因子水平，抑制转移性乳腺癌细胞的运动；浙贝母、夏枯草、昆布清热解毒、软坚散结，攻除有形肿块；三棱、水蛭破血逐瘀，化积消滞；郁金疏肝行气，调畅气机，以助血行；开口箭具有清热解毒、散瘀止痛等功效，研究表明开口箭可以影响肿瘤细胞的 DNA 含量和细胞周期变化，通过影响 bax、bcl-2 基因表达量来诱导肿瘤细胞凋亡。全方君臣佐使，配方严谨科学，不仅具有抑制肿瘤生长、促进肿瘤细胞凋亡、影响细胞周期等"抑癌"效果，活血化痰、行气散结，清除一切病理毒素；还能"扶正"，健运脾胃，促进后天之本运化水谷精微，营养四肢百骸，滋养周身；温补肾气，化解痰邪阴寒，促进癌肿有形之肿块消散，达到"抑癌"与"扶正"双管齐下，整体动态平衡的效果，符合中医整体观和辨证论治的传统理论，值得更广泛地应用于临床。

三、对肿瘤病因病机的认识

《仁斋直指方论·卷之二十二·癌》："癌者，上高下深，岩穴之状，颗颗累垂，裂如蟊眼，其中带青，由是簇头各露一舌，毒根深藏，穿孔透里……"因其不规则，肿块质地较硬且有孔隙与岩穴相类，故称之为癌。中医学认为肿瘤是一个本虚标实的疾病，正虚为本，邪实为标，内外合而致病，内因主要与肝、脾、肾三脏紧密相关，主要为正气亏虚和精神情志失调，外因与外感六淫、饮食失调等因素有关。

正气亏虚致癌：癌细胞为"种子"，癌细胞转移的目的地则为"土壤"，即现代的肿瘤微环境，而癌症的生长转移与肿瘤微环境有密切关系。肿瘤酸性微环境类似于中医之痰，肿瘤炎性微环境与痰、瘀、癌毒等病理产物相关。当代学者认为，脾虚运化失常都是导致肿瘤微环境发生发展的核心病机，肿瘤微环境中的免疫抑制与中医理论中的正气亏虚密切相关。脾为后天之本，气血生化之源，脾胃运化水谷精微，濡养五脏六腑、四肢百骸；若脾虚运化乏力，水谷精气滋生匮乏，痰湿、瘀血、癌毒之邪随之产生，脾虚与痰、瘀、癌毒相互促进、相互影响，是肿瘤微环境的中医病机的核心内容。肾为先天之本，元气聚生之地，若肾气肾精亏损，肾阳亏虚，正气不足，阴寒过盛，寒湿瘀血易凝聚于局部形成肿块。肝脏为将军之官，性刚强，喜条达而恶抑郁，若肝失疏泄，气机郁滞，痰、瘀、癌毒等病理产物应运而生，脏腑功能失调，正气内虚，各种病理产物滋生胶结，两者互为因果，是肿瘤产生的关键。

七情内伤致癌：中医所谓"七情内伤"是指人的喜、怒、忧、思、悲、恐、惊中的任何一种情绪过激过久，超越了人体的调节范围从而导致疾病的发生。正如《素问·阴阳应象大论》云："人有五藏，化五气，以生喜怒悲忧恐。故喜怒伤气，寒暑伤形。暴怒伤阴，暴喜伤阳。厥气上行，满脉去形。"七情失调，内伤气血，血瘀痰结，脏腑失调，正气亏虚，免疫功能下降，容易导致肿瘤的形成。

外感六淫致癌：风、寒、暑、湿、燥、火为自然的气候，称"六气"，若气候急剧变化，人体不注意调摄或因慢性疾病造成体内气血阴阳亏损，免疫力下降，六气则易变六淫，成为致病因素，形成肿瘤。《灵枢·九针》谓："四时八风客于经络之中，为瘤病者也。"《灵枢·百病始生篇》指出："积之所生，得寒乃生，厥乃成积也。"《灵枢·刺节真邪篇》曰："虚邪入至于身也深，寒与热相搏，久留而内著……邪气居其间而不及，发为筋瘤……肠瘤……昔瘤。"隋代《诸病源候论》说："恶核者，内里忽有核累累如梅李，小如豆粒……此风邪夹毒所成。"说明了"六淫"夹毒是发生癌瘤的外在病因。

饮食失调致癌：饮食是机体维持生命活动的必需条件，饮食失宜、不洁或偏嗜可累及脾胃，使脾胃损伤，受纳减退，健运失常，气机升降功能紊乱，湿浊内聚或化热伤及气血，形成湿聚血瘀，促使癌肿的发生。具体内容主要有以下几个方面：①饮食偏嗜。长期嗜好某种食物造成相应脏腑功能偏盛，久之破坏五脏之间的协调平衡而出现各种病变。如《素问·生气通天论》指出："味过于酸，肝气以津，脾气乃绝；味过于咸，大骨气劳，短肌，心气抑；味过于甘，心气喘满，色黑，肾气不衡；味过于苦，脾气不濡，胃气乃厚；味过于辛，筋脉沮弛，精神乃央。"②饮食不洁。《金匮要略·禽兽鱼虫禁忌并治第二十四》指出："秽饭、馁肉、臭鱼，食之皆伤人，六畜自死，皆疫死，则有毒，不可食之。"若不注意饮食卫生，食用腐败霉变的食品，毒邪内生，损伤肠胃则气机不利，邪滞不化，久伏体内而致恶变。③饮食失宜。暴饮暴食、过食肥甘厚味都会造成脾胃受损，胃虚难以腐熟，脾虚失于运化，造成气血流通受阻，产生包括肿瘤在内的多种疾病。

四、肿瘤的常见辨证分型

肿瘤为全身疾病的局部表现，是一种恶性病变，按照系统和部位分为头颈部肿瘤（鼻咽癌、甲状腺癌）、肺癌、乳腺癌、消化系统肿瘤（食管癌、肝癌、胃癌、胰腺癌、胆道系统癌、大肠癌）、泌尿系统肿瘤、妇科肿瘤、淋巴瘤等，临床表现为在患者不同的部位出现肿块，固定不移，活动性差，伴疼痛。结合患者的临床特点、发病频率和中医学辨证特点，主要有以下几种分型。

（1）气滞血瘀型：肿块刺痛拒按，夜间疼痛较甚，伴随烦躁易怒，情志抑郁，指甲或唇舌紫暗，舌质紫暗或有瘀斑瘀点，舌苔薄润，脉沉细或弦涩。

（2）肝肾阴虚型：胁肋隐痛，腰膝酸软，潮热多汗，心慌，形体消瘦，五心烦热，低热盗汗，头晕目眩，大便干结，舌红少苔，脉细数。

（3）脾肾阳虚型：胃脘隐痛，喜按喜温，食后胀闷痞满，畏寒，面浮足肿，头身困重，纳差，气短懒言，夜尿频多，大便溏而小便清长，口淡不渴或渴喜热饮，舌淡胖，苔水滑或白腻，脉沉微迟。

（4）脾虚痰湿型：肿块固定不移，按之疼痛，伴腹大胀满，胃脘疼痛，食少纳呆，神疲乏力，口淡不渴，大便溏薄或泄泻，小便短少，肢体酸楚，四肢水肿，舌质淡胖，苔白腻，脉沉弦、沉滑或濡。

（5）瘀毒内阻型：肿块巨大，痛有定处，刺痛为主，日久不愈，吐血便血，肌肤甲错，舌质紫暗，有瘀点瘀斑，苔薄润，脉沉细涩。

（6）气血双亏型：面色苍白，神疲乏力，头晕目眩，心悸气短，虚烦不寐，口干纳差，自汗盗汗，畏寒肢冷，舌淡嫩瘦薄而润滑，苔薄白或苔少，脉沉细无力。

（7）气阴两虚型：神疲乏力，少气懒言，潮热多汗，面色淡黄或萎黄，纳呆腹胀，食不运化，腹泻便溏，面浮肢肿，口燥咽干，形体消瘦，舌红或胖，苔薄白而少，脉虚无力。

（8）湿热蕴结型：肿块红肿疼痛，脘腹满闷，口渴少饮，食少纳呆，心烦易怒，口干口苦，肢体困重，身热不扬，大便溏而不爽，溲赤便干，舌质红，苔黄腻，脉濡数。

第二章 口 腔 癌

一、口腔癌的流行病学特点

口腔癌（oral cancer）是指发生于口腔及其邻近解剖部位的恶性肿瘤，与发生于咽部的癌症归为一类，简称为口腔癌。其会导致面容改变，还会影响面部重要脏器的功能，造成吐词不清、进食障碍等。口腔癌的病理类型以鳞状细胞癌（简称鳞癌）最为常见，其次为腺性上皮癌及未分化癌。

随着医疗技术的发展，很多癌症已经能够得到早期诊断并通过有效的治疗手段，使得死亡率有所下降，尤其是白血病和淋巴瘤的死亡率已经显著下降。但近50年来，口腔癌的死亡率基本保持不变，5年生存率仍然较低，仅维持在50%左右。

在世界范围内，人群中最常见的5种癌症依次为肺癌、胃癌、乳腺癌、结直肠癌和宫颈癌，口腔癌紧跟在这5种癌症之后，约占全身恶性肿瘤的3%。据WHO统计，不同的国家、地区口腔癌发病率差别很大，每年全球新增病例超过26万人，其中约2/3在发展中国家。高发地区是南亚和东南亚，其原因可能与这些地区的人们过多地咀嚼烟叶、槟榔等因素相关。我国口腔癌的发病率虽然较低（居全身恶性肿瘤发病率的第10位），但因为人口基数大，口腔癌绝对人数仍在世界前几位。

世界上少数国家口腔癌的男女发病率无明显差异，多数国家虽然目前男性发病率仍高于女性，但女性病例已经日渐增多。口腔癌发生的风险随年龄增加，大多数研究报告提示约90%的口腔癌发生于40岁以上人群，男性于60～69岁患病比例较高，女性于70岁以上患病比例较高。

二、口腔癌的危险因素

（一）吸烟与饮酒

吸烟被认为是口腔癌发生发展的最重要因素，各种烟草都是致癌的，包括无烟的烟叶。口腔癌的发病率与吸烟量有直接关系，吸烟者的患病概率是不吸烟者的 3.3 倍；每天吸 40 支或 40 支以上者属于重度吸烟者，其危险度是轻度吸烟者的 1.5 倍，是不吸烟者的 20.7 倍。我国是目前世界上香烟销量最大的国家，近些年青少年吸烟人数增加尤为明显，研究发现，患口腔癌的年轻患者中 77% 与吸烟相关。

酗酒可增加除唇癌外的口腔癌的危险性，是发病的第二大危险因素，不吸烟人群中，饮酒者的患病概率是不饮酒者的 3.5 倍。如果吸烟水平保持稳定，饮酒量越多，时间越长，患病概率越高。而且多项研究证实，吸烟和饮酒对口腔癌具有协同作用，可使口腔癌的危险性增加 2.5 倍。

虽然烟酒致癌的机制尚不是很明确，但有明确的数据证实戒烟酒能够降低患口腔癌的风险。停止吸烟 5 年，口腔癌风险降低 50%。停止吸烟 10 年，患口腔癌风险接近于终身不吸烟者。

（二）咀嚼槟榔

槟榔是少见的具有成瘾性的食物，容易使人产生依赖性，明知其危害性还无法戒掉。印度、孟加拉国等国的居民喜嚼食槟榔，有的还将烟草叶和槟榔一同咀嚼，因此口腔癌发病率较高。湖南省是国内食用槟榔人群的主要省份，口腔癌的发病率明显高于其他地区。流行病学调查证实，湖南省 90% 左右的口腔癌患者有咀嚼槟榔的习惯。槟榔中的主要有害成分是生物碱（如槟榔碱、槟榔次碱）、鞣质和亚硝胺等化学物质，以及粗纤维。

（三）不良饮食习惯

大量食用红肉（指在烹饪前呈现红色的肉，如猪肉、牛肉、羊肉等）可使口腔癌的发病风险增加约 4 倍。摄入较多加工过的肉类（特别是经过腌、熏、晒、烤等方式加工过的），也与口腔癌的发生呈正相关。高温烹调（如油炸）可产生致癌物质，每天习惯进食油炸食物是口腔癌发生的危险因素之一。

（四）其他

日光辐射（唇癌与过度暴露于紫外线有关）、病毒（如 EB 病毒、人单纯疱疹病毒、人乳头瘤病毒等）、饮食缺乏纤维素及某些维生素、口腔及牙列状况（口腔卫生不良、锐利或断裂牙、不良修复体）等均与口腔癌的发生相关。

科普知识

Ⅰ.不是危言耸听，槟榔是一级致癌物。

国内、国际上的很多研究都显示槟榔具有致癌性，2003 年，国际癌症研究中心将槟榔认定为一级致癌物。世界卫生组织（WTO）2004 年也确定了槟榔咀嚼物为一级致癌物。在印度，槟榔因含有的槟榔碱具有致幻性而被认定为毒品。我国目前虽然并没有禁止食用槟榔的相关法律政策，但通过宣传，越来越多的人开始了解到其危害。嚼食槟榔会使牙齿变黑、动摇、磨损，容易患上牙周炎，而且经常咀嚼会使肌肉发达、脸部变大、变宽，从而影响容貌。

槟榔可引起很多口腔黏膜病变，中南大学湘雅医院通过调查发现，超过 60% 的嚼槟榔者有口腔黏膜病变。其中一部分黏膜病变是 WHO 明确的癌前病变或癌前状态，如口腔白斑、口腔黏膜下纤维性变（OSF）、口腔扁平苔藓（OLP）等。国外调查发现，咀嚼槟榔者最常见的口腔损害为白斑；OSF 是一种慢性纤维化病变，中国的 OSF 患者均有咀嚼槟榔的习惯，会有张口困难等表现，影响外观及进食。其癌变发生率为 7%～30%；OLP 是一种较常见的口腔黏膜慢性非特异性炎症，多发于颊部。这些黏膜病变如果不重视、不加以治疗，就可能进展为癌症。

槟榔在咀嚼过程中会较长时间存在龈颊沟的位置，大大增加了槟榔内的致癌因子和颊黏膜的接触时间。干槟榔在制作过程中加了很多化学添加剂，又要经过熏制等多道工艺，不可避免的，成品中所含苯并芘、铅、砷、氟等促癌物会超标。而且干槟榔中的植物纤维质地较硬，在嚼食的过程中不断摩擦口腔黏膜，造成黏膜损伤、糜烂，长期无法愈合。因此有研究显示，短期内嚼食干槟榔比新鲜槟榔果的致病性和致癌性更强。当然，如果是长期食用，两者危害性一样大。

虽然现在对于槟榔危害的宣传逐渐增多，部分地方还禁止槟榔厂家做广告，但槟榔的食用还是有增长的趋势，原因可能有：①部分地区特别是湖南，长久以来就有咀嚼槟榔的习惯，当地居民并不认为其有很大的危害。②槟榔带来的危险并不是短期内就会降临，很多人就不以为然，会说"我嚼了那么多年也没得口腔癌"。③部分人群也知晓槟榔危害，但因为已产生成瘾性或者压力过大，又离不开槟榔，因此心存侥幸。④宣传还不到位，部分人群还不知晓。⑤槟榔价格较以前较为低廉，更多的人群可以接触到，尤其是青少年。这类人群认为自己还年轻，不像年龄较大的人那么容易患上口腔癌，所以并不在乎。

应该针对不同的人群采取不同的宣传手段，要让大家都认识到槟榔的危害是实实在在、日积月累的，一时的无症状并不代表永远的无害，不要等到疾病发生、死亡一步步靠近时才后悔莫及。

Ⅱ.保持口腔卫生有助于减少口腔癌发生。

牙周病是口腔科的常见疾病之一。在去除吸烟、饮酒等影响因子后，牙周病与口腔癌危险性呈正相关，例如针对非吸烟非饮酒女性口腔癌的流行病学调查表明，较差的口腔卫生会导致患口腔癌的风险显著增高。口腔癌组不刷牙的比例高于健康对照组，在每次刷牙时间方面，口腔癌组的有效刷牙时间也明显少于对照组。其发生的机制可能是口腔卫生较差的人，口腔中致病菌大量增加，引发慢性炎症长期刺激口腔黏膜从而导致癌变。刷牙可有效去除口腔内致病菌群及亚硝胺、乙醛等致癌物，从而达到疾病预防的作用。因此，增加刷牙频率及时长可降低口腔癌的发病风险。每天一定要早晚两次刷牙，睡前一定要刷牙，每次刷牙时间至少3～5 min。刷牙切忌横刷牙，应上下往返顺刷，包括上下左右里外各个牙面都要刷到，刷牙后用清水漱口，清理牙根内的残渣。

许多人不重视蛀牙，对龋齿置之不理，导致龋齿面积越来越大，逐渐变为残缺。烂牙有着锐利的边缘，残留的牙根也常伴有尖锐的棱角，在说话、吞咽、咀嚼时不断与舌头及唇颊黏膜产生摩擦，继而出现创伤，形成溃疡。有的人虽然去医院修补或处理了蛀牙或残缺牙，但修复体不达标、不合适，如边缘吻合不良，边缘粗糙，或者义齿不匹配、咬合不佳，这样的不良修复体也会对口腔黏膜产生长期的机械和化学刺激，导致反复溃疡及感染的发生，经久不愈，甚至可发展成为癌前病变，进而恶性转化进展为口腔癌。

因此，对于牙周病需要我们高度重视，及时处理口内残根、尖牙，要去正规医院口腔科，以减少不良修复体的发生率，要佩戴合适的义齿。这些对口腔癌的预防有一定促进作用。

Ⅲ.不良生活与饮食习惯可能导致口腔癌。

男性口腔癌发病率为什么比女性高？研究人员认为很重要的一个原因就是男性的吸烟饮酒率明显高于女性，既不吸烟又不饮酒者发生口腔癌的可能性极低。口腔癌的危险度与吸烟呈正相关关系。烟草中含有的尼古丁等致癌物质会导致黏膜的癌变。开始吸烟的年龄越小，时间越久，每日吸烟数量越多，越容易导致口腔黏膜发生癌变。酒精中包含可以致癌的物质，或促使某些物质转化为致癌物。酒精还可能促使口腔白斑、某些癌前病变向口腔癌转化。很多研究已经证明烟和酒是口腔癌明确的、独立的、主要的危险因素，而且两者还有协同效应。生活中的吸烟者往往也是饮酒者，所以对这些人来说更加危险。

蔬菜和水果中的抗氧化剂可中和氧自由基的损害，其富含纤维素和叶酸、各种维生素等，对口腔有保护作用，尤其是非淀粉类的绿叶蔬菜、柑橘类水果。有研究指出，摄入大量的水果、蔬菜能降低吸烟、饮酒者口腔癌发病率。

生活、饮食习惯与健康息息相关，想降低口腔癌的发病率，就要养成良好的生活习惯，最主要的是戒烟限酒；另外，如前所述，槟榔也是很重要的致癌物，要戒除咀嚼槟榔的习惯。其次是进食更多的水果和蔬菜，减少某些特定类型肉类的摄入，避免进食过烫的食物。

三、口腔癌的临床表现

口腔癌并不是一个单独的疾病，口腔内舌体、齿龈、颊黏膜这些部位所有发生的癌变总称为口腔癌。我国口腔癌发病率高低依次为舌癌、牙龈癌、唇癌；舌癌多发生在舌边缘部位，恶性程度最高，牙龈癌以发生在下颌为多。口腔癌常见类型有溃疡型，表现为边缘隆起，中央凹凸不平，并有坏死组织覆盖，还有增殖型、浸润型。由于口腔癌的症状多种多样，与口腔其他常见疾病（如牙周炎、口腔溃疡、牙痛等）的症状相似，极易被当成"小病"而被忽视。当出现以下早期症状时，应及早就医。

（一）口腔黏膜出现原因不明的白斑或红斑

口腔癌可由"癌前病变"发展而来，正常的口腔黏膜是粉红色，软、光滑，若变成红色、白色或黑色，粗糙、变厚或呈硬结，或有颗粒感，多是异常改变。红斑是界限比较清楚的红色斑块，有的表面光滑，质地较软；有的高出口腔黏膜，质地较硬，表面粗糙。白斑高出口腔黏膜表面，早期呈浅白色，像涂了一层奶酪，无法擦去，有的有条纹、糜烂出血，随病情发展变厚、变硬、更粗糙。此时应及时前往口腔专科，积极排查和治疗。

（二）口腔溃疡经久不愈

口腔溃疡的病程一般不超过两周，如果经过治疗，超过两周仍不见好，要警惕口腔癌的可能。尤其是口腔内黏膜、舌头出现溃烂的同时伴有黏膜白斑、红斑，经治疗后溃疡面反而逐渐扩大，可能是口腔癌的早期表现。有的患者溃疡疼痛比较明显，有烧灼感，有的仅在进食时有轻度不适，甚至几乎没有不舒服的感觉。有的患者伴有口腔内不明原因的反复出血，或不自觉的鼻涕带血。

（三）唇、舌麻木及活动受限

唇部、舌头出现莫名的麻木、燥热或疼痛；平时灵活的舌头会出现活动受限，导致说话困难、咀嚼吞咽食物费力，有的会感到口腔内的唾液增多，不受控制地顺着嘴角流出来。

（四）口腔内出现肿块、硬结

肿块向外生长者，呈"菜花状"，向组织深处浸润者，呈硬结状。通常无痛且病程较长，可达数年，容易被忽视，等长到一定程度时才被发现。

（五）疼痛不明显

口腔癌早期一般无痛或仅有局部异常感，即使有疼痛，程度也较轻，破溃后或侵犯神经后才会明显。与"牙龈痛"或"牙痛"不一样的是，口腔癌的疼痛呈持续性，冷、热刺激不加重疼痛。

（六）张口困难

正常人张口到最大时，上下门牙之间的距离约 4.0 cm。长期咀嚼槟榔导致口腔黏膜下纤维性变，口腔局部粘连，可见鳞屑并伴有白斑，严重者出现张口困难，此时应该警惕可能会发展成口腔癌。如果肿瘤侵犯张闭口肌肉和颞下颌关节，也会导致张口困难。需要与常见的牙齿发炎、颞下颌关节紊乱等鉴别。

（七）牙齿松动

单个牙或范围局限的牙齿松动，而牙齿或牙龈表面病损少，排除牙周病以及外力引起的牙齿松动；戴有义齿的患者会出现义齿不合适、松动。这些可能是浸润型牙龈肿瘤破坏牙槽骨及颌骨所致。

（八）颈部淋巴结肿大

口腔癌容易向附近的颈部淋巴结转移，如突然触及无痛性淋巴结，进行性增大，触诊时往往有一种特殊的硬实感，且互相粘连而移动性小，应该找医师咨询。

四、口腔癌的诊断及筛查

（一）临床检查与组织病理学检查

临床检查是目前诊断口腔癌最为常用也是最基础的方法。口腔癌的高发部位位于舌、牙龈、软硬腭部、口底、颊黏膜、磨牙后三角区，这些部位医生可直接采用视诊或口腔镜辅助检查，同时还可对口腔黏膜、颈部淋巴结进行触诊。

不过大部分口腔癌患者早期并无自觉症状，临床表现形式也多种多样，往往等到出现明显症状的时候才去医院检查，加上有的非口腔科医师在这方面的临床经验不足，导致诊断时机过晚，这是影响口腔癌患者 5 年存活率的一个重要因素。口腔癌是正常细胞逐渐变化而成，临床上经历了由正常组织、癌前病变、癌的发展过程，其发生发展可分为单纯性增生、轻度异常增生、中度异常增生、原位癌、恶性肿瘤细胞，过程复杂且漫长。如果能在早期发现癌变，此时肿瘤可能是处于缓慢发展的状态，就能大幅提高治疗效果。因此，口腔癌的诊断重点在于发现早期癌变和癌前病变。

口腔白斑，是口腔常见的癌前病变之一，通过医生检查可将其分为均质型（病损规则、平伏，较薄，光滑柔软，质地一致）和非均质型（颊膜口角区多见，表现为红白间杂、颗粒状突起，黏膜表面不平整，小片点状糜烂），后者更易发展为口腔癌。当然，如果仅凭临床外观来做基本的判定，会存在很大误差，需要进一步行病理检查。

组织病理检查是口腔癌前病变和口腔癌诊断的金标准，医生根据病变大小、部位、边界综合考虑决定活检方式，有黏膜活检术、穿刺活检、切取活检、切除活检。活检操作是有创检查，有的还需要在局部麻醉下进行。

（二）活体组织染色

对于口腔内可疑病变或高危区域，可以采取视诊以外的其他检查。活体组织染色的原理是利用正常组织和癌变组织对染色剂的染色程度不同而将病变组织部位显示出来。常用染色剂有甲苯胺蓝、美兰、卢戈液等。患者用染色剂漱口，或将染色剂均匀喷洒于病变黏膜，然后仔细观察，恶性区域常为深蓝色，异常增生的区域根据增生程度呈现不同的深浅。正常黏膜细胞则不着色。

对具有恶变潜能的口腔疾病需要实施监测和风险评估，活体组织染色无创、简便，容易为患者接受，是一种比较合适的辅助检查手段。它可以作为口腔癌前病变的初筛、口腔癌高危人群普查，当发现受检者检测呈阳性，具有恶变可能，就可进一步检查以明确诊断；可以作为医生选择活检部位及范围的参考，指导活检；对于已经确诊口腔癌的患者，可以作为术后或放疗后定期检查项目，有助于判断口腔癌是否复发。

（三）口腔脱落细胞 DNA 定量分析

脱落细胞学检查是一项传统的技术，是取病变组织表面脱落细胞制成涂片染色后进行显微镜检查，和细针吸取细胞学一样都属于细胞病理学，在 20 世纪 60 年代中期最先用于宫颈癌的早期诊断，目前已得到广泛应用，成为口腔癌、膀胱癌、食管癌、肺癌等的重要辅助检查手段之一。

恶性肿瘤细胞代谢速度特别快，彼此间黏度很差，容易从组织中脱落，形成脱落细胞，方便取材。颊黏膜、舌、软硬腭、口底、牙龈等都是常见取材区域。取材工具可以为木质、塑料和金属刮刀和不同类型的刷子，现在广泛应用的是细胞刷，少用压舌板和棉签。

取材完成后立即将标本涂布于载玻片上进行染色，或者使用新近发展起来的液基薄层细胞学检测技术，更容易观察细胞形态，准确率更高。与正常细胞相比，癌细胞或非典型增生的细胞往往具有核增大、核浆比升高的特点。通过专业的计算机全自动细胞图像分析仪检测细胞的形态结构，从而检测出癌变细胞。这是从细胞形态学方面来检测，还可以检测脱落细胞的 DNA 含量。正常人体细胞一般为二倍体细胞，而肿瘤细胞会出现较多的非二倍体细胞。流式细胞仪或全自动细胞图像分析仪可以识别细胞涂片中的 DNA 异倍体细胞或非二倍体细胞。细胞形态学计量和 DNA 定量分析技术联合应用，诊断癌变细胞敏感性和特异性更高。

口腔脱落细胞学检查取材简单、无创，花费时间短，可重复操作，诊断的敏感性和特异性也较高。适合那些不愿意立即活检的患者，适用于对无症状的癌前病变进行检查和后期随访观察，以及高危人群大规模筛查。而且其假阳性率低，可以避免给患者带来不必要的精神压力以及医疗资源的浪费。

（四）唾液检查

唾液是人体重要的体液之一，富含多种成分，如口腔微生物、脱落的口腔黏膜细胞、蛋白质及游离氨基酸、免疫球蛋白、激素、无机离子、DNA 或 RNA 分子、细胞因子等，具有润滑黏膜、消化食物、抗菌等功能。目前在唾液中已发现 2 300 多种蛋白质和多肽，这些成分能很好地反映机体生物学功能及状态。唾液诊断是通过检测唾液中与特定疾病相关的特异性物质来诊断疾病的方法。

肿瘤的发生、进展会导致机体内各种物质的变化，在肿瘤标志物检测中最常用的是血液，但与血液检测相比，唾液检测有自己的优势，它不会对患者造成伤害，操作简便，便于在临床工作中应用和推广。口腔癌和癌前病变的病灶部位与唾液直接接触，更容易使唾液中的成分产生变化，唾液成分比血清简单，也更容易被检测到。

关于唾液基因组学、转录组学、蛋白质组学、代谢组学、口腔微生物群的研究很多，目前已经发现 120 多种可应用于口腔癌的潜在标志物。IL-6 和 IL-8 是目前研究最多的，还有基因甲基化、氧化应激分子等。

不过，唾液诊断目前尚处于早期研究阶段，为了早日纳入日常临床实践，还需解决一些问题：①建立标准化的唾液的样本采集、处理和储存方法；②生物标记物的含量变化范围很大，缺乏公认的标准，会让人质疑结果的可靠性；③很多标志物不仅是口腔癌的标志物，也是口腔扁平苔藓、牙周炎或其他恶性肿瘤的标志物，特异性不足。

五、口腔癌的治疗

口腔癌的治疗是多种治疗方式联合的综合治疗,常见的治疗方式有手术切除、放疗、化疗、中药治疗,其他治疗手段有靶向药物治疗(西妥昔单抗、贝伐单抗)、基因治疗、激光、微波固化治疗、栓塞、热疗等。综合治疗不是简单地将多种治疗方法进行叠加,而是应该根据肿瘤特点、治疗手段的作用机制来选择,同时患者的年龄、主要脏器功能、本人的意愿也是很重要的参考因素。

(1)肿瘤的原发部位:虽然早期口腔癌手术治疗和放疗效果都差不多,但下颌骨附近的肿瘤不适合做根治性放疗,因为放疗有可能造成下颌骨的暴露、放射性骨坏死等严重并发症,进而导致颌面部严重功能缺失。因此,上下牙龈和硬腭处的原发肿瘤最好采用手术切除。而舌、口底、颊黏膜及上下唇等部位的原发肿瘤,就非常适合放疗。

(2)肿瘤的病理学类型及临床分期:鳞状细胞癌对于放射治疗是敏感的,而来自小涎腺和软组织来源的恶性肿瘤往往对放疗不敏感,对于这些肿瘤最好采用手术治疗。对于早期的口腔癌(T_1和T_2期),单独使用手术切除和放疗均有不错的疗效,最好只取其中之一作为治疗手段。原发肿瘤较大者或中晚期(T_3和T_4期),区域性淋巴结转移率高,较适合使用外科手术合并术后化疗与放疗的综合治疗。

(3)区域和颈部淋巴结的状况:舌癌需注重舌下口底淋巴结的清扫,颊癌则需重视颌上淋巴结的清扫。另外,位于口腔后部、口底和口咽部的肿瘤发生淋巴结转移的可能性更高,较大的肿瘤也更容易转移,就算颈部淋巴结阴性,也应采取预防性颈部淋巴结清扫。

(一)手术治疗

对于头面部肿瘤,我们不仅要根治肿瘤,还要考虑到术后患者的生活质量,手术方案包括原发灶的切除、转移灶的清扫、缺损组织的修复。原发灶切除范围以化疗前肿瘤状态为依据,再结合肿瘤部位来确定。以前对于颈部转移灶的清扫是行传统颈淋巴根治性清扫术,目前最常用的术式为肩胛舌骨上颈淋巴结清扫术,对患者损伤较小。

口腔癌缺损重建包括软组织的重建和颌骨的重建。软组织的重建方式有多种,例如直接拉拢缝合法、游离皮瓣移植术和带血管蒂肌皮瓣转移术等。后者因为能够维持最初的血液供应效果,无须吻合血管,手术操作程序简易而安全,皮瓣成活率相对较高，所以是首选办法。颌骨的重建可以选择腓骨肌皮瓣、髂骨肌皮瓣、肩胛骨皮瓣，其中腓骨肌皮瓣修复下颌骨已成为常规术式。若不适合骨性重建，也可选择钛板重建。当前这些技术还只能达到静态修复，动态的功能修复仍是今后的努力方向。

（二）放射治疗

放疗不切除组织，没有麻醉和手术死亡风险，相比手术而言比较安全，而且较少受解剖部位限制，两者互为补充。舌癌、唇癌和颊癌等，往往采用放射治疗作为首次治疗。术后辅助放疗的目的是消灭术后残留肿瘤和局部亚临床病灶，提高局部控制率，进而提高长期生存率。如果原发肿瘤易发生淋巴结转移，也应选择辅助放疗。晚期不能切除的淋巴结转移灶可给予姑息性放疗。

放疗方式有常规外照射放疗、三维适形放射治疗、调强适形放射治疗、非常规分割放射治疗等，还可根据部位划分为外照射和内照射，根据时间可分为术前放疗和术后放疗。如果选用放射治疗作为首次治疗方法，大多数情况下需要联合应用外照射和间质内照射的方法，而小的和浅表的肿瘤可单独采用近距离照射的方法。外照射：通过把体外高能量射线对准体内的肿瘤组织，对肿瘤细胞进行杀伤。内照射：又称近距离放疗，是将密封的放射源直接种植于瘤内或离瘤体极近的部位，进行放射治疗，分为暂时驻留和永久种植两种方式。

术前放疗不仅能够杀死部分肿瘤细胞，使肿瘤缩小并易于切除，还可清除亚临床转移灶，减少术中淋巴结转移的危险。但术前放疗可能会改变肿瘤的病理特点，干扰病理诊断结论，还可损伤局部黏膜从而影响手术创口的愈合。术后放疗虽然没有这些缺点，但手术后残余组织中血管很少，影响局部血运，可能会让肿瘤对放疗的敏感性下降。

（三）化学治疗

目前化疗一般都是作为口腔癌手术和放疗的辅助治疗来进行的，不会单独实施。早期多是姑息性化疗，近些年多采取手术或放疗前诱导性化疗、手术或放疗后辅助化疗（同步放化疗），疗效较前提高。常用化疗药有紫杉醇、顺铂、多西他赛、5-氟尿嘧啶等。术前给予诱导化疗能够减少机体肿瘤负荷、改善局部血供，增加术后对放疗的敏感度；部分中晚期患者因为肿瘤过大或向外浸润而难以实施手术时，给予诱导化疗能够杀死部分肿瘤细胞，并使肿瘤组织间的粘连度及水肿程度降低，使肿瘤缩小，给这些患者增加了一定的手术机会；能够使转移的淋巴结明显缩小，控制和消灭卫星病灶，提高手术疗效。

化疗药物可通过口服、肌内注射或皮下注射、脊髓腔内注入、血管注射等进入患者体内，全身化疗对口腔癌疗效不佳且全身毒副作用大，因为颈外动脉血流量仅约占全身动脉总血流量的 4%，理论上全身给药后仅 4% 进入口腔癌所在区域。因而现今主要采用对原发灶进行区域性动脉化疗，化疗药物可以直接进入肿瘤，不仅保持局部高浓度，治疗效果好，又降低了全身不良反应。具体流程是：通过手术从耳屏前将动脉导管插入颞浅动脉，再逆行插入舌动脉、颌内动脉、面动脉等（具体要根据肿瘤所在部位决定）。动脉泵可在体内长期留置，灌注时间延长，且能够反复用药，不用再次插管。

（四）中医药治疗

1. 中医对口腔癌的认识

中医并无口腔癌病名，将口腔癌归属于"牙岩""舌岩""上石疽""茧唇""失荣症"等范畴。《疮疡全书》记载："茧唇者，此证生于嘴唇也，其形似蚕茧，故名之。"该典籍对口腔癌症状描述也十分详尽，"始起一小瘤，如豆大，或再生之，渐渐肿大，合而为一，约有寸厚，或翻花如杨梅，如疙瘩，如灵芝，如菌，形状不一。"《证治准绳》记载："唇肿起白皮，皱裂如唇茧，名曰茧唇，有唇肿重出如茧者，有本细末大如茧如瘤者。"《外科正宗》记载："甚则作痛，饮食妨碍，或破流血。"《洞天奥旨》中亦有记载："口生疳疮，皮破涎流，重者每每血出，甚而唇吻腮颊俱烂。"以上病症即为口腔癌的基本临床表现。中医对本病多采用内外结合治疗的方法，口服如知柏地黄汤（《医宗金鉴》），外治如茧唇散（《理瀹骈文》）、苦参漱口方（《肿瘤临证备要》）等，同时结合针灸、食疗等方法。

2. 中医治疗方式

（1）针灸治疗：口腔癌前病变或口腔癌的发生、发展涉及神经 - 内分泌 - 免疫系统的紊乱，可谓全身系统性疾病，针灸防治口腔黏膜癌前病变、癌变效果良好，从古代文献以及现代针灸防治口腔黏膜病、抗肿瘤以及调节神经 - 内分泌 - 免疫方面分析，发现针刺治疗口腔癌主要以合谷与足三里穴位为主，通过针刺治疗可引起患者神经递质与其受体、内分泌、免疫系统发生变化，从而提升机体抗感染及抗肿瘤功效，达到治疗以及防治口腔癌的目的。

（2）中药治疗：目前在全球范围内，从高等植物中筛选的抗癌活性成分已超过 6 万种。中药中的多糖成分经大量药理学实验验证，不仅能激活 T、B 细胞，还可促进细胞因子生成，激活补体系统，从而调节机体免疫功能。人参皂苷、喜树碱、三尖杉碱、长春碱等均已得到分离、验证，并在其调节免疫功能的作用上得到学界认可。中药莪术以及山豆根对口腔癌的发生有着明显阻断作用。姜黄素与乳香酸可通过抑制花生四烯酸代谢通路，发挥预防及治疗口腔癌的作用。漏芦可抑制氧化应激相关蛋白的表达来抑制口腔癌细胞生长。

龙乐胶囊原名为神农金麝胶囊，由麝香、鸡内金、黄芪、女贞子以及大黄等中药组成，具有活血化瘀、清热解毒、去湿化痰、消肿止痛、扶正培本等功效，对胃癌、宫颈癌、肝癌、胃癌患者均具有较好治疗效果。芪蓝颗粒由黄芪、绞股蓝、川芎以及富硒绿茶等组成，芪蓝颗粒可有效阻断癌变过程，阻止口腔癌细胞增殖、分化，其作用机制为一方面调节细胞周期及免疫功能，延迟或者阻止癌细胞演进，一方面通过活血补气、补气升阳等作用抑制肿瘤细胞形成。

增生平是中国医学科学院肿瘤研究所研制成功的抗癌和防癌药物，由山豆根、拳参、败酱草、白鲜皮、夏枯草和黄药子等多味中药组成。大量基础研究表明，增生平对上皮源性肿瘤有明显的抑制作用。

（五）口腔癌患者的日常护理和饮食调护

1. 口腔黏膜护理

手术前和放疗前应积极治疗口腔内隐性感染灶，提早拔除龋齿，常规洁齿，多饮水、戒烟酒，饭前、饭后用生理盐水或 0.02% 的呋喃西林液含漱清洁口腔，使用软毛刷正确刷牙，每日 3～5 次。术后口腔内有较多的渗液、渗血，有利于微生物的繁殖，特别是真菌和厌氧菌，放疗过程中患者常因抵抗力下降或者放射性损伤导致口腔黏膜病变，不利于伤口愈合。因此需使用杀菌药液或口腔护理液，常用的有等渗盐水、过氧化氢溶液、碘附、呋喃西林、高锰酸钾、碳酸氢钠、聚维酮碘、氯己定溶液、复方氯己定含漱液，还可用含有甘草、茶多酚、黄芩、丁香、菊花、薄荷等各种中药口腔护理液，可根据具体情况选取。

2. 功能锻炼

口腔癌和鼻咽癌都属于头颈部肿瘤，放疗后都容易引起颞颌关节障碍，因此这部分的功能锻炼处方相似。除每日做叩齿运动及吞咽动作外，还有以下训练。
①张口训练：把嘴张至最大，停留 5～10 s 再闭合，幅度以可以忍受为限，还可

根据患者门齿距选择不同大小的软木塞或木质开口器置于上下门齿之间。②咀嚼锻炼：做咀嚼动作，或嚼口香糖。③鼓腮运动：闭住口唇向外吹气，让腮部鼓至最大，停 5 s 后排出气体，再用力吸纳使腮凹陷。④弹舌：微微张开口，让舌头在口腔里进行弹动、卷动，发出"哒哒"的响声。

口腔癌手术行颈淋巴结清扫后，可能会导致肩颈功能障碍，因此术后 24 h 内从术侧患肢远端开始小范围锻炼，如患侧手握拳，逐渐向手术切口部位转移，强度逐渐增加。术后 1 周切口逐渐愈合时，开始进行力量训练。出院后继续进行颈部、肩部、手臂功能锻炼。

做了游离皮瓣修补术的患者，头部需要制动 72 h，在这之后可开始患侧上肢握拳训练；术后 5 d 进行空口吞咽练习；术后 1 周进行勾绷脚和屈伸腿训练；术后两周进行舌体咀嚼、语音功能和患侧肩颈训练。患者要多说话，做缓慢点头、摇头以及耸肩训练，注意动作宜慢，幅度不宜过大。

3. 饮食护理

饮食上应均衡，多吃蔬菜、水果、豆制品、禽蛋类、鱼虾类、坚果，不吃咸鱼等含有亚硝胺的食物。口腔癌手术后会出现咀嚼困难，放疗易导致口腔急性放射性损伤，影响患者摄食，引发营养不良。术后 1～2 周鼻饲高热量、高蛋白、高维生素的流质饮食。应不断调整膳食配比，避免种类和口味单一，保证营养均衡摄入。每日分 4～6 次注入，每次至少相隔 2 h，每次 200～300 ml，每天总能量为 8 000 kcal，每天蛋白质摄入量为 40～50 g。每次注入食物前后用温水冲洗胃管，喂注期间及喂注后 30 min 内将患者床头抬高 30°～40°。

单纯鼻饲饮食毕竟比不上正常进食，加上术后消耗增多，尚不足以补充机体所需要的能量，因此还可以结合肠外营养，在此期间定时复查 BMI、血红蛋白、生化及电解质结果。待患者创面愈合，逐步转向自己进食流食、半流质饮食、正常饮食。

科 普 知 识

Ⅰ. 口腔内经常出血、经常溃疡，是口腔癌吗？

日常生活中，不少人会在晨起刷牙时发现有口腔出血的情况，排除一些全身性疾病，如血液病、服用抗凝药，多是牙周病引起。牙周病，是指牙齿支持的组织（即牙龈组织、牙附近的骨头）发生病变，包括牙龈炎及牙周炎，是导致牙龈出血最主要的因素。一般仅在吮吸、刷牙、咀嚼较硬食物时出血，量不多，能自行停止。多伴有牙龈红肿疼痛、持续性口臭、牙齿松动、牙龈萎缩、食物嵌塞等症状。当改善口腔卫生、去除引起牙周病的诱因后，如牙结石、牙菌斑等，炎症会很快消退，出血很快停止。如果口腔内有包块，经常碰一下就会出血，甚至自发性出血，同时伴有溃疡、口腔麻木、说话困难、张口受限等症状，可能是口腔癌，此时可能已经出现了浸润和转移。

口腔溃疡也是很常见的疾病。时不时发作、过几天又好了的口腔溃疡叫作复发性口腔溃疡，临床发生率约20%。具有周期性、复发性、自限性特征。口腔癌中溃疡型很常见，早期与复发性口腔溃疡症状有点像，可能多数患者出现溃疡时，更多考虑是维生素缺乏或"上火"，很少将其与恶性肿瘤联系起来。两者该如何区分呢？

（1）愈合时间不一样：单纯口腔溃疡都可以在 7～10 d 自行愈合，或者使用一些清火药物可治愈。同一个部位溃疡超过 2 周未愈合要警惕癌性溃疡。

（2）形状、质地不一样：口腔溃疡呈圆形或椭圆形，边缘有一圈充血红晕，表面为黄色或白色，中间凹陷，质地与正常口腔黏膜相近。癌性溃疡形状不固定、边缘不规则隆起，底面污秽、凹凸不平，摸起来较硬，呈颗粒状，容易出血。

（3）疼痛程度不一样：普通的口腔溃疡烧灼感和疼痛很明显，口腔癌初期不痛，后渐有痛感并可加重。癌性溃疡的早期无痛特点很容易让人不重视，是导致延迟就诊的一个重要原因。

（4）好发部位不一样：口腔溃疡好发于颊黏膜、唇、舌等部位，而口腔癌好发于舌、牙龈、软腭、硬腭等部位。

（5）伴随症状不一样：口腔溃疡一般不会有其他症状，但口腔癌可能伴口腔内肿块等症状。

定期进行口腔检查有利于早期识别口腔内的变化，但很多人没有该习惯，觉得自己"没病"，不愿意去医院定期检查。那么也可自己掌握一些有用的知识，如果感觉自己的症状与普通口腔溃疡和口腔出血不一样，就及时到医院就诊，寻求专业医生的帮助。

Ⅱ．口腔癌——颜值杀手。

相对于身体其他部位而言，头颈部暴露在外，若有一点瑕疵便很难遮掩，尤其是口腔所在的面部，更是最显眼的部位。口腔癌早期尚未出现明显突出的肿块时还好，假如是长期咀嚼槟榔所致，可能早期便有特殊面容，如牙齿变黑、脱落、腮帮变大变方、张口受限，影响美观。口腔癌发展到晚期，会有头颈部肿块、面部畸形，破坏容貌美观，同时还会造成颌面部多项生理功能的不可逆损伤，如咀嚼、吞咽、语言以及情感表达等。

口腔癌的治疗更会对容貌及其他功能造成破坏。当前口腔癌的治疗方法是以手术为主，辅以放化疗、免疫治疗或靶向治疗，其目的是彻底清除肿瘤组织、治疗远处转移。单纯手术治疗者较之非手术者，患者对自我形象更不满意。但无论哪种形式的治疗手段，或多或少都会破坏面部外观，比如化疗可导致脱发、局部皮肤色素沉着，放疗可引起放射性皮炎、皮肤溃烂、组织水肿和纤维化，只是其中影响程度最重的是施行根治性手术者。医生会根据肿瘤分期及病变大小来确定手术范围，早期口腔癌往往只需要切除局部肿块，相对来说并不会给患者带来什么严重的损害，其精神负担也小。中晚期患者则需要采取联合根治术，内容包括局部病灶扩大切除加半侧下颌骨切除，并进行颈淋巴结清扫。切除病灶时需要同时切除部分舌、颊，这将直接影响患者的饮食和说话能力。颌骨是呼吸、吞咽、咀嚼等功能的重要保证，手术对咀嚼功能造成严重损害，同时下颌骨切除后，下颚少了颌骨支撑，对侧下颌骨向患侧移位，而使脸部严重畸形。手术使患者面部出现瘢痕组织、局部组织缺损，当缺损面积超过一定范围，需要采用皮瓣移植术来修复填补，患者的容貌和功能就会发生极大变化。故需要皮瓣移植治疗的患者自我评价更低，自卑感更强。

调查显示，患者认为对其生活质量影响最大的问题是言语咀嚼功能受限、疼痛、颜面缺损。患者认为自己不同于正常人时，常常会产生病耻感，缺陷越严重、越明显，病耻感越强，感觉自己受到歧视、不被社会接纳，此时往往会深深地陷入自我否认和自我厌弃的情感旋涡，拒绝与外界交流，从而自我封闭。由此可见，口腔癌这个"颜值杀手"给人带来多大的伤害。

Ⅲ.绿茶可以防治口腔癌吗？

基于流行病学资料，日本学者最先发现绿茶具有抗肿瘤作用。美国得克萨斯安德森癌症中心为期3年的临床实验表明，服用绿茶植物多酚3个月的高风险癌前病变患者，其组织病变程度明显减轻。

第三章 鼻 咽 癌

一、鼻咽癌的流行病学特点

鼻咽癌（nasopharyngeal carcinoma，NPC）是指发生于鼻咽部、鼻咽顶后壁、咽隐窝的恶性肿瘤。在世界范围内，鼻咽癌高发于中国华南地区，其中广东省是全世界最高发的地区，其发病率是其他低发地区的 20 倍。无论是在鼻咽癌高发区还是低发区，鼻咽癌的发病都存在家族聚集现象。

世界各地鼻咽癌的发病率均以男性为多，男女发病率之比为（2～3）∶1。在大多数鼻咽癌低发区，鼻咽癌的发病率均随年龄呈上升趋势，而在鼻咽癌高发区，其发病年龄高峰在 40～60 岁。

二、鼻咽癌的病因学

世界卫生组织把鼻咽癌分成 3 种类型：Ⅰ型为角化性鳞状细胞癌，Ⅱ型为分化型非角化性癌，Ⅲ型为未分化型非角化性癌。其中，鳞状细胞癌最典型，并且常常伴结缔组织反应性增生，而不伴有淋巴基质。非角化癌通常伴有淋巴细胞、组织细胞、嗜酸性细胞和其他反应细胞的成分，因而也被称为淋巴上皮癌或淋巴上皮瘤。在美国，以角化性鳞状细胞癌居多，而在中国南部，东南亚、北非等地区，未分化型非角化性癌占绝大部分。

鼻咽癌的发生和其他肿瘤一样，也是一个多因素、多步骤的过程，是遗传、免疫力、致癌物、促癌物等综合因素作用的结果，单独一种因素并不能解释鼻咽癌的发病，而 EB 病毒是引发鼻咽癌的关键因素。

（一）EB 病毒感染

EB 病毒在世界各人种中普遍易感。大量的基础和临床数据均证实，EB 病毒是鼻咽癌的重要诱因之一。1966年首先从鼻咽癌患者血清中检测到EB病毒抗体，1970年证实鼻咽癌患者EB病毒抗体滴度高于健康人，因此，EB病毒成为鼻咽癌病因中的重要因素而备受关注。鼻咽癌患者血清中检测的EB病毒相关抗体比正常人和其他肿瘤患者明显增高，且抗体效价水平与肿瘤负荷呈正相关，随病情的好转或恶化而相应地下降或升高。在高发区域外的鼻咽癌多为高分化的鳞状上皮癌，而EB病毒的阳性检出率要低得多，其EB病毒血清学特点不显著，自然病史也以局部病灶为主。

（二）环境因素

（1）腌制食品：如咸鱼、腌肉、腌菜、腌虾酱、豆腐乳等。咸鱼是明确的一级致癌物，以往对中国人群进行的研究结果报道，与不吃咸鱼者相比，每周吃咸鱼其鼻咽癌发病风险增加了0.4～2.2倍；每天吃咸鱼者其鼻咽癌发病风险增加了0.8～6.5倍。这些腌制食物包含了大量的亚硝胺及其他遗传毒性物质，可能导致鼻咽癌的发生。

（2）吸烟、饮酒及职业暴露因素：吸烟、过量饮酒、职业性烟雾、化学性气体、灰尘、甲醛的暴露、曾经接受放射线照射等均和鼻咽癌的发病有关。芳香烃：在鼻咽癌高发区的家庭，每克烟尘中3，4-苯并芘含量达16.83 μg，明显比低发区家庭高。

（三）遗传因素

从鼻咽癌的流行病学特点可以看到某一类人群的易感现象比较突出，具有种族特异性，高发人群中有着明显的家族聚集倾向。移民流行病学研究结果显示，中国鼻咽癌高发区的居民移居美国或澳大利亚等低发区国家生活数年后，其鼻咽癌发病率虽然有所下降，但仍远高于当地居民。这些研究结果提示尽管居住环境发生改变，但其自身的遗传素质可能是鼻咽癌持续高水平的重要原因之一。

三、鼻咽癌的临床表现

鼻咽部肿瘤位置隐蔽，而且早期可以不表现出任何症状，再加上首诊医生的疏忽和误诊，因此很容易延误诊断，需要提高警惕。鼻咽癌早期症状主要是晨间回吸涕中带血，单侧耳鸣、耳聋、头痛、颈上部淋巴结肿大，如有以上1个或2个症状就应考虑是否有鼻咽癌的可能，一定要及时就诊，进一步检查。

（一）涕血

表现为鼻涕中带血，或从口中回吸出带血的鼻涕，又称为回吸性痰中带血，常发生在早晨起床后。肿瘤侵犯鼻腔、肿瘤表面糜烂，当用力吸鼻腔或鼻咽分泌物时，易致肿瘤表面毛细血管溃破而渗血。70%的患者有此症状，是鼻咽癌早期主要的症状之一。

（二）鼻塞

是鼻咽癌另一个早期表现。肿瘤常向前方浸润生长，从而导致同侧后鼻孔与鼻腔的阻塞。临床上大多表现为单侧鼻塞且进行性加重，一般不会出现时好时差现象。与一般上呼吸道感染时鼻黏膜水肿引起的鼻塞有较大差别，使用鼻黏膜血管收缩剂无效果。

（三）耳鸣、耳闷塞感及听力下降

当鼻咽癌阻塞一侧咽鼓管开口时，导致中耳内压力失常，就会影响听力，也可能是鼻咽癌进一步恶化损伤听力神经所致。听力下降常表现为传导性耳聋，多伴有耳内闷塞感。常被误诊为中耳炎或是其他疾病，耽误治疗。

（四）头痛

确诊时50%～70%的患者伴有头痛，大多与癌组织侵犯颅底骨质、神经和血管有关。多表现为偏头痛，少数为颅顶、枕后或颈项痛，呈持续性疼痛。头痛的部位与严重程度常与鼻咽癌原发灶侵犯的部位和范围有密切关系。

（五）颈部淋巴结肿大

相比生在鼻腔内部的肿物，由于肿瘤细胞转移而引起的淋巴结肿大更容易被发现，鼻咽癌颈部淋巴结转移率高，初诊时以颈部肿块为主诉者占45%～50%。

（六）面部麻木

三叉神经受侵或受压导致额面部麻木、蚂蚁感或异常感觉，临床表现为痛觉和触觉减退甚至消失。肿瘤侵及的部位不同，表现出不同范围的麻痹。

（七）复视

鼻咽癌晚期，当肿瘤侵犯到眼眶内或眼球相关的神经时，可能会导致视觉功能异常，包括失明、复视、视野缺损、眼球突出等症状。眼底检查可见视神经水肿与萎缩。

（八）远处转移相应症状

鼻咽癌可以转移至全身的各个部位，以骨、肺、肝多见。不同的部位会出现相应的鼻咽癌的晚期症状。

科 普 知 识

颈部淋巴结肿大、鼻塞、涕血，要警惕鼻咽癌。

在日常生活中，我们一定要警惕鼻咽癌的"蛛丝马迹"。

很多患者往往是在无意中摸到颈部有肿块而就医，或发现两侧脖子不对称。这种肿块其实是发生肿瘤转移的淋巴结。由于鼻咽部解剖位置隐蔽，鼻咽癌早期症状不典型，而鼻咽腔壁的淋巴管极丰富，特别是顶壁和侧壁的淋巴管和淋巴组织又有密切关系，因此癌细胞很容易经由这些淋巴管转移到颈部淋巴结。据报道，鼻咽癌患者颈部淋巴结转移率可达85%以上。40%～50%的鼻咽癌以颈部包块为首发症状，且约有10%的患者以其为唯一的临床症状。

转移性淋巴结通常浸润性生长，淋巴结本身的椭圆形结构被破坏，因此，转移淋巴结的形态多趋向于类圆形或不规则形，而且融合的淋巴结边界多模糊。另外，根据淋巴结在颈部的位置可以分为7组，其中Ⅱ区指的是上颈淋巴结，是鼻咽癌淋巴引流的第一站，最易发生转移。所以多数患者的肿大淋巴结先出现在上颈部。

早期淋巴结转移易误诊为颈淋巴结炎，虽然正常人在日常生活中因为过度劳累、感冒、牙齿发炎时，颈部也会出现淋巴结肿大，但常伴有疼痛，而且一般经过休息或抗感染治疗后，淋巴结就会缩小。若颈上部特别是胸锁乳突肌上1/3出现圆形或卵圆形肿块，经抗感染治疗无缩小，甚至持续迅速增大，尤其是质地较硬、活动度差、多个互相融合成团的无疼痛颈部肿块，则需要警惕。

鼻塞是鼻咽癌另一个早期表现，通常起始为单侧，当肿瘤增大时，可能出现双侧鼻塞。呈进行性、持续性加重，严重时会有张口呼吸的症状，未经抗肿瘤治疗一般不会自愈，与一般上呼吸道感染时鼻黏膜水肿引起的鼻塞有较大差别。鼻炎或者感冒患者的鼻塞呈交替性、间歇性，并与体位有关，侧卧时下侧鼻塞加重，另一侧通气良好，随着感冒症状的消退而逐渐好转，使用鼻黏膜血管收缩剂有效。

70%的鼻咽癌患者有涕血与鼻出血症状，其中23.2%的患者以此为首发症状来就诊。涕血量不多时，经常被患者忽视，误认为是鼻炎或鼻窦炎，或被当作咯血到内科就诊。的确，流涕是鼻炎的多发症状，擤鼻涕或者擦鼻子用力过度损伤鼻中毛细血管时，会导致鼻涕中带血。秋冬季节气候干燥时也会偶发涕血。但鼻咽癌患者的鼻出血常表现为回吸性血涕，即回吸鼻涕再吐出时发现有血，常发生在早晨起床后洗漱时，这是鼻咽癌患者较典型的一个症状，不经正规治疗不会好转，可以与鼻炎区分。

这些症状是鼻咽癌患者出现频率较高的首发症状，也是日常生活中常见的症状，容易被忽视。如果对症治疗后又不见好转或症状反反复复，都需要警惕鼻咽癌的可能性，应及时到正规医院耳鼻喉科就诊。

四、鼻咽癌的诊断及筛查

（一）鼻咽癌的诊断

1. EB病毒抗体血清学检测

与EB病毒抗原相关的常见抗体有EB衣壳抗原IgA抗体（EB-VCA-IgA）、EB衣壳抗原IgG抗体（EB-VCA-IgG）、EB衣壳抗原IgM抗体（EB-VCA-IgM）、早期细胞内抗原IgA抗体（EA-IgA）、早期细胞内抗原IgG抗体（EA-IgG）、EB核心抗原IgA抗体（EBNA-IgA）、EB核心抗原IgG抗体（EBNA-IgG）。

EB-VCA-IgM在EB病毒感染的初期即可出现，1～2周达峰值，之后逐渐减少，通常在发病的2～3个月消失。EA-IgG一般在发病后3～4周达高峰，之后逐渐降低，3～6个月消失。这两个指标都是作为近期感染的标志。但是单项检测的话，EB-VCA-IgM对鼻咽癌的特异度高、灵敏度低，单项检测容易造成假阴性。EA-IgG的敏感度和特异度也不是很理想。

EB病毒感染发生后，EB-VCA-IgG在血清中的检出率非常高，在鼻咽癌患者血清中更是达到100%。EBNA-IgG也是既往感染的标志，于EB病毒感染后

3～4周出现，一旦感染也可持续终生。这两项特异性都较低，有研究显示，其特异性分别为 8.5% 和 11.3%。

EB-VCA-IgA 敏感度较高，研究表明，自然人群中 EB-VCA-IgA 阳性率为 EA-IgA 的 25.5 倍，并且其滴度会随患者病情的好转而下降，随病情的加重或复发而升高。但是因其特异性欠佳，所以假阳性较高。而 EA-IgA 正好相反，其特异性高、敏感度低，它的测定通常是与 EB-VCA-IgA 联合，可以提高鼻咽癌诊断的阳性率。

以上这些抗体检测，单项检测都会造成较高的误诊，但如果全部同时检测，筛查成本太高，患者依从性较低。因此，一般会选择其中几项联合，目前 VCA 与 EA 抗体的联合诊断用于鼻咽癌筛查，已于临床上普遍应用。

2. 鼻咽镜及病理检查

病理诊断是恶性疾病诊断、明确分期的"金标准"，对鼻咽部病变组织进行活检是目前鼻咽癌确诊的重要临床手段。以往常在间接鼻咽镜下取材，该方法实用、简便、经济，但因鼻咽部位解剖位置深、隐蔽，间接鼻咽镜视野差，无法看到全貌，尤其是当患者紧张或者咽反射敏感时，鼻咽部暴露不清，导致很难定位取材。因此，目前临床上常用的鼻咽癌检查方法为纤维鼻咽镜活检。

纤维鼻咽镜柔软、细小、轻便，受检者更易接受，而且可以随意弯曲，能远端调节方向，可以到达更深处的病变部位。纤维鼻咽镜由玻璃纤维制成，导光性能好，使得镜头的亮度强，图像清晰，有利于发现隐藏的微小病灶。但纤维鼻咽镜也有它的不足之处，其配套的活检钳咬口小，取材量少且位置表浅，出现假阴性的可能性增高，尤其对于黏膜下鼻咽癌。因此，临床上有采取常规活检钳经口腔对鼻咽部进行活检。翘头活检钳经口腔进入，操作相对灵活，且其钳口较大，钳取力量较大，钳取组织较大，使得一次活检的准确率得到提升。

另外还有一些新的内镜下成像技术，如将窄带成像（NBI）技术与电子喉镜结合。NBI 是通过特殊的滤光器将内镜的宽带光谱进行过滤、窄化，形成蓝光成分和绿光成分，利用血红蛋白对蓝光吸收较强的光学特性达到窥镜下的染色效果。根据鼻咽部病变的黏膜表面微血管形态学特点的不同，有助于发现鼻咽喉部恶性肿瘤早期的黏膜浅表病变，可以提高内镜在鼻咽癌早期诊断中的作用。

3. 影像学检查

CT 是鼻咽癌影像学检查的最常规方法，较为经济实用，分辨率较高，图像清晰，扫描时间短，层厚可达 1 mm，可选用适当的窗宽和窗位来更好地观察特定的组织结构，如鉴别肿瘤和非肿瘤组织选用软组织窗，观察骨质结构则选择骨窗。CT 检查不仅可以了解鼻咽腔内肿瘤的部位、大小、形态，也能清楚地显示颅底骨质结构，显示鼻咽癌侵犯局部骨质造成的破坏，同时还能为后续放射治疗提供病灶区增强后 CT 值的时间 – 密度曲线信息，是设计放疗计划的基础。但常规 CT 检查也有一定的局限，在肿瘤原发病灶、早期骨质浸润、淋巴结转移方面的显示还存在一定的局限，不能确保诊断的准确性。有研究显示 CT 对鼻咽癌的检出率只有 57.1%，原因如下：① CT 无法区分肿瘤和局部炎症；② CT 对微小病变的诊断准确性偏低；③在鼻咽癌发病初期，肿瘤细胞没有发生形态上的改变时，CT 检查无法确诊；④在检查隐蔽和组织密度比较差的病灶时，容易出现漏诊的问题。

当早期发病阶段骨质浸润尚未有明显形态学改变时，CT 对鼻咽癌侵犯颅底的检出率明显低于 MRI。

随着影像技术的快速进步，MRI 已取代 CT 成为鼻咽癌分期诊断的标准。MRI 对于软组织分辨率高，可多参数及多方位成像，无须做造影剂增强扫描即可清楚显示肿瘤侵犯的范围，区分肿瘤与周围软组织，有无多灶或有无中心肿瘤，分辨淋巴结与血管结构，并能检出微小病变部位。通常肿瘤在 MRI T_1W_1 与肌肉呈等或稍低信号，在 T_2W_1 为高信号，可与正常组织区别。颈部淋巴结转移在 T_1W_1 为低或略低信号，在 T_2W_1 为高信号，中央液化坏死灶信号更高。研究提示，在显示软组织结构方面，MRI 优于 CT；对于鼻咽部及颅底部的检查，MRI 的检出率比 CT 要高，表明 MRI 在诊断鼻咽癌局部侵犯中具有比 CT 更高的应用价值；在鉴别肿瘤复发时，肿瘤在 T_2W_1 为高信号，增强扫描呈轻中度强化，纤维化为低信号，增强扫描无强化，准确率可达 80% 以上，且 MRI 不会出现辐射效应问题。

磁共振动态增强扫描（DCE–MRI）主要通过注入对比剂获取组织血管通透性、血流量等信息，新生成的肿瘤微血管无论从形态上还是功能上都不同于正常血管，病灶中心微血管密度显著高周边正常组织，血流速度快，血管分支紊乱、不规则，血管壁缺乏完整的肌层和基底膜，内皮细胞之间间隙较大，血管通透性增加。磁共振弥散加权成像（DWI）通过观察病灶组织内水分子扩散运动情况判断其良恶性，癌组织细胞体型小，密度值高，细胞间隔小，因此含水量高，水分子扩散受限，扩散慢，ADC 值低。这些 MRI 技术适用于全身各部位检查，也可用于鼻咽癌的诊断，是常规 MRI 的重要补充。

PET-CT 成像技术显影清晰，可以全面诊断鉴别鼻咽癌原发灶组织情况，对判断鼻咽癌是否有远处转移有重要意义，对放疗后的肿瘤的复发及局部纤维化和瘢痕形成、肿瘤残留情况等也具有一定的鉴别价值。

超声检查：由于骨和空气均影响超声的传播和成像，故超声对鼻咽癌的显示较为困难，仅限于了解颈部肿大淋巴结情况，以及放疗前后淋巴结大小及血流的变化等。

（二）鼻咽癌的误诊及防范措施

临床症状十分明显的鼻咽癌一般不容易被误诊或漏诊，而一些患者症状不明显，表现又各有不同，与许多疾病的临床症状相似，很容易被临床医生忽视，合并有其他疾病时更容易被误诊。临床上鼻咽癌误诊率达到了 50% 以上。误诊疾病种类较多，常见病种有慢性鼻炎、鼻窦炎、咽炎、颈部淋巴结炎、颈部淋巴结结核、颈部炎性包块、慢性扁桃体炎、分泌性中耳炎、鼻出血、三叉神经痛、偏头痛等。

鼻咽癌向周围发展时，由于侵犯方式、方向和范围不同，造成的症状包括了鼻、耳部、颈淋巴结、脑神经等部位，与其他疾病的临床表现相似，医师只注意了局部情况或某一表现，而没有寻找产生这一症状的原因。另外，鼻咽癌症状多种多样，而患者多强调个别症状，部分患者常先就诊于口腔科、神经科、眼科、呼吸内科等科室，接诊医师对鼻咽癌的临床表现缺乏全面系统的认识，无法从专业角度诊断该病，只按本科疾病诊治，未考虑到这些症状和体征实为鼻咽癌的证候群之一，造成误诊。

临床上颈淋巴结肿大以慢性炎症最常见，鼻咽癌淋巴结转移易误诊为颈淋巴结炎；鼻咽癌出现耳鸣、耳闷和听力下降，易误诊为分泌性中耳炎。腺样体肥大、慢性鼻炎、鼻窦炎等因素亦可引起分泌性中耳炎。若鼻咽癌位于咽鼓管咽口及其周围，可压迫咽鼓管咽口导致咽鼓管堵塞，出现分泌性中耳炎。当两种因素合并存在时，容易漏诊。

早期鼻咽癌的临床症状无明显特异性，与慢性鼻咽炎临床表现相似，尤其是病灶局限或不明显时，如咽隐窝变浅、鼻咽顶后壁或侧壁局限性增厚或粗糙等，两者不易鉴别。

三叉神经是鼻咽癌最常见的脑神经损害，可表现为头痛、牙痛及眼痛等，与三叉神经痛症状相似。

鼻咽镜检查及活检阳性率不高也是误诊的一个重要原因。咽隐窝、顶后壁、鼻咽侧壁是鼻咽癌的高发部位，位置隐蔽，同时鼻咽部神经反射较大，患者接受鼻咽镜检查时情绪紧张，不能很好地配合，少数阴性患者难以接受多次活检取材，导致此处的肿瘤不易被发现。

减少鼻咽癌误诊的措施：首先要加强鼻咽癌症状的宣教工作，让广大群众了解鼻咽癌的早期症状。其次，临床各科医师应提高工作的责任心，进一步掌握、熟悉鼻咽癌的临床表现与诊断知识，对早期癌症信号有足够认识，除了认真分析首发症状，更应全面考虑、仔细检查、注意鉴别，得出最终的结果。凡出现与鼻咽癌有关的症候群持续 2 周以上，经治疗无改善者，均应高度怀疑鼻咽癌的可能。需要进行鼻咽部的 CT 或 MRI 扫描，同时还应行纤维鼻咽镜或鼻内窥镜检查。对可疑患者均需做活检，一次活检确诊率可达 90%，少数患者需经多次活检方能确诊。必要时可利用免疫酶标法检测 EB 病毒，VCA-IgA、EA-IgA 检测对鼻咽癌早期诊断有重要参考价值，前者敏感度较高，后者特异性较高。

（三）鼻咽癌高危人群的筛查

很多癌症都无法做到一级预防，因此只能依靠二级预防，也就是"早期发现、早期诊断与早期治疗"。鼻咽癌也是如此，发现越早，预后越好，所需治疗费越少，早期鼻咽癌的 5 年生存率可高达 90% 以上；发现越晚，治愈可能性越小，预后越差。但其早期症状不典型，就诊时往往已是中晚期，错过了最佳治疗时机。因此，我们要想办法提高早诊率。找出高危人群，并进行定期筛查很有必要。

高危人群：①鼻咽癌高发地区的居民。广东、广西、福建、湖南等地的原住民。②有家族遗传史的人群。鼻咽癌有明显的家族聚集现象，因此鼻咽癌患者的一级亲属需要定期筛查，尤其是中年男性，因为男性比女性更易患病，高发地区的发病年龄高峰在 50～59 岁。③饮食生活习惯不好的人群。喜爱吃腌制食品、咸鱼、长期吸烟、接触有害烟雾等。

目前鼻咽癌的早期筛查主要有以下几种方法。

（1）EB 病毒血清学检查：EB 病毒相关标志物有很多，有的费用相对偏高，有的特异性高，但敏感度不高；有的敏感度高，但特异性低。单独检测某一个标志物误差太大，一般需要联合检测某几个标志物，但选择过多项目势必导致费用增加。因此，需要更多的研究来指导、优化多种标志物的组合。根据目前的研究，基于实时荧光定量 PCR 技术的血浆 EBV-DNA 是目前临床应用最广泛、最成熟的鼻咽癌标志物，可以显著提高鼻咽癌的早诊率。2019 年的《鼻咽癌标志物临床应用专家共识》推荐 EBV-VCA-IgM、EBV-EA-IgA、Zta-IgG 及 Rta-IgG 作为鼻咽癌早期诊断的辅助标志物。

在首次筛查中，根据 EB 病毒血清学结果对人群进行鼻咽癌风险评估，其中高危组需密切追踪随访，或进一步检查，如鼻咽镜检查、CT 或 MRI 检查。若 EB 病毒检测阳性的人群出现一些症状，如单侧鼻塞、早晨起床后鼻涕中带血、耳鸣等，更应及时进行鼻咽镜等检查。

（2）前鼻镜检查：也可用于鼻腔及鼻咽部的检查，其检查费用相对于纤维镜较低，普通体检人群较易接受，可将耳鼻喉检查作为健康体检的常规项目。

（3）易感基因检测：对鼻咽癌家族进行遗传易感基因的研究有很多，但目前尚未有明确的定论，所以尚无法大规模应用于高危人群的早期筛查。

科普知识

鼻咽癌的早期症状。

由于鼻咽癌部位隐蔽，早期症状不典型，容易和其他常见疾病相混淆，因此容易忽视早期症状，直到发展到中晚期，出现了明显异常之处，才到医院就诊，此时已经迟了。因为晚期患者的中位生存时间只有 3 年，而 Ⅰ 期患者，10 年生存率可达 98%，差距不是一般的大。

首先要加强对普通人群的宣教，让他们了解鼻咽癌的早期症状有哪些，与其他常见疾病该如何鉴别。同时也要对非耳鼻喉科的医生进行教育，增强其对鼻咽癌的重视。

我们擤鼻涕时可以出现鼻出血，但是一般都发生在秋冬季节天气干燥时，或者用力过大时。还有过敏性鼻炎患者出现鼻塞、鼻痒等不舒服时，可能会挖鼻孔、揉鼻子，也会发生鼻出血。鼻咽癌的涕血表现为回吸鼻涕再吐出时，从嘴里吐出来的痰带有一点血丝，常发生在早晨起床后。一般的处理，比如多喝水、保持鼻腔湿润、使用抗过敏药物等均无效。

普通人感冒时常见鼻塞，单侧或者双侧，多有受凉诱因，伴流涕、咽部不适、咳嗽、咳痰等症状，一天当中呈间歇性，晨起明显，侧卧位时加重，随着感冒好转而消退。鼻塞也是慢性鼻炎的常见症状，使用鼻黏膜血管收缩剂有效，也是时好时差。但鼻咽癌多表现为新生物生长的那一侧鼻腔出现鼻塞，而且进行性加重，一般治疗无效。

鼻咽癌的耳部症状（耳鸣、耳闷塞感及听力下降等）容易和鼻炎、中耳炎等疾病相混淆，仅凭症状难以区别，此时应尽早到耳鼻喉科就诊，而医生也应该有较强的责任心，一次的间接鼻咽镜未看到明显异常时，也不能掉以轻心，对于可疑病例，应积极跟患者沟通，进一步行纤维鼻咽镜、CT、MRI 等检查。

有一些鼻咽癌伴有偏侧头痛，假如没有伴随其他鼻咽部症状，会让患者误以为是偏头痛，到神经内科就诊，此时医生不能只考虑本科室疾病，要有这方面的鉴别诊断意识，尽量做到全面检查，综合分析，减少漏诊、误诊。

对于高发地区的居民，或者高危人群，除了重视症状外，还可以在出现症状之前就进行早期筛查，具体方法在前面已经列举了。

五、鼻咽癌的治疗

鼻咽癌以未分化型非角化性癌为主，对放射线非常敏感，放疗是治疗的首选方法。Ⅰ期一般采用单纯放射治疗，无须化疗。晚期（Ⅲ／Ⅳ期）采用同步放化疗，有远处转移的以化疗为主。

（一）调强适形放射治疗

鼻咽癌的放疗技术有常规二维放疗、立体定向放射治疗（SRT）、三维适形放射治疗（3 D–CRT）、调强适形放射治疗（IMRT），目前还有更新的图像引导自适应放疗（ART）、鼻咽癌容积旋转调强放疗（VMAT）等技术。

理想的放射治疗技术应给予肿瘤区足够高的致死剂量，而周围的正常组织器官不受射线照射。调强适形放射治疗是利用 CT 或 MRI 得到肿瘤结构的三维重建影像，使得高剂量区的分布形状在三维方向上与靶区形状一致，可以得到更好的靶区适形度，使不同区域获得相应的剂量，增加肿瘤区域的照射剂量，同时大大减少靶区邻近重要器官的受照体积和剂量。它是放射肿瘤史上的一次变革，已成为鼻咽癌放射治疗的首选放疗技术。

与二维放疗、三维放疗相比，多个研究已经证实调强放疗具有更佳的剂量学优势，可以提高鼻咽癌的疗效，局部区域无复发率、5 年总生存率均有提高。也有研究显示总生存率的差异均无统计学意义，4 年远处转移率仍较高。但认为调强放疗的优势在于不降低局部控制率的前提下，更能保护正常组织的功能。因为所处的解剖位置特殊，周围紧邻（腮腺、晶体、视神经、脑干、脊髓、颞颌关节等）重要正常组织，靶区通常较大且不规则，常规放疗不可避免会照射到正常组织。调强放疗由于减少了对周围正常组织的辐射，从而降低了毒副作用，使得患者的腮腺分泌功能、发音、咀嚼、吞咽功能尽可能地得到保护，使放射性口干发生率、感音神经性听觉丧失率下降，放射性皮炎程度减轻，从而改善患者感受。

（二）化疗

1. 同步放化疗（CCRT）

指在放疗的同时给予化疗。单纯放疗局部控制率较好，但无法解决远处转移。放疗 + 化疗具有协同作用，研究结果表明，同期放化疗对比单纯放疗在提高生存率方面有确切作用，CCRT 已成为局部中晚期鼻咽癌的标准治疗模式。当然，该治疗手段相应也会增加毒副作用，如何选择更合适的同步化疗的药物也是将来的研究重点。

2. 诱导化疗（也叫新辅助化疗，IC）

指在根治性放疗或手术前给予化疗。理论上使用 IC 可以缩小肿瘤体积，提高肿瘤对后续放疗的敏感性；化疗属于全身治疗，可清除或抑制可能存在的微转移灶，取得较高的局部缓解率，也可在暂不适宜进行放疗的晚期的患者中立即开始使用。

3. 辅助化疗（AC）

指放疗完成后休息一段时间（半个月至 1 个月），然后开始化疗，目的在于杀灭放疗后局部区域残留的肿瘤及全身微小转移灶，推迟远处器官发生转移。

诱导化疗（IC）与辅助化疗（AC）相比，能够及早消除远处微转移病灶，同时可以降低肿瘤负荷，降低放疗毒性。目前 IC+CCRT 在局部晚期鼻咽癌中有较好的应用效果，已成为标准治疗方案之一，2020 年中国临床肿瘤学会将 IC+CCRT 方案治疗局部晚期 NPC 作为 1 A 类推荐。但同时该方案会导致更多的急性毒性反应，也需要进一步研究来优化，减少争议。

4. 分子靶向治疗

分子靶向治疗应用于鼻咽癌已有 10 余年，研究主要是针对晚期转移性或复发性鼻咽癌。分子靶向药物能选择性地杀伤肿瘤细胞，减少对正常组织的损伤，这是常规化疗药物治疗难以实现的。靶向治疗联合放疗的疗效不差于同期放化疗，其毒副反应更小，对于部分不能耐受化疗的患者，可以选择该方法治疗。但靶向治疗研究的样本量相对较少，批准进入临床的药物更少，还需要更多的临床试验验证疗效及副作用。

5. 手术治疗

鼻咽手术应用于临床已有较长时期，且疗效较为显著。比较成熟的是传统开放性手术，同时随着内镜技术的发展，鼻内镜下鼻咽癌切除术也更多地应用于临床。它能直接、清晰地暴露病灶，创面小、对周围组织损伤小、出血量少，对于面容的影响小。不过，并非所有复发鼻咽癌都适用于手术治疗，因为鼻咽位于面部中央，周围有许多重要的器官，如脑、脊髓及神经等，手术难度大，不易切除干净，而且容易损害面容，因此要严格遵循适应证。临床对于局部复发的治疗多采用手术及再程放疗方法治疗，手术可以切除对放疗有抵抗的病灶，能避免再次放疗引起的损伤。

（三）中医药治疗

1. 中医对鼻咽癌的认识

鼻咽癌在中医学中属于"失荣""上石疽""控脑砂""鼻衄""鼻渊"等范畴，古医籍将鼻咽癌的病因病机总结为正气虚弱、寒客经络，或肝气郁结、火毒痰凝血瘀等。失荣为岩证之一，常发于颈部或耳之前后，因病之后期，患者面容消瘦，状如树木之失去荣华，枝枯皮焦而命名。上石疽是石疽的一种，由肝气郁结、气血凝滞经络所致，生长于颈项两侧，或左或右，多单个发生，小如豆栗，大如桃李，坚硬如石，不红不热，牵筋疼痛而无寒热，以后逐渐增大。控脑砂指鼻中淋漓腥秽血水，也有古书表明，鼻渊而兼脑痛，名控脑砂。鼻衄指各种原因引起的鼻出血。鼻渊指鼻腔时流浊涕的病症。

2. 中医治疗鼻咽癌的优势

提高鼻咽癌患者的机体免疫功能；减轻放化疗的毒副作用，保护骨髓，防止白细胞下降；减轻晚期鼻咽癌患者放射性皮肤损伤；增加鼻咽癌原发灶和颈部淋巴结转移灶的放射敏感性；明显改善咽燥、咽喉肿痛、口干症状，使Ⅱ、Ⅲ级口干发生率下降，对唾液腺分泌功能起到一定的保护作用；采用中药液冲洗鼻腔可以保持鼻咽部干净，减少鼻咽部感染机会。

3. 中医治疗鼻咽癌的基本原则及方药

根据放疗后患者所出现的不同症状，临床分为以下 4 型：热毒伤阴、肺胃阴虚、痰瘀气滞、气血亏虚。治疗原则应以清泻肺热、化痰活血、益气养阴为主。热毒伤阴予以五味消毒饮或龙胆泻肝汤合生脉散加味加减；肺胃阴虚予以养阴清肺汤合沙参麦冬汤加减；痰凝血瘀予以通窍活血汤或桃红四物汤合导痰汤加减；气血亏虚予以八珍汤或人参养荣汤加减治疗。

4. 中药中具有逆转化疗药物耐药的成分

多药耐药是局部晚期鼻咽癌化疗失败的主要原因，中药中的活性成分是天然的肿瘤多药耐药逆转剂，近年来，科学家研究发现，具有逆转鼻咽癌多药耐药的中药活性成分有以下几类，一是生物碱类，比如氧化苦参碱、粉防己碱、千金藤素、川芎嗪、氯化两面针碱。二是酚类，比如从虎杖和葡萄等植物中提取的白藜芦醇、厚朴酚、姜黄素、儿茶素和表儿茶素。三是萜类，比如雷公藤甲素、积雪草酸、辛夷提取物，其他比如人参多糖。

5. 鼻咽癌患者饮食调护方

地黄粥（生地、党参、黄精、扁豆、黄芪）：将所配草药加水 800 ml 熬至 400 ml，去渣取水加粳米 100 g 熬至 300 ml，每天 4 次，每次 60～80 ml，连服 1 周。

莲肉膏（莲肉、粳米、茯苓）：莲肉、粳米各 100 g，茯苓 50 g 为末，砂糖调膏，白滚汤下，每次 5～6 匙，每天 2～3 次。

党参茯苓饮：党参 15 g，茯苓 15 g，鸡血藤 30 g，山药 15 g，当归 15 g，麦芽 30 g，桑椹 10 g，甘草 6 g。水煎取汁 500 ml，代茶饮。用于鼻咽癌放疗后身体虚弱、白细胞下降、贫血、免疫功能下降等。

双花麦冬茶：菊花 15 g，金银花 20 g，麦门冬 20 g，甘草 20 g。将 4 味药放入茶壶内，用沸水冲沏，频频饮用。适用于放疗出现的口干、咽喉痛、口鼻腔黏膜充血水肿者。

百合杏仁枇杷粥：鸭梨 30 g，杏仁 12 g，百合 15 g，枇杷果 20 g，粳米 50 g，蜂蜜少许。把洗净的百合、杏仁和粳米用大火煮，一直煮到米粒开始膨胀，换小火。梨去皮切成丁，枇杷也切成小丁，投入粥中再熬开即可，放到温度稍凉，再加蜂蜜服用。适用于鼻咽癌放化疗后出现的口干舌燥、大便干结、咳嗽、失眠等。

六、鼻咽癌综合治疗后的中医调理

（一）放疗后常见的不良反应

（1）放射性口腔黏膜反应：是鼻咽癌放疗最常见的不良反应，其发生率可达24%～78%。放疗时会出现黏膜充血、水肿、疼痛；腮腺及小唾液腺不可避免也会受到辐射，导致功能抑制，唾液分泌减少，口腔自洁作用减弱，条件致病菌在口腔迅速繁殖，出现口干及口腔黏膜溃疡。一般在放疗1～2周后出现，5～6周时甚至更早时，口腔黏膜溃疡糜烂最严重。放射线对鼻咽癌患者味蕾和神经末梢的影响较其他肿瘤更为严重，并随着放疗进程的严重程度持续增加。口腔溃疡、咽痛、味觉改变会显著影响患者的食欲及生活质量。

（2）放射性皮炎：也是常见的不良反应之一，因为放疗会引起皮肤萎缩、变薄、软组织纤维化及毛细血管扩张，表现为照射部位皮肤出现红斑、色素沉着等干性皮肤反应，随着照射剂量的增加甚至出现脱皮、水疱、水肿、溃疡等反应。

（3）鼻咽感染和出血：放疗后，鼻黏膜损伤充血肿胀，鼻黏膜干燥，鼻咽分泌物增多，容易继发感染；同时鼻咽部癌组织坏死脱落而导致鼻出血。

（4）放射性张口困难：照射区内咀嚼肌群、颈部肌肉发生纤维化及萎缩、颞颌关节硬化，造成颈部活动受限、张口困难，严重时会因嘴巴无法张大而只能进食软食、流食。

（5）骨髓抑制：骨髓造血系统对放射线高度敏感，在放疗后第2周就可出现，主要表现为白细胞、血小板下降，从而降低患者的抵抗力。为及时了解有无骨髓抑制，需每周定期检查血常规，获取白细胞和血小板数值，过低时考虑暂停放疗。

（6）消化道反应：表现为纳差、恶心、呕吐、腹泻或腹痛等。

（二）放疗后不良反应的中医药改善

临床上，如何改善放疗后口腔黏膜损伤及皮肤损伤，是中医药治疗的主要方向。对其他并发症，目前研究很少。放射线损伤是一种热损伤，属于"热盛伤阴"，火热之邪最易烧灼阴液，故口咽干燥、喜冷饮。治疗多以滋阴润燥、清热解毒、养阴生津、消肿止痛为主。内服中药以辨证施治为主，辅以随症加减。饮食上宜适当增加一些滋阴润燥生津的食物，如甘蔗汁、梨汁、荸荠汁、西瓜汁、藕汁、橙汁等。还可在煮粥时添加绿豆、百合、鱼腥草、茯苓粉等。多食新鲜水果、蔬菜，忌食辛辣温热之品，以免伤阴助火使津液更为枯竭。还可用中药含漱剂漱口、中药雾化喷喉，使有效成分能更好地作用于口腔，常见成分如金银花、菊花、芦根、白茅根等，比单纯的淡盐水效果要好。

放射性皮炎属于中医的"烧烫伤、疮疡"，为火邪侵害机体所致。可于放疗前后涂抹中药水剂、油剂、膏剂等，选用清热解毒、活血止痛、凉血生肌药物组方，能提高皮肤的耐受能力，促进局部血液循环，降低放射性皮肤的损伤程度。常用药物有冰片、黄连、黄柏、黄芩、紫草、芦荟等。对于咀嚼肌纤维化及萎缩、颞颌关节硬化，可考虑使用活血化瘀、清热养阴的中药内服外敷，以及针灸治疗，可能有一些效果。

科普知识

为什么广东地区鼻咽癌患者数居全国第一？

癌症是一类老年病，发达国家的人口结构普遍更老龄化，诊断也更充分。但有几种癌症是我国发病率最高，尤其是鼻咽癌。据世界卫生组织报告，欧美国家的白人和非洲裔黑人很少发生鼻咽癌。目前的鼻咽癌患者几乎全部来自我国及东南亚的黄种人，我国鼻咽癌患者的人数占全世界鼻咽癌患者总数的80%。而广东地区的人群患鼻咽癌的概率又是其他低发病率地区的20倍，因此鼻咽癌甚至被称为"广东癌"。为什么会出现这种情况？一代代的科学家都在研究，只是迄今为止还没有得出最终的定论，各种研究显示可能还是与鼻咽癌的发病机制有关。

（1）EB病毒感染：EB病毒与多种人类上皮细胞性和淋巴细胞性肿瘤的发生发展有关，鼻咽癌是所有EB病毒相关肿瘤中与EB病毒关系最为密切的肿瘤，世界范围内约98%的鼻咽癌与EB病毒相关，不论是不是鼻咽癌高发区。那为什么鼻咽癌的发生具有显著的地域性？是广东地区的人群患EB病毒的人数更多？然而事实并不是这样。人群对EB病毒是普遍易感的，比如我国3～5岁儿童被EB病毒感染过的比例高达90%以上，如果EB病毒是致病元凶，为啥偏偏广东人感染了就出问题？难道是不同地域分布的EB病毒类型不一样？EB病毒会不会存在高危亚型？而且，这种高危亚型会不会就在广东地区流行？以前就有研究显示，EB病毒有2个主要类型，即1型和2型。1型EB病毒感染主要见于西方国家，1型和2型EB病毒感染见于世界其他各地。而有LMPI缺失遗传变异的EB病毒在中国多见。近年来，随着技术的发展，越来越多的EB病毒毒株基因组序列被测定，目前，已发表100多个EB病毒基因组序列，对EB病毒基因组序列分析显示，不同地区不同人群的EB病毒存在多部位基因变异。很多研究提示，特定的EB病毒基因变异与鼻咽癌的发生相关。

（2）饮食习惯：相比其他地区，百越部落遗留下来的风俗和饮食习惯，尤其是两广地区的居民喜欢吃腌制的咸鱼、虾酱等食物，会增加鼻咽癌的患病风险。与腌制食物相反，新鲜蔬菜和新鲜水果的摄入可以降低鼻咽癌的发病风险。

（3）遗传因素：流行病学研究揭示，有些恶性肿瘤具有区域种族易感性，例如：日本人高发胃癌，白种人高发黑色素瘤，美国的白种人和黑人高发前列腺癌，华人高发鼻咽癌。多年来的研究认为，鼻咽癌的发生与遗传因素密切相关，具有鼻咽癌家族史者，其发生鼻咽癌的风险比正常人高出数倍。鼻咽癌的发生发展过程中可能存在多个易感基因，华人在分子生物学的遗传学特征方面与白种人和黑人不一样，易感基因位点更多，先天风险更高一些，尤其是广东人在这方面更易感。还有与鼻咽癌有关的染色体存在着不稳定性，因此更容易受到外界各种有害因素的攻击而患病。

第四章 甲状腺癌

一、甲状腺癌的流行病学特点

甲状腺癌（thyroid cancer）是一种常见的内分泌和头颈部恶性肿瘤，近20年来，甲状腺癌发病率在全球范围内逐年上升，根据国际癌症研究机构（international agency for research on cancer，IARC）全球癌症观察站的数据显示，2018年全球约有567 200例新发病例被诊断，其中41 100例死亡病例是由甲状腺癌引起。在我国，甲状腺癌发病率也呈显著上升趋势。我国的甲状腺癌的流行病学特点如下。

（一）不同地区的发病率不同

2015年，中国东部、中部和西部地区的新诊断甲状腺癌病例分别为11.99万例、5.35万例和2.72万例。东部地区的发病率为23.26/10万（男性为11.29/10万，女性为35.57/10万），远高于中部地区的11.60/10万（男性为5.31/10万、女性为18.28/10万）和西部地区的6.85/10万。根据2008—2017年《中国肿瘤登记年报》数据显示，2005—2014年，我国城市甲状腺癌的发病率显著高于农村。

（二）女性发病率高于男性

根据2008—2017年《中国肿瘤登记年报》数据，我国女性甲状腺癌的发病率高于男性。2014年，中国男性甲状腺癌的发病率为6.05/10万；女性发病率为18.72/10万。根据《2020北京肿瘤登记年报》数据显示，2020年北京市男性甲状腺癌发病率低于女性，男女发病比约为1:1.1。

（三）甲状腺癌年龄别发病情况

中国甲状腺癌发病率随年龄的增长逐渐升高（数据来自中国各地肿瘤登记中心）。15岁之前甲状腺癌的发病率相对较低，之后迅速上升，在50～54岁年龄组发病率达到峰值（29.58/10 万）。55 岁后发病率下降，85 岁以上降至 4.60/10 万。城市和农村地区的发病率均在 50～54 岁年龄组达到高峰。

（四）甲状腺癌的死亡率情况

2015 年，甲状腺癌在中国癌症相关死亡中排名第 22 位，男性排名第 19 位，女性排名第 20 位。据估计，2015 年我国有 7 900 例患者因甲状腺癌死亡，占所有癌症死亡率的 0.34%。

二、甲状腺癌的临床表现

（一）症状

大部分甲状腺癌患者没有临床症状。一般通过体检或者其他疾病就诊时，医生通过甲状腺触诊或者甲状腺 B 超发现甲状腺结节。甲状腺癌体积增大可出现压迫症状，常可压迫气管、食管，使气管、食管移位。合并甲状腺功能亢进或减退时可出现相应的临床表现。如恶性肿瘤侵犯周围器官结构，还可出现声音嘶哑、吞咽困难、咯血、呼吸困难等症状。颈淋巴结转移可表现为颈侧部肿块。甲状腺髓样癌肿瘤细胞分泌降钙素和 5- 羟色胺等活性物质，可引起腹泻、心悸、面色潮红等症状。如合并甲亢可出现面色潮红、心慌等症状。

（二）体征

甲状腺癌体征主要为甲状腺肿大或结节，结节形状不规则、与周围组织粘连固定，并逐渐增大，质地硬，边界不清，初起可随吞咽运动上下移动，后期多不能移动。若伴颈部淋巴结转移，可触诊颈部淋巴结肿大。压迫或侵犯交感神经可引起霍纳综合征。

（三）侵犯和转移

（1）局部侵犯：甲状腺癌可侵犯喉返神经、气管、食管、环状软骨及喉，甚至可向椎前组织侵犯，向外侧可侵犯至颈鞘内的颈内静脉、迷走神经或颈总动脉。

（2）区域淋巴结转移：甲状腺乳头状癌（papillary thyroid carcinoma，PTC）早期易发生区域淋巴结转移，大部分 PTC 患者在确诊时已存在颈淋巴结转移。

（3）远处转移：肺部是甲状腺癌常见的远处转移器官，甲状腺癌也可出现骨、肝、颅内等部位转移。甲状腺滤泡癌、分化差的甲状腺癌、未分化癌出现远处转移的风险较大。

（四）常见并发症

大部分的甲状腺癌是分化型甲状腺癌，生长相对较缓慢，严重并发症少见。可因侵犯喉返神经、气管等周围器官引起声音嘶哑、呼吸困难、咯血等。MTC 患者顽固性腹泻，可致电解质紊乱。甲状腺未分化癌（anaplastic thyroid cancer，ATC）进展迅速，可引起重度呼吸困难。

三、甲状腺癌的诊断与筛查

甲状腺属于浅表实质性器官，其解剖及生理构造决定了甲状腺的肿瘤不同于其他肿瘤的诊断方法，超声诊断技术简便易行，普及范围广，是目前国内最现实可行的甲状腺癌的首选诊断方法。

伴随着临床经验的积累和学术推广，国内越来越多医院陆续采用甲状腺癌的 TI-RADS 分级或改良 TI-RADS 分级，显示出良好势头。超声技术在定性、定量和定位诊断方面具有良好优势，适当结合穿刺病理检查，进一步提高了诊断率，为手术方案的确定，尤其是个体化治疗方案的实施提供了最有力的保障。而其他一些较贵的检查手段如 CT、MRI 甚至 PET/CT 只是在某些类型或较晚期甲状腺癌的诊断中起到一定的辅助作用。

不推荐对一般人群行甲状腺肿瘤的筛查。但有如下病史，属于罹患甲状腺癌的高危人群，尽早进行筛查：①童年期头颈部放射线照射史或放射性尘埃接触史；②全身放射治疗史；③ DTC、MTC 或多发性内分泌腺瘤病（multiple endocrine neoplasia，MEN）Ⅱ 型、家族性多发性息肉病、某些甲状腺癌综合征（如多发性错构瘤综合征、卡尼综合征、维尔纳综合征和加德纳综合征等）的既往史或家族史。

四、甲状腺癌的治疗

甲状腺癌的治疗主要包括手术治疗、术后放射性碘治疗和甲状腺激素抑制 TSH 治疗。DTC 的治疗以外科治疗为主，辅以术后内分泌治疗、放射性核素治疗，某些情况下需辅以放射治疗、靶向治疗。MTC 以外科治疗为主，某些情况下需辅以放射治疗、靶向治疗。未分化癌的治疗，少数患者有手术机会，部分患者行放疗、化疗可能有一定效果，但总体来说预后很差、生存时间短。同时需要注意，肿瘤治疗的个体化很重要，每一个患者的病情、诉求不同，临床诊治有一定灵活性。

（一）开放手术和微创手术的选择

为满足现代社会的医学需求，随着腔镜技术的发展及甲状腺手术技巧的不断完善，腔镜技术在甲状腺手术中的应用越来越广泛。腔镜下甲状腺切除术、经口入路腔镜下甲状腺切除术、Miccoli 手术、机器人腔镜手术等技术也日渐成熟。

目前甲状腺癌发病年轻化，许多人担心术后颈部留疤影响美观，目前腔镜手术的发展为爱美人士提供了新选择。微创手术较开放手术而言，可避免颈部瘢痕，但其可能在手术彻底性、伤口愈合、经济费用及手术操作难度等多方面存在局限性。因此，严格把握适应证、规范的治疗策略、成熟的操作技巧以及根据患者病情提供个体化治疗是选择手术方式的关键。

（二）手术淋巴结清扫的重要性

颈部淋巴结转移是甲状腺癌最常见的转移方式，颈部淋巴结转移亦为甲状腺癌术后最常见的复发部位。据报道，甲状腺乳头状癌患者在初始治疗前发生颈部淋巴结转移者占 20% ～ 50%。

手术是甲状腺癌颈部淋巴结转移的首选治疗方式。根据国内外相关指南，一般在处理原发肿瘤的同时行预防性中央区淋巴清扫，当高度怀疑或穿刺证实存在转移后行颈侧区 / 纵隔淋巴结清扫术。颈部淋巴结清扫术的彻底性对改善甲状腺患者预后十分重要。

（三）甲状腺癌术后复查和后续治疗

甲状腺癌术后一定要注重随访，定期监测甲状腺激素和 TSH 水平，调整剂量期间 1 个月检查 1 次，以后每 3 ～ 6 个月应当检查 1 次，避免药物过量或不足带来的副作用和影响治疗效果。必要时可定期进行 B 超或者 CT（MRI）检查，亦可行全身放射碘扫描追踪。

由于手术导致大部分或全部甲状腺切除，甲状腺素分泌减少，所以一般都需要终身服用甲状腺素替代治疗。部分患者可能需要服用超过替代治疗的甲状腺素剂量。另外，手术后若出现甲状旁腺功能减退，还需要补钙。至于甲状腺素服用的剂量，会根据术后复发的情况而有所不同：①高危患者 TSH 需抑制在 0.1 mU/L 以下；②中危患者 TSH 抑制在 0.1 ～ 0.5 mU/L；③低危患者 TSH 抑制在 0.5 ～

2 mU/L 即可。

除此之外，还要考虑年龄、心脏功能等情况，对甲状腺药物的耐受度也要考虑。建议中高危患者终身抑制，低危患者抑制治疗时间为 5～10 年，之后改为替代治疗。

（四）甲状腺癌的复发或转移

甲状腺癌的复发和转移途径主要包括局部复发、颈部淋巴结转移及远处转移。不同甲状腺癌病理类型的转移途径和复发有所不同。

以常见病理类型为例：甲状腺乳头状癌以淋巴结转移为主，因此甲状腺乳头状癌患者通常以局部复发及颈部淋巴结转移为主，偶有远处转移患者；甲状腺滤泡状癌发生血行转移较乳头状癌常见，亦可发生淋巴结转移，因此可发生颈部淋巴结转移或远处转移；甲状腺髓样癌可发生颈部淋巴结转移，亦可发生远处转移。甲状腺癌常见的远处转移部位包括肺、骨、脑等。

（五）甲状腺癌的中医认识

甲状腺癌属于中医瘿瘤范畴，陈无择《三因方》曰："坚硬不可移者名石瘿"。张莹雯教授认为，甲状腺癌属于"石瘿"范畴，多数甲状腺癌患者生存期长，其疾病的管理与慢性病类似，中医药参与诊治具有很大空间和重要作用，中医药可全程、长期参与甲状腺癌的防治。

张莹雯教授认为，甲状腺疾病多与情志有密切的关系，甲状腺癌也不例外。情志因素是本病发病的重要原因。病因主要是情志内伤，饮食失调，水土失宜以及体质因素，气滞、痰凝、血瘀壅结于颈前是瘿病发病的基本病机。发病初期，多为情志不舒，忧思过度，导致肝气失于调达，从而气机郁滞，无法推动津液正常输布，津液内停，凝聚成痰，痰气交阻，搏结于颈前，日久则深入血分，引起血脉不畅，瘀阻脉中，最终气、痰、瘀三者共同结于颈前发为瘿病。

目前，我国有规范的甲状腺癌诊疗指南，根据《甲状腺诊疗指南（2022 版）》建议，中医药适用于甲状腺癌围手术期、放化疗、靶向治疗期间、治疗后恢复期间及晚期患者，中医药可全程参与甲状腺癌的治疗，尤其适用于甲状腺癌手术的术后辅助治疗。

张莹雯教授建议采用多学科综合模式治疗甲状腺癌，根据指南建议规范治疗，具有手术指征的患者，建议患者积极手术，不要错过手术时机，手术后可采用中医药综合治疗。中医治疗方法包括口服方剂、中成药、针灸、耳穴压豆、外敷等。

中医药治疗甲状腺癌的优势主要在于改善肿瘤或者治疗引起的相关症状，调摄情绪，提高患者生活质量和综合疗效。

甲状腺术后的患者最常见的症状是乏力、疲劳。中医药益气养元补虚疗法具有良好的疗效。临床中可采用补中益气汤加减、四君子汤加减等治疗术后气虚的症状。可适当运用黄芪、党参、西洋参等益气扶正药物，匡扶正气。

焦虑、抑郁是甲状腺癌患者常见的心理问题，一方面来自甲状腺癌的诊断和刚刚经历的手术，另一方面与 TSH 抑制治疗引起的交感神经兴奋性增高有关。针对这种情况，中医疏肝解郁类方药具有良好的效果，可有效减轻心理压力。

针灸、按摩等方法在甲状腺癌术后康复中也具有良好的临床效果。如耳穴压豆，针刺合谷、内关、太溪、太冲和神门，可改善甲状腺癌术后患者的焦虑、抑郁情绪；艾灸百会穴可改善甲状腺癌术后患者睡眠，相比于西药，更显示出中医心身同治的优势。

1. 甲状腺癌的中医分型

1）正气亏虚

适应证：先天禀赋不足，身体体弱多病，或者放疗之后正气受损。

代表方：八珍汤、当归补血汤、十全大补汤、补中益气汤加减。

2）阴虚火旺

适应证：常见于放疗后或者素体津液亏虚。

代表方：知柏地黄丸。

3）肝肾不足

适应证：常见于放化疗后骨髓移植或者素体不足。

代表方：六味地黄丸加减。

4）肝郁气滞

适应证：情志不疏，善太息，胸胁或者少腹胀满窜通。

代表方：海藻玉壶汤或者半夏厚朴汤加减。

5）寒痰凝滞

适应证：适用于病程缠绵日久，或者久病不愈，痰涎清晰，口淡不渴，面色晦暗等。

代表方：阳和汤合半夏消瘰丸加减。

6）毒瘀互结

适应证：肿块生长迅速，或者出现转移。

代表方：西黄丸或者小金丹加减。

2. 中医药辅助治疗甲状腺癌的原则

甲状腺癌术后，患者多出现肝、脾、肾亏损，气血阴阳失调，治疗当以扶正培本为主、解毒抗癌为辅，方用八珍汤加减。放疗后减毒治疗以益气养阴、清热解毒、健脾和胃为法，以沙参麦冬汤加减为主。

化疗期间减毒治疗当健脾益肾、养血和胃，宜用六君子汤加减。甲状腺癌患者内分泌治疗时多出现心肾阴虚证，宜用生脉散合二至丸加减。靶向治疗导致皮肤毒性，中医以五味消毒饮合消风散加减；口腔黏膜炎以五味消毒饮合银翘散加减；胃肠道反应以木香顺气丸加减调治；靶向治疗所致手足综合征以黄芪桂枝五物汤加减调治。

甲状腺髓样癌以脾肾亏虚、痰瘀毒结证为主，以健脾补肾、化瘀解毒、软坚散结为法，以参苓白术散合通气散坚丸加减。甲状腺癌髓样癌患者出现肠鸣泄泻、畏寒肢冷、神疲乏力、精神萎靡、舌质淡、苔薄白、脉沉细无力等脾肾亏虚，气血不足之症，治当健脾益肾，补气养血，宜用附子理中汤合四神丸加减。

五、甲状腺癌的预后及预防调理

（一）甲状腺癌的预后相关因素

肿瘤的一些临床特点可以影响甲状腺癌的预后，比如组织学类型，原发肿瘤大小，腺体外侵犯、血管浸润、BRAF 突变、远处转移等。

（1）PTC 患者生存率总体良好，但是肿瘤总死亡率在特定的亚型之间有较大的差别。其中，高细胞型、鞋钉型、柱状细胞型和实性型为侵略性亚型。PTC 与FTC 预后相似，如果肿瘤局限于甲状腺内、直径小于 1 cm 或微转移，两者都有较好的预后。如果出现远处转移、高侵袭，则预后差。

（2）原发肿瘤大小：乳头状癌＜ 1 cm，称为微小癌，通常在体检中发现，致死率几乎为 0，复发风险也很低。但微小癌并不都是复发风险低的肿瘤。例如，约20% 的多灶性微小癌出现颈淋巴结转移，也有远处转移的风险。

肿瘤原发灶大小与预后、死亡率相关。有研究表明，原发肿瘤最大径＜ 1.5 cm的 DTC 出现远处转移可能性较小，而较大肿瘤（＞ 1.5 cm）30 年内复发率约为 33%。最大径 < 1.5 cm 的 DTC 30 年死亡率为 0.4%，而较大肿瘤（> 1.5 cm）为 7%。

（3）局部侵犯：约 10% 的 DTC 侵犯周围器官或结构，局部复发率约为无侵袭性的肿瘤的 2 倍。侵袭性癌患者死亡率也升高，约 1/3 的患者死亡。

（4）淋巴结转移：区域淋巴结转移对预后的作用有争议。有证据支持区域淋巴结转移不影响复发和生存率。也有证据支持淋巴结转移是局部复发和癌症相关死亡率的高危因素之一。淋巴结转移与远处转移有一定相关性，尤其是那些双侧颈淋巴结转移，或淋巴结包膜外侵犯，或纵隔淋巴结转移。

（5）远处转移：对于 DTC，远处转移是导致死亡的主要原因。约 10% 的 PTC、25% 的 FTC 会出现远处转移。远处转移在嗜酸细胞腺癌和年龄 > 40 岁的患者中发生率更高（35%）。远处转移最常见的位置是肺，其次还有骨、肝、脑等。远处转移使预后变差。

（二）甲状腺癌的预防

（1）研究表明，碘摄入过高或者过低均可以导致甲状腺癌。目前已经有学者提出监测各地区水中碘含量，结合当地饮用水的碘含量，选择因地适宜的碘盐标准，虽目前在全国尚未推广，但建议合理搭配饮食，低盐饮食，适量摄入海产品。根据不同的水土因素，合理调节碘的摄入，缺碘地区的人可以经常食用海带、紫菜等海产品以及含碘盐。但补碘要有度，过多摄入碘对人体也是有害的，有关研究发现，碘摄入过多是某些类型的甲状腺癌发病的诱发因素之一。

（2）童年时期头颈部放射线照射史或者放射性尘埃接触史，以及全身放射治疗史是导致甲状腺癌的高危因素。应该避免不必要的医疗辐射，避免过多的 X 线检查，避免过度检查。以影像检查的合理性与暴露剂量的最优化为原则保护患者安全。

（3）避免过多接触雌激素，甲状腺癌组织中有雌激素受体（estrogen receptor，ER）的表达，雌激素本身可能为促癌物，其代谢中 2- 羟基化反应增强可能与甲状腺癌的发生有关。生活中避免使用雌激素含量过多的化妆品及食品。

（4）合理疏导不良情绪，保持心情愉悦，防止情志内伤。长期心情低沉、抑郁、焦虑等负面情绪，可导致肝气郁滞、痰气交阻，日久可化热化毒，壅结颈前，可导致多种甲状腺疾病的发生。生活中，积极调摄情绪，养成豁达乐观的习惯，有利于预防甲状腺疾病的发生。

（5）养成规律的日常作息，避免内分泌系统失调紊乱。加强体育锻炼，调节饮食结构，避免肥胖的发生。这是因为有研究显示，肥胖是甲状腺乳头状癌的潜在独立因素。增强免疫力。《黄帝内经》云："正气内存，邪不可干，邪之所凑，其气必虚。"适度体育锻炼，增强免疫力，保持身体正气充盛。

（6）及时正规的治疗。发现甲状腺问题，比如甲状腺增生性疾病以及良性肿瘤，应该及时到医院进行积极正规的治疗。

（三）甲状腺癌与碘摄入

（1）富碘中药：常用中药饮片中位数碘含量为 0.0016 mg/g，海藻、昆布、海带饮片的中位数碘含量为 0.8146 mg/g，其饮片碘含量远高于其他常用中药，故称为富碘中药。富碘中药用于治疗甲状腺肿大，不仅可以减少副反应的发生，同时尚可降低复发率。对于甲状腺结节，如果甲状腺功能正常的患者，是可以使用富碘中药的。对于甲状腺癌部分切除的患者则不能使用富碘中药。

（2）碘盐、海产品：碘元素对于甲状腺十分重要，碘是制造甲状腺激素必不可少的原料，甲状腺激素又是人体生长发育、调节新陈代谢的重要激素，因此，人的一生都离不开碘。正常成人最低碘生理需要量为 75 μg/d，世界卫生组织（WHO）推荐成人每日摄碘量为 150～300 μg。

甲状腺癌全切后，医生根据术后病理结果提示的肿瘤性质，结合患者的年龄、性别、家族史等情况，评估患者的复发风险，对于复发风险较高的甲状腺癌术后患者，在行同位素治疗前必须严格忌碘，不能食用任何含有碘的食品（包括碘盐、海产品等）、药品（胺碘酮）等。同位素治疗后则不需要完全忌碘。患者的术后饮食并没有特殊的禁忌，不用特意强调忌海鲜产品。

甲状腺部分切除术后的患者，如果残余的甲状腺伴有桥本甲状腺炎，可考虑低碘饮食，避免食用海带、紫菜及海鱼、海虾等高碘食品。

甲状腺癌行颈部淋巴结清扫术的患者术后根据手术情况可能需要进行严格的低脂饮食或者无脂饮食，以防术后并发淋巴瘤。行 2 周左右的低脂饮食（具体可根据医嘱），然后通过 1～2 周的饮食过渡，逐渐恢复正常饮食。

科普知识

Ⅰ.甲状腺癌是俗称的"懒癌"吗?

在日常生活中,很多人谈癌色变,如果说患上癌症是种不幸,那患上甲状腺癌就是不幸中的万幸。甲状腺癌通常被认为是一种"懒癌",在大多数恶性癌症中,分化型甲状腺癌(DTC)是较"善良"的类型,俗称"懒癌",由于大部分甲状腺癌患者预后良好,属于低度恶性肿瘤,其生长相对缓慢,一般不会侵害其他器官,极少引起并发症,患者的10年生存率可达到90%以上。此外,直径＜1 cm的微小乳头状癌,通常可以在体检时发现,致死率几乎为0。因此,很多人认为甲状腺癌恶性程度低,发展缓慢,相比于其他癌症,甲状腺癌常常手术之后便完全治愈,手术一切了之。如果有人得了甲状腺癌,常常会暗自庆幸,认为手术之后便再无后顾之忧。

这是一种不全面的看法,对于任何一种恶性肿瘤,我们都不能放松警惕,甲状腺癌也不能例外。大部分甲状腺癌患者预后良好,生物学行为良好。但是甲状腺癌分类较多,某些特殊类型的甲状腺癌,如甲状腺髓样癌、甲状腺未分化癌以及一些晚期甲状腺癌的治疗效果相对较差,或已经失去外科手术机会,患者可能已经全身多器官转移,只能进行化疗或者靶向治疗等。

作为内分泌系统中最为常见的恶性肿瘤,并非所有甲状腺癌都是"善良"的,根据其不同的病理类型,临床中可表现出"善良"与"邪恶"两副面孔。甲状腺癌同样存在复发和转移的问题,需要对患者进行全面的术后复发风险评估,并决定后续的处理方案。掌握甲状腺癌的治疗先机,密切关注早期症状,及时筛查,做到早发现、早诊断和早治疗。

Ⅱ.腔镜手术的适应证和禁忌证。

腔镜手术可将手术切口隐藏在身体比较隐蔽的地方,目前常见的腔镜入路有颈前、腋窝、腋乳、胸前、耳后、口腔等,可避免颈部留下瘢痕。

腔镜手术适应证:实性甲状腺肿瘤、肿瘤直径≤5 cm;甲状腺囊性结节;甲状旁腺增生、甲状旁腺肿瘤;Ⅱ度肿大以下的甲状腺功能亢进症；早中期甲状腺癌。腔镜手术的禁忌证：全身情况差无法耐受手术者；有难以纠正的、严重的凝血功能障碍者；甲状腺癌晚期需要扩大切除；肿块太大、实性肿物直径 > 5 cm。

Ⅲ. 优甲乐该如何吃？

优甲乐，通用名称为左甲状腺素钠片，适应证为：①治疗非毒性的甲状腺肿（甲状腺功能正常）；②甲状腺肿切除术后预防甲状腺肿复发；③甲状腺功能减退的补充治疗；④抗甲状腺功能亢进的辅助治疗；⑤甲状腺癌术后的抑制治疗；⑥甲状腺抑制实验。

如果根据病情需要我们开始服用了优甲乐，一定要坚持规律用药，建议晨起空腹服用；与维生素间隔 1 h，与铁、钙或者药物间隔 2 h，与奶、豆类食品、氢氧化铝、奥美拉唑等间隔 4 h，与降脂药间隔 12 h。长期接受优甲乐治疗的患者，应当注意补钙和维生素 D；如有漏服，建议将漏服剂量在发现的当天或者随后几天补齐。

口服优甲乐之前抽血检查，可以更准确地评估给定剂量下获得的平均 FT_4 水平，特别是对于接受抑制剂量优甲乐治疗的甲状腺癌患者，所以早上来复查时请空腹，不吃优甲乐，但是记得把优甲乐带上，抽完血后再吃，半个小时或 1 个小时后便可进食早饭。

Ⅳ. 甲状腺超声报告中 TI-RADs 3 或 4 是什么意思？

TI-RADs 是甲状腺影像报告及数据系统（thyroid imaging reporting and data system）的简称，最初由 Horvath 等于 2009 年首先提出，它依据甲状腺结节特有的超声表现，将其恶性可能性分为 1 ～ 6 类。

其中，TI-RADs 3 类表示可能良性结节，其恶性概率低于 5%。TI-RADs 4 类表示可疑恶性结节，其又可分为 4 A、4 B 及 4 C 类，恶性概率分别为 5% ～ 10%，10% ～ 50% 及 50% ～ 94%。

如超声报告提示 TI-RADs 3 类甲状腺结节，可以采用定期超声检查的方式进行临床随访。如报告提示 TI-RADs 4 类甲状腺结节，可就诊于甲状腺外科，行超声引导下细针穿刺（FNAB）及增强 CT 等进一步评估病情，根据检查结果决定治疗方案。

第五章 乳 腺 癌

一、乳腺癌的流行病学特点

目前乳腺癌已经成为严重威胁女性健康最常见的恶性肿瘤。据统计，2008年全球估计约有1 384 155例乳腺癌新发病例，其中近45.9万乳腺癌相关死亡病例。根据2021年国际癌症研究机构（international agency for research on cancer, IARC）发布的数据来看，2020年全球新发癌症病例高达1 929万例，其中男性1 006万例，女性923万例；全球癌症死亡病例996万例，其中男性553万例，女性443万例。据预测，到2050年，全球女性乳腺癌的发病率将达到每年约320万新病例。乳腺癌给社会和家庭带来沉重的负担，迫切需要有效的预防和治疗措施。

二、乳腺癌的风险因素

（一）遗传因素

在乳腺癌诸多致病相关因素当中，遗传因素的作用是近年来国内外学者所持论点相对一致也是比较肯定的。据文献统计，一级亲属里有乳腺恶性疾病史的妇女其患乳腺癌的风险是一级亲属当中没有恶性疾病史妇女的5～8倍，与其致病风险相关的基因BRCA-1与BRCA-2已经得到证实，并且如果自身患有乳腺恶性肿瘤，那么子代女性罹患乳腺癌的风险会比无疾病家族史的女性高数倍。如果同辈有直系血缘关系的姐妹当中有乳腺癌患者，那么其患病危险性高出正常人2倍。再次需要特别指出的是，乳腺癌的家族遗传倾向并不是传统意义上的直接遗传，即母辈直接遗传给子辈，而是一种"癌症体质"的遗传。

家族式乳腺癌大体来讲有两种表现形式：第一种是如果家族中母亲为双侧乳腺癌患者，那么其直系子代女性为乳腺恶性疾病高危人群，且发病较早，大多在绝经前发病；第二种是家族中母亲无患病史，而是子代女性中至少有两个直系姐妹罹患单侧乳腺癌，这种遗传形式的发病率较第一种形式更高，且患病的年龄较大，多见于绝经后妇女。

（二）年龄因素

女性生长、发育直至衰老的一生当中，各项生理功能受到诸多激素的调节，其中最主要的是雌激素，女性进入青春期后卵巢开始分泌雌激素，并随卵巢的周期性变化而起伏，自35岁以后，女性卵巢功能逐渐衰退，进而雌激素水平开始出现波动，后随之缓慢下降，直至更年期时激素水平大幅度下降。由于雌激素的过多暴露与激素水平紊乱均是乳腺癌的高危致病因素，因此，随着年龄的增长而出现的雌激素的波动趋势，与我国乳腺癌发病年龄的分布相符合。

（三）行经时间

月经初潮年龄越小，停经时间越晚，患乳腺疾病的危险度越高，这可能与个体雌激素暴露时间相对较长有关。国内相关文献报道，生活区域相同、生活习惯相近且均无疾病家族史的同民族青春期女性，月经初潮年龄≤12岁组与初潮年龄≥17岁组相比较，其在之后的乳腺不良事件发生风险比值为2:1。闭经年龄≥55岁组与闭经年龄≤45岁组相比较，其在之后的乳腺不良事件发生风险值高出1倍。月经初潮年龄小，自然绝经年龄晚，经期＞35年，与乳腺癌的患病率密切相关。现阶段普遍存在的青春期初潮年龄提前而绝经年龄推迟现象，与国民生活水平提高，营养状况改善，环境雌激素化有关。

（四）婚育年龄

流行病学研究表明，在乳腺癌高危因素中，与雌激素暴露相关的另外一个不利因素为首次足月生育年龄＞30岁。也有数据显示，不婚不育的女性罹患乳腺癌的危险值是适龄婚育女性的2倍。由此可见，在30岁之前足月妊娠正常生育对乳腺有正面保护作用。也有相关文献认为，乳腺恶性肿瘤的发病率随着初产年龄的增长而增加，如果初产年龄＞35岁，那么其患病危险性高于无生育史者。

（五）母乳喂养

母乳喂养是人类与生俱来的一种预防乳腺癌的天然方法之一，很多研究都证实哺乳对乳腺组织细胞具有保护作用，尤其是绝经前的妇女可明显降低其乳腺疾病的发病率。

（六）环境因素

（1）电磁辐射：生物细胞实验证明，乳腺上皮细胞对电离辐射效应具有剂量 – 效应累加关系。

（2）药物制剂：部分药物制剂与乳腺癌的发病率和死亡率相关。工业制剂如四氯化碳、甲醛等。医疗药品如降压药利血平。保健品、化妆品与蔬菜、水果上的残留农药等都增加了乳腺癌风险。特别需要指出的是，口服避孕药，乳腺长期暴露于雌、孕激素刺激下，癌症危险性增高。

（3）烟酒致癌：国外研究人员认为，每日饮酒量超过 15 g，乳腺癌风险增加 1 倍，超过 30 g，风险将增加 2 倍。吸烟和乳腺癌发生是否有相关性，各国学者的研究结果不尽相同。目前被动吸烟为乳腺癌高危因素较为肯定，而主动吸烟和乳腺癌之间的关系尚无明确定论。国外对于吸烟量与乳腺癌关系的研究较多，认为主动吸烟者患乳腺癌的风险增加 46%。主动吸烟量越多，危险性越高。

（七）饮食结构

植物雌激素健康合理的饮食对多种疾病均有预防作用，从而降低癌症的患病率，豆制品内含有的大豆异黄酮属外源性植物雌激素，被大多数学者认定为对乳腺组织具有保护作用，近期有研究表明，大量进食豆制品同样会增加乳腺癌的发病风险；另外，高脂饮食也是促进乳腺癌发生的重要原因，肥胖者发生乳腺恶性肿瘤的概率是正常人的 3 ～ 5 倍。脂肪组织中的多能干细胞亦可促进肿瘤血管生成。

（八）精神因素

乳腺癌的发病受到机体生物、心理和社会诸多因素的相互影响。都市新生代女性面临激烈的竞争压力，长期处于应激状态，情绪不稳定，这对乳腺会造成进一步伤害。如果机体长期处于精神压抑状态，不良情绪作用于神经 – 内分泌系统，不仅使其功能紊乱失去正常的调节作用，更主要的是造成机体免疫功能的下降，免疫器官与细胞生成和释放的免疫活性物质减少，如胸腺素的合成水平降低；淋巴、巨噬细胞等组织细胞对体内异变细胞的监察和清除能力下降，在这种失衡的内环境里，机体抵御不良因素刺激的能力瘫软，异变细胞容易存活并种植。有学者指出，长期处于精神压抑状态下的妇女罹患乳腺恶性肿瘤的相对风险值是正常女性的 5～7 倍。

（九）人工流产

正常的自然流产不会增加个体乳腺癌的发病率，18 岁以前人工流产和首次足月产前的反复人工流产与乳腺疾病的发生具有高度的相关性。

三、乳腺癌的高风险人群

根据《中国女性乳腺癌筛查指南（2022 年版）》意见，乳腺癌高风险人群的定义为：携带乳腺癌易感基因的人群或存在下列情况之一者。①有直系亲属（父母、子女及兄弟、姐妹）乳腺癌家族史。②有乳腺癌病史的女性。③有胸部放疗史（30 岁之前累积放疗剂量 ≥ 10 Gy）。④ 40 岁以前被诊断为小叶原位癌（lobular carcinoma in situ，LCIS）、乳腺导管上皮不典型增生（atypical ductal hyperplasia，ADH）或小叶不典型增生（atypical lobular hyperplasia，ALH）病史的女性。

四、中医关于乳腺癌病因病机的认识

乳腺癌的记载最早见于《灵枢·痈疽》："疵者，上之皮夭以坚，如牛领之皮。"其中"牛领之皮"与现代乳腺癌患者的橘皮样改变十分相似。早在古代《中藏经》即载有"乳癖"，隋朝巢元方所著《诸病源候论·乳石痈候》首次将乳腺癌命名为乳石痈。葛洪所著《肘后备急方》中载"若恶核肿结不肯散、石痈结肿坚如石，或如大核，色不变，或做石痈不消"，是乳岩名称的起源。陈实功在《外科正宗》中记载："经络痞涩，聚积成核，初如豆大，渐若围棋子；半年一年，二载三载，不痛不痒，渐渐而大，始生疼痛，痛则无解，后肿如堆栗，或如覆碗，色紫气移，渐渐溃烂，深者如岩穴，凸者若泛莲，疼痛连心，出血则臭，其时五脏俱衰，四大不救，名曰乳岩。"描述了乳岩早期以及晚期的不同临床表现，后世称此病为乳岩沿用至今。医家普遍认为中医学对乳腺癌的认识始于晋代葛洪《肘后备急方》对本病的描述，后代医家对本病的认识和治疗进一步完善，辨证施治体系逐渐成熟。南宋陈自明《妇人良方大全》首次提出乳岩，"若初起，内结小核，或如鳖、棋子，不赤不痛。积之岁月渐大，山岩崩破如熟石榴，或内溃深洞，此属肝脾郁怒，气血亏损，名曰乳岩。"清代吴谦等编著的《医宗金鉴》中言："自乳中结核起，初如栗，渐如棋子，无红无热，有时隐痛。年深久，即潮热恶寒，始觉大痛，牵引胸腋，肿如覆碗，坚硬，形如堆栗，高凸如岩，若复因急怒，暴流鲜血，根肿愈坚。期时五脏俱衰，即成败症，百无一救。"对乳腺癌的发展和预后也进行了详细记载和论述。可见中医药很早就对乳腺癌的临床表现以及预后有了较为全面的认识。

《素问·举痛论》曰："百病生于气也。"气机失调，脏腑失和，痰毒瘀内停，壅阻经络，结为肿块。《黄帝内经》也论述了肿瘤的发病原因，诸如"八风流注经络引起瘤""恶核者此风邪挟毒而成""脾胃之间，寒温不次，邪气稍至，蓄积留止，大聚乃起"。外感六淫，邪毒侵犯人体可导致人体正常的津液输布障碍，久之变生痰瘀，有形之邪积聚于乳络则形成乳岩一病。巢元方在《诸病源候论》中说明了正气不足以及"风寒气客之"是导致乳岩的基本病因。金元四大家之一的朱丹溪在其《格致余论》中提出"乳房，阳明所经；乳头，厥阴所属"的著名论断，这一论述至今对乳腺癌的发病机制和证候以及辨证都有十分重要的影响。

五、乳腺癌的临床表现

早期乳腺癌患者常常不具备典型症状和体征，由于没有明显的不适，不易引起患者重视，乳腺癌常常通过体检或乳腺癌筛查发现。以下为乳腺癌的典型体征，多在癌症中期和晚期出现。

（一）乳腺肿块

80%的乳腺癌患者以乳腺肿块首诊。患者常无意中发现肿块，多为单发，质硬，边缘不规则，表面欠光滑。大多数乳腺癌为无痛性肿块，仅少数伴有不同程度的隐痛或刺痛。

（二）乳头溢液

非妊娠期从乳头流出血液、浆液、乳汁、脓液，或停止哺乳半年以上仍有乳汁流出者，称为乳头溢液。引起乳头溢液的原因很多，常见的疾病有导管内乳头状瘤、乳腺增生、乳腺导管扩张症和乳腺癌。单侧单孔的血性溢液应进一步行乳管镜检查，若伴有乳腺肿块更应重视。

（三）皮肤改变

乳腺癌引起皮肤改变可出现多种体征，最常见的是肿瘤侵犯乳房悬韧带（又称库珀韧带）后与皮肤粘连，出现酒窝征。若癌细胞阻塞了真皮淋巴管，则会出现橘皮样改变。乳腺癌晚期，癌细胞沿淋巴管、腺管或纤维组织浸润到皮内并生长，形成皮肤卫星结节。

（四）乳头、乳晕异常

肿瘤位于或接近乳头深部，可引起乳头回缩。肿瘤距乳头较远，乳腺内的大导管受到侵犯而短缩时，也可引起乳头回缩或抬高。乳头乳晕湿疹样癌即佩吉特病，表现为乳头皮肤瘙痒、糜烂、破溃、结痂、脱屑，伴灼痛，甚至乳头回缩。

（五）腋窝淋巴结肿大

隐匿性乳腺癌患者，乳腺体检摸不到肿块，常以腋窝淋巴结肿大为首发症状。医院收治的乳腺癌患者 1/3 以上有腋窝淋巴结转移。初期可出现同侧腋窝淋巴结肿大，肿大的淋巴结质硬、散在、可推动。随着病情发展，淋巴结逐渐融合，并与皮肤和周围组织粘连、固定。晚期可在锁骨上和对侧腋窝摸到转移的淋巴结。

六、乳腺癌的筛查

（一）一般风险人群乳腺癌筛查策略

20 ～ 39 岁：每月 1 次乳腺自我检查；每 1 ～ 3 年 1 次临床检查。

40 ～ 69 岁：适合机会性筛查和群体性筛查；每 1 ～ 2 年 1 次乳腺 X 线检查和 / 或乳腺超声；对不具备条件的地区或致密型乳腺患者（腺体为 C 型或 D 型），可首选乳腺超声检查；每月 1 次乳腺自我检查；每年 1 次临床检查。

70 岁以上：机会性筛查（有症状或可疑体征时进行影像学检查）；每月 1 次乳腺自我检查；每年 1 次临床检查。

（二）高危人群乳腺癌筛查策略

乳腺癌高危人群符合以下 3 个条件：①有明显的乳腺癌遗传倾向者（见下段基因检测标准）；②既往有乳腺导管或小叶不典型增生或小叶原位癌（lobular carcinoma in situ，LCIS）的患者；③既往行胸部放疗。建议对乳腺癌高危人群提前进行筛查（＜ 40 岁），筛查间期推荐每年 1 次，筛查应联合乳腺 X 线检查和乳腺超声，必要时还可以应用 MRI 等影像学手段。

遗传性乳腺癌 - 卵巢癌综合征基因检测标准如下 [a，b]：

（1）具有血缘关系的亲属中有 BRCA1/BRCA2 基因突变的携带者。

（2）符合以下 1 个或多个条件的乳腺癌患者 [c]：①发病年龄 ≤ 45 岁；②发

病年龄 ≤ 50 岁并且有 1 个及以上具有血缘关系的近亲 [d] 也为发病年龄 ≤ 50 岁的乳腺癌患者和 / 或 1 个及以上的近亲为任何年龄的卵巢上皮癌 / 输卵管癌 / 原发性腹膜癌患者；③单个个体患 2 个原发性乳腺癌 [e]，并且首次发病年龄 ≤ 50 岁；④发病年龄不限，同时 2 个及以上具有血缘关系的近亲患有任何发病年龄的乳腺癌和 / 或卵巢上皮癌、输卵管癌、原发性腹膜癌；⑤具有血缘关系的男性近亲患有乳腺癌；⑥合并有卵巢上皮癌、输卵管癌、原发性腹膜癌的既往史。

（3）卵巢上皮癌、输卵管癌、原发性腹膜癌患者。

（4）男性乳腺癌患者。

（5）具有以下家族史：①具有血缘关系的一级或二级亲属中符合以上任何条件；②具有血缘关系的三级亲属中有 2 个及以上乳腺癌患者（至少 1 个发病年龄 ≤ 50 岁）和 / 或卵巢上皮癌 / 输卵管癌 / 原发性腹膜癌患者。

注：a. 符合 1 个或多个条件提示可能为遗传性乳腺癌 – 卵巢癌综合征，有必要进行专业性评估。当审查患者的家族史时，父系和母系亲属的患癌情况应该分开考虑。早发性乳腺癌和 / 或任何年龄的卵巢上皮癌、输卵管癌、原发性腹膜癌提示可能为遗传性乳腺癌 – 卵巢癌综合征。在一些遗传性乳腺癌 – 卵巢癌综合征的家系中，还包括前列腺癌、胰腺癌、胃癌和黑素瘤。b. 其他考虑因素：家族史有限的个体，例如女性一级或二级亲属 < 2 个，或者女性亲属的年龄 > 45 岁，在这种情况下携带突变的可能性往往会被低估。对发病年龄 ≤ 40 岁的三阴性乳腺癌患者可考虑进行 BRCA1/2 基因突变的检测。c. 乳腺癌包括浸润性癌和导管内癌。d. 近亲是指一级、二级和三级亲属。e. 2 个原发性乳腺癌包括双侧乳腺癌或者同侧乳腺的 2 个或多个明确的不同来源的原发性乳腺癌。

（三）乳腺癌的自我检查方法

乳腺自我检查有助于提高妇女的防癌意识。鼓励妇女掌握每月 1 次乳腺自我检查的方法，建议绝经前妇女于月经来潮后 7 ~ 10 d 行乳腺自我检查。绝经后妇女每月固定一天自我检查。包括：摸乳房是否有无痛性肿块，腋下淋巴结是否肿大。看乳房外形是否改变，如乳房皮肤是否有凹陷现象（呈酒窝状）；乳房皮肤表皮是否水肿隆起，皮肤呈橘皮样；乳头是否回缩、偏斜或乳头周围湿疹样改变经久不愈。挤乳头是否有异常分泌物，如黄色、红色血性分泌物。自检可以帮助我们及早发现乳腺问题，但是它并不能帮助我们进行诊断，所以我们发现乳腺有上述问题后，可借助医学手段进行正确、科学地筛查与诊断。

方法：20岁开始，每月1次。

第一步：双手叉腰，面对镜子检视乳房外观，有无硬块凹陷及其他异常。

第二步：举起双臂，观察双乳房外形、皮肤、乳头、轮廓有无异常。

第三步：直立，左手触摸右侧乳房，右手触摸左侧乳房，顺时针或逆时针方向。

第四步：挤压乳头，检查有无乳头溢液。

第五步：卧位，侧肩背垫一小枕，将右手指并拢伸直平贴左乳房，检查左乳房及腋窝。同法检查对侧。

七、乳腺癌的诊断

根据《乳腺癌诊疗指南（2022年版）》，乳腺癌的诊断应当结合患者的临床表现、体格检查、影像学检查、组织病理学等进行诊断和鉴别诊断。

（一）乳腺癌的体格检查

受检者通常采用坐位或立位，对下垂型乳房或乳房较大者，亦可结合仰卧位。乳腺体检应遵循先视诊后触诊，先健侧后患侧的原则，触诊时应采用手指指腹侧，按一定顺序，不遗漏乳头、乳晕区及腋窝部位，可双手结合。大多数乳腺癌触诊时可以触到肿块，此类乳腺癌容易诊断。部分早期乳腺癌触诊阴性，查体时应重视乳腺局部腺体增厚变硬、乳头糜烂、乳头溢液，以及乳头轻度回缩、乳房皮肤轻度凹陷、乳晕轻度水肿、绝经后出现乳房疼痛等，应提高警惕。诊断时要结合影像学和组织病理学检查结果，必要时可活检行细胞学诊断。

（二）影像学检查

乳腺的影像学检查主要包括乳腺X线检查、乳腺超声以及乳腺MRI等。

1. 乳腺X线检查

X线检查是乳腺疾病的最基本检查方法，在检出钙化方面，具有其他影像学方法无可替代的优势，但对致密型乳腺、近胸壁肿块的显示不佳，且有放射性损害，对年轻女性患者不作为首选检查方法。常规投照体位包括双侧内外侧斜位及头尾位。对常规体位显示不佳或未包全乳腺实质者，可根据病灶位置选择补充体位，包括外内侧位、内外侧位、内侧头足轴位、外侧头足轴位、尾叶位、乳沟位。为使病灶显示效果更佳，必要时可开展一些特殊摄影技术，如局部加压摄影、放大摄影或局部加压放大摄影等。

适应证：适用于筛查性人群及诊断性患者的乳腺检查。①无症状人群的筛查。②适龄女性筛查或其他相关检查发现乳腺异常改变。③有乳腺肿块、局部增厚、异常乳头溢液、乳腺皮肤异常、局部疼痛或肿胀症状。④良性病变的短期随诊。⑤乳腺癌保乳术后的随诊。⑥乳房修复重建术后。⑦引导定位及活检。对 40 岁以下、无明确乳腺癌高危因素或临床查体未见异常的妇女，不建议首先进行乳腺 X 线检查。妊娠期女性通常不进行乳腺 X 线检查。

2. 乳腺超声

超声检查因其简便易行、灵活直观、无创、无辐射等特点，适用于所有疑诊乳腺病变的人群。可同时进行乳腺和腋窝淋巴结的检查。乳腺超声扫描体位常规取仰卧位，扫描范围自腋窝顶部至双乳下界，包括全乳及腋窝。常规超声检查可以早期、敏感地检出乳腺内可疑病变，通过对病变形态、内部结构及周围组织改变等特征的观察，结合彩色多普勒血流成像观察病变内血流情况，确定病变性质。超声造影可以显示病灶内微血管分布、走形、血流动力学差异以及病灶与周围正常组织的关系，对于良恶性病灶的鉴别具有一定的意义。弹性成像可以评价组织硬度，对于部分乳腺病变的良恶性判断有一定的辅助诊断价值。

适应证：①有乳腺相关症状者。触诊发现乳腺肿物、乳头溢液、乳头内陷、局部皮肤改变等。②无症状的乳腺癌高危人群乳腺检查。③作为乳腺 X 线筛查的补充检查。④乳腺良性病变的随访；乳腺癌术后随访；绝经后激素替代治疗随访等。⑤介入性超声：超声引导细针／空芯针穿刺活检及术前定位等。

3. 乳腺 MRI 检查

乳腺 MRI 检查的优势在于敏感性高，能显示多病灶、多中心或双侧乳腺癌病灶，并能同时显示肿瘤与胸壁的关系、腋窝淋巴结转移情况等，为制订手术方案提供更可靠的依据。缺点在于特异性中等，假阳性率高，对微小钙化性病变显示不满意，此外检查时间长、费用昂贵。因此不作为首选检查方法。建议使用高场强（1.5 T 及以上）MRI 设备及乳腺专用相控阵线圈，扫描体位为俯卧位，扫描序列包括 T_1 加权成像序列（包括不抑脂序列，以及与增强序列相同的抑脂序列）、T_2 加权成像（加抑脂序列）、弥散加权成像、增强扫描序列（包括横断位动态增强扫描及矢状位扫描）。

适应证：①乳腺 X 线摄影和超声对病变检出或确诊困难者。②乳腺癌术前分期及筛查对侧乳腺肿瘤。③评价新辅助化疗疗效。④寻找腋窝淋巴结转移患者的原发灶。⑤乳腺癌术后鉴别治疗后瘢痕与肿瘤复发。⑥评估肿块切除术后切缘阳性患者的残留病灶。⑦乳腺假体植入术后评价。⑧高危人群的乳腺癌筛查。⑨引导乳腺病灶的定位及活检。

禁忌证：①体内有起搏器、外科金属夹等铁磁性物质及其他不得接近强磁场者。②具有对任何钆螯合物过敏史者。③幽闭恐惧症者。④妊娠期妇女。⑤一般情况很差，不能耐受磁共振检查者。

4. 正电子发射计算机体层成像（positron emission tomographycomputed tomography，PET-CT）

适应证：①临床局部晚期、分子分型预后差。②术后患者随访过程中出现可疑局部复发或转移，包括查体或常规影像检查出现异常、肿瘤标志物升高等（对于鉴别复发和放射性纤维化，PET-CT较其他常规影像检查具有优势）。关于PET-CT在乳腺癌骨转移方面的应用，虽有临床研究提示，其具有与骨显像相似的灵敏度，更高的特异性，对乳腺癌骨转移治疗后病情的跟踪优于骨显像，但目前尚未获得各个指南的常规推荐。

相对禁忌证：①妊娠和哺乳期妇女。②严重心、肝、肾功能衰竭及对含碘对比剂过敏者不能行增强PET-CT检查。③病情危重难以配合、不能平卧15 min、尿便失禁或有幽闭恐惧症的患者。④颅脑转移、颅内压增高患者。

5. 骨显像

对于临床Ⅰ～ⅡB期浸润性乳腺癌患者，有局部骨痛或碱性磷酸酶升高时，可行骨显像检查评估是否有骨转移；临床Ⅲ期浸润性乳腺癌患者，可行骨显像检查或氟化钠PET-CT检查，评估是否有骨转移（2B类）；复发或临床Ⅳ期乳腺癌患者，可行骨显像检查或氟化钠PET-CT检查，评估是否有骨转移；若患者已行的氟代脱氧葡萄糖PET-CT检查中明确提示有骨骼转移，且PET及CT的部分均提示有骨骼转移，那么骨显像或氟化钠PET-CT检查可能不再需要；若患者出现骨痛或碱性磷酸酶升高时，可行骨显像检查评估是否有骨转移；当缺乏临床信号和症状提示复发时，不建议影像学的转移筛查。

（三）实验室检查

1. 生化检查

早期无特异性血生化改变，晚期累及其他脏器时，可出现相应的生化指标的变化。如多发骨转移时，可出现碱性磷酸酶升高。

2. 肿瘤标志物检测

CA15-3、癌胚抗原是乳腺癌中应用价值较高的肿瘤标志物，主要用于转移性乳腺癌患者的病程监测。CA15-3 和癌胚抗原联合应用可显著提高检测肿瘤复发和转移的敏感性。

八、乳腺癌的治疗

（一）治疗原则

乳腺癌应采用综合治疗的原则，根据肿瘤的生物学行为和患者的身体状况，联合运用多种治疗手段，包括手术、放疗、化疗、内分泌、靶向、中医等治疗方法，兼顾局部治疗和全身治疗，以期提高疗效和改善患者的生活质量。

（二）治疗方法

1. 手术治疗

乳腺癌手术范围包括乳腺和腋窝淋巴结两部分。乳腺手术有肿瘤扩大切除、全乳切除和保留乳房手术。选择手术术式应综合考虑肿瘤的临床分期和患者的身体状况。

乳房切除术：目前的乳房切除术已由改良根治术发展为保留皮肤的乳房切除＋乳腺重建手术，两者治疗效果类似，但后者美容效果更好。此外，保留乳头乳晕的乳房切除术在临床上的应用也日趋广泛，但还缺乏长期研究数据，需进一步完善患者选择问题。

保留乳房手术：严格掌握保乳手术适应证。实施保乳手术的医疗单位应具备保乳手术切缘的组织学检查设备与技术，保证切缘阴性。

腋窝淋巴结的外科手术：处理腋窝淋巴结是浸润性乳腺癌标准手术中的一部分。其主要目的是为了了解腋窝淋巴结的状况，以确定分期，选择最佳治疗方案。

2. 放射治疗

原则上，所有接受保乳手术的患者均需接受放射治疗。对年龄＞70 岁、乳腺肿瘤≤2 cm、无淋巴结转移、ER 阳性、能接受规范内分泌治疗的女性患者，可以考虑省略保乳术后放疗。

3. 化疗

1）乳腺癌辅助化疗

适应证：①腋窝淋巴结阳性；②对淋巴结转移数目较少（1～3个）的绝经后患者，如果具有受体阳性、HER2阴性、肿瘤较小、肿瘤分级Ⅰ级等其他多项预后较好的因素，或者患者无法耐受或不适合化疗，也可考虑单用内分泌治疗；③对淋巴结阴性乳腺癌，术后辅助化疗只适用于那些具有高危复发风险因素的患者（患者年龄＜35岁、肿瘤直径＞2 cm、肿瘤分级Ⅱ～Ⅲ级、脉管瘤栓、HER2阳性、ER/PR阴性等）。

2）乳腺癌新辅助化疗

新辅助化疗是指为降低肿瘤临床分期，提高切除率和保乳率，在手术或手术加局部放射治疗前，首先进行全身化疗。

适应证：①不可手术降期为可手术，临床分期为Ⅲ A（不含 T_3、N_1、M_0）、Ⅲ B、Ⅲ C。②期望降期保乳患者，临床分期为Ⅱ A、Ⅱ B、Ⅲ A（仅 T_3、N_1、M_0），除了肿瘤大小以外，符合保乳手术的其他适应证。对希望缩小肿块、降期保乳的患者，也可考虑新辅助治疗。③对不可手术的隐匿性乳腺癌行新辅助治疗是可行的（其中隐匿性乳腺癌定义为腋窝淋巴结转移为首发症状，而乳房内未能找到原发灶的乳腺癌）。

3）晚期乳腺癌化疗

晚期乳腺癌的主要治疗目的不是治愈患者，而是提高患者生活质量、延长患者生存时间。治疗手段以化疗和内分泌治疗为主，必要时考虑手术或放射治疗等其他治疗方式。根据原发肿瘤特点、既往治疗、无病生存期、转移部位、进展速度、患者状态等多方面因素，因时制宜、因人制宜，选择合适的综合治疗手段，个体化用药。

适应证：① ER/PR 阴性或低表达；②内脏危象或有症状的内脏转移；③ ER/PR 阳性内分泌治疗耐药者（特别是原发性耐药）。

4. 靶向治疗

目前，针对 HER2 阳性的乳腺癌患者可进行靶向治疗，国内主要药物是曲妥珠单抗、帕妥珠单抗、吡咯替尼、$T-DM_1$、拉帕替尼等。

（三）乳腺癌的中医治疗

中医药治疗乳腺癌的原则为扶正祛邪。扶正应为健脾补肾，益气养血，调理任冲等，祛邪为疏肝解郁，活血化瘀，软坚散结，清热解毒等。总体来说，中医对乳腺癌的病因病机及治疗原则是一个比较完整成熟的体系。从中医药的治疗角度通过辨证施治，采用个体化治疗方法进行乳岩的治疗。以西医治疗乳腺癌为主辅助特色中医治疗的方法值得探索、完善。

中医药有助于减轻放疗、化疗、内分泌治疗的副作用和不良反应，调节患者免疫功能和体质状况，改善癌症相关症状和生活质量，可能延长生存期，可以作为乳腺癌治疗的重要辅助手段。

内伤情志、痰瘀互结、正气亏虚是乳腺癌的主要病因、病机，疏肝解郁、化痰散瘀、调补气血、滋补肝肾是相应的主要治法。在辨证论治法则的基础上，采用中药汤剂治疗是中医治疗的主要方式。此外，秉承中医外科治疗思想，以"阴证""阳证"论治乳腺癌是临床常用方法。小金丸和西黄丸是治疗乳腺癌"阴证""阳证"的代表性中成药，临床中得到广泛应用。在中医师指导下正确使用中成药，患者的安全性和耐受性均较好。

九、乳腺癌的日常调理

（一）乳腺癌的饮食原则

乳腺癌术后饮食指导原则。平衡膳食：食物多样化；多吃蔬菜、水果；常吃奶类、豆类或其制品；经常吃鱼、家禽、蛋。合理营养：饮食清淡为宜，烹调时多用蒸、炖，不吃腌、熏、烧烤食物。少吃刺激性食物：如烟、酒、咖啡、可可、浓茶、咖喱等辛辣、粗硬、煎炸、霉变、腌制食物。远离激素类食物：如燕窝、雪蛤、蜂王浆、羊胎素等。坚持低脂肪饮食：脂肪饮食可以改变内分泌环境，加强或延长雌激素对乳腺上皮细胞的刺激，从而增加患乳腺癌的危险性。

乳腺癌化疗期饮食原则：不需要有太多的禁忌。乳腺癌化疗期间饮食上讲究多样化。改变烹调方法，改变食物的色、香、味，增加患者食欲。恶心、呕吐、食欲下降时可进食开胃食品，如山楂、山药、萝卜等，同时要少食多餐，避免饱腹感。消化功能较弱者，饮食应以粥类为主，如乌鸡滋补粥、莲子百合桂圆粥、山药薏米红枣粥、红枣银耳羹等。进食要细嚼慢咽，饭后 1 h 不要平卧，可以散步，化疗前 1 h 不要进食过多。呕吐时可将生姜片含在嘴里，对于止吐有一定帮助。当出现白细胞下降时可选择增加白细胞的食物：如大枣、香菇、牡蛎等。同时应补充高蛋白质饮食，如牛奶、牛肉、海参、鱼等。当有肝功能异常时，多吃香菇、松茸等菌类食品，多吃富含维生素的水果，如猕猴桃、蜜桃、苹果、葡萄等，多吃深色蔬菜，多喝绿茶、乌龙茶、蜂蜜水。

（二）防治乳腺癌的常见食品

（1）菜花、卷心菜、大白菜等：具有转变雌激素、预防乳腺癌的作用。

（2）大豆类食品：如豆腐、豆奶、豆浆等。

（3）海藻类食品：如海带、紫菜等，能调节血液酸碱平衡，达到防癌治癌的目的。

（4）鱼类食品：具有抑制乳腺癌细胞增殖的作用。

（5）芦笋：实验证明它含有组蛋白，能够有效控制乳腺癌细胞的生长。

（三）乳腺癌的日常运动

一般来讲，游泳、慢跑、步行、骑自行车、健身操、非激烈性的舞蹈等比较温和的运动较适宜乳腺癌患者。对于已经清扫腋窝淋巴结的乳腺癌患者，由于终身存在淋巴水肿风险，请谨慎选择运动种类，并且在进行手部运动时（比如跳舞、跳广播操等）佩戴弹力袖套，以避免淋巴水肿的发生及进展。

十、乳腺癌的预防

（一）乳腺癌的预防原则

癌症预防一般分为三级，而一级预防主要是针对高危因素的预防，尤其是可控因素的预防。因此，预防乳腺癌主要有以下几点。

（1）保持愉快的心情。积极参加社交活动，避免和减少精神、心理紧张的因素。

（2）养成良好的生活方式。坚持运动，规律作息，不熬夜。

（3）养成良好的饮食习惯。婴幼儿时期注意营养均衡，提倡母乳喂养；儿童发育期减少摄入过量的蛋白质和低纤维素的饮食；青春期不要大量摄入脂肪和动物蛋白，加强身体锻炼；中年后应控制总热量的摄入，避免肥胖。平时养成不过量摄入肉类、煎蛋、黄油、奶酪、甜食等饮食习惯，少吃腌、熏、炸、烤食品，增加食用新鲜蔬菜、水果、维生素、胡萝卜素、橄榄油、鱼。

（4）积极治疗乳腺疾病，如乳腺良性疾病及癌前病变疾病，不回避乳腺问题。

（5）不乱用外源性雌激素。

（6）不长期过量饮酒。

（7）有乳腺癌家族史的群体可做乳腺癌基因检测。

（8）了解乳腺疾病的科普知识，掌握乳腺自我检查方法，养成定期乳腺自查习惯。

（9）积极参加乳腺癌筛查，防癌于未然。

（二）中医舒畅情志防治乳腺癌

中医早在《黄帝内经》中就已认识到七情在疾病发生发展中的重要作用，因此关于如何通过主动调节精神情志来维护身心健康，中医学经过长期的临床实践，积累了较丰富的情志调理方法，主要包括以下 6 种类型。

1. 顺四时以养神

《素问·四气调神大论》提出要顺应四时以养神："春三月……以使志生；夏三月……使志无怒；秋三月……使志安宁；冬三月……使志若伏若匿。"意思是说，春天应该注意保持积极向上的情绪，振奋精神；夏天应注意维持精神愉快，避免动怒；秋天应维持内心安宁，不可悲忧；冬天应保持心情含蓄，宁静无烦。人生活在自然界，起居调养就必须顺应四季变化的自然规律，人体气血情志的调养只有顺应四季的生、长、化、收、藏，方能颐养天年。

2. 导引调形以易性

现代中医常用的导引疗法包括太极拳、八段锦、易筋经等，坚持打太极拳对缓解焦虑情绪有积极影响。适度而有规律的导引训练在外调形体的同时锻炼心性，使人体保持神舒气敛的状态。此外，适当的运动，无论是有氧运动还是肌肉训练，均可以减少机体的应激状态，提高应对疾病的能力。

3. 五音怡情以乐人

中医有五音——宫、商、角、徵、羽，对应人体五脏——脾、肺、肝、心、肾，可以通过听不同的音乐来调节相应脏腑气机运行。《史记·乐书》载："故音乐者，所以动荡血脉，通流精神而和正心也。"《备急千金要方》也提道："弹琴瑟，调心神，和性情，节嗜欲。"许多传统民乐都非常适合用来调节情志。如思虑过多之人可常听疏肝的角调音乐，忧郁悲伤时则可多听徵调养心曲目。除了五音之外，也可以借用书画等爱好以转移情志，陶冶性情。

4. 言语倾诉以宣泄

《东医宝鉴》曰："欲治其疾，先调其心，必正其心，乃资于道，使病者尽去心中疑虑思想，一切妄念，一切不平……能如是则药未到口，病已忘矣。"倾诉心中的积郁与痛苦，可以疏泄愤怒、抑郁等不良情绪，释放心理重负，恢复心理平衡，对于疾病的预防和治疗也可以起到一定的辅助作用。

5. 针刺推拿以调神

《素问·血气形志》曰："形数惊恐，经络不通，病生于不仁，治之以按摩醪药。"推拿点按气海、关元、章门、期门及背部肝胆俞穴，可以促进肝经气血的通畅顺行。针刺，无论体针还是耳针，均具有调神和缓解形体不适的双重作用。孙思邈曾创鬼门十三针专治神乱之病，如疯病、邪病、癫狂等。现代医学也证实针刺能改善局部血液循环，提高脑部供氧和抗氧化能力，从而增强记忆力，改善抑郁认知障碍。

6. 方药解郁又安神

情志不舒属于中医"郁证"范畴，《医贯·郁病论》云："治其木郁，而诸郁皆因而愈。"明确了郁证责之于肝。常用经典名方有柴胡疏肝散、逍遥散等。但当情绪持续向极端发展，进而出现精神恍惚或错乱等表现时，则需要加用养神或安神的药物，如天王补心丹或朱砂安神丸等。

乳腺癌的发病与多种因素相关，但其中的情志因素是可以进行人为干预的。女性在日常生活中一定要注重对情绪的保养，一方面尽量避免与应激刺激因素接触，另一方面可以通过日常的运动、倾诉、怡情养性等方法增强自我应对负性生活事件的能力。如果出现自我调节不理想的情况，应及时寻求专业的针药推拿及心理治疗，对乳腺癌的预防和康复均具有重要意义。

科 普 知 识

I.胸罩会导致乳腺癌？

错。西雅图的癌症研究中心通过深入研究得出结论：胸罩与任何乳腺癌发病都没有关系。当然，长时间佩戴过紧的胸罩不利于乳房健康。不合适、过紧的胸罩会压迫乳房，影响乳腺的血液循环及淋巴液的正常流通，压迫乳头，导致乳头平坦或者凹陷，会影响哺乳甚至发生乳腺炎等乳房疾病。那么我们应该如何选择及佩戴胸罩呢？要特别注意胸罩的尺寸，乳房与文胸之间的距离，最好能容纳1～2个手指；胸罩的材质最好是纯棉的，化纤材质的吸汗性和透气性差；胸罩每4～5 d应换洗1次，如果有分泌物应每天勤换。穿戴胸罩的时间不宜太长，在家休息时，可解开胸罩，放飞自我。

Ⅱ. 豆制品里含有雌激素，吃后容易得乳腺癌？

错。豆制品所含的大豆异黄酮是一类植物雌激素，而植物雌激素和人体雌激素不一样，大豆异黄酮所表现出的活性，仅相当于人体雌激素的1/100～1/1000，而且更重要的是，植物雌激素相当于人体雌激素水平的调节器，可以起到双向调节的作用。根据《中国居民膳食指南》，建议每人每日食用30～50 g大豆为宜，这相当于200～300 g的豆腐或是800～1 000 ml的豆浆。但不建议大量食用豆制品来预防乳腺癌。

Ⅲ. 乳腺增生会变成乳腺癌吗？

随着目前生活和工作压力增大，很多女性朋友有乳腺增生的烦恼，大家都很关心乳腺增生会不会变成乳腺癌。乳腺增生的发病率高，很多女性朋友都会患上，大部分乳腺增生只需要定期复查，无须特殊处理。一般只要保持规律的生活习惯，调理好月经，控制情绪，必要时再服用一些中成药物。乳腺增生的治疗效果还是不错的，发生癌变的危险性极低。但病理性乳腺增生并不是一种正常的生理表现，仍然属于一种慢性病，大家要警惕"非典型性增生"和"导管内乳头状瘤病"。因此，出现乳腺增生，女性应高度关注，定期复查观察乳腺增生的变化情况。

下面的这个表格可以用来帮助大家进行一个对照：

临床症状	乳腺增生	乳腺癌
疼痛	多伴有疼痛	早中期不痛
肿块	多发小结节	单发、孤立
生长速度	周期变化缓慢	较快
与月经关系	密切	不明显
质地	柔韧	硬

乳腺增生的主要临床表现是乳房疼痛和乳房结节。乳房疼痛通常表现为胀痛或刺痛。疼痛在月经前几天出现或加重，月经结束后疼痛明显减轻或消失，疼痛亦可随情绪变化而波动。乳房结节一般是一侧或双侧

乳房出现的单个或多个肿块，大小不等，常有触痛。乳房肿块也有随月经周期而变化的特点，月经前肿块增大变硬，月经后肿块缩小变软。

如果乳腺增生疼痛影响了正常的生活或工作，建议尽早到乳腺门诊诊治。此外，女性朋友需要特别注意，乳腺增生不建议去美容店进行按摩，非医疗性的按摩不但不能消除乳腺增生，还会加重病情。

乳腺增生虽然在理论上有发展成乳腺癌的可能，但是从实际临床工作来看，这种概率很低，低到大家完全没有必要为此担心。

Ⅳ. 男性会得乳腺癌吗？

乳腺癌的问题一直备受女性重视，尤其在 BRCA 基因与乳腺癌的关系被揭示后，女性乳腺癌的预防控制水平得到了更进一步的提高。其实，男人也同样会患乳腺癌，只是概率比较低。遗憾的是，男性患者很少会怀疑自己患上乳腺癌，通常只有在肿瘤扩散到邻近或远端组织后，才得到确诊，这种情况下 5 年生存率只有约 26%。这里提醒男性朋友，近年来男性乳腺癌发病率有增高的趋势，尤其是家族中有乳腺癌基因突变者应重点关注。

男性乳腺癌发病通常较晚，平均年龄 65 岁左右，以单侧为主，双侧少见，又以左侧较常见。大部分患者主要是以可触及的无痛性肿块为首发症状。由于男性乳腺组织较少，乳腺更贴近胸壁，且乳头乳晕下有丰富的淋巴管网，癌细胞易穿透乳腺组织侵犯区域淋巴结，因而腋窝淋巴结转移较常见。男性乳腺癌的病情往往比女性重，病死率高。其原因在于公众普遍认为乳腺癌是女性才会出现问题，男性哪怕是发现了胸部有肿块的问题，也会因为尴尬而羞于诉说，更不会在疾病初期就医检查，造成病情的延误。所以，大多数男性乳腺癌患者在就医时，肿块就已经偏大，出现腋窝淋巴结转移，甚至出现远处内脏转移，造成了男性乳腺癌预后较差，病死率较高的现状。

研究发现，乳腺癌遗传易感性与乳腺癌易感基因突变相关性较高，最多见的是 BRCA1 基因和 BRCA2 基因。除了遗传易感性，有下列情况的男性也需警惕乳腺癌的侵袭。

（1）雌激素水平高的男性。研究表明，如果男性经常服用含有雌激素的食品或者长期服用抗雄激素的药物，属于乳腺癌高危人群，要引起重视；此外，患导致雄激素水平降低的疾病，如肥胖、隐睾、先天性腹股沟斜疝、睾丸炎、成人腮腺炎等，也属于乳腺癌高危人群。

（2）职业有相关的危险因素。研究发现，暴露于电磁场环境或者夜间暴露于光线下，是男性乳腺癌发生的重要危险因素，且与暴露的持续时间有关；长期暴露于高温及苯乙烯、甲醛等环境，也易诱导男性乳腺癌的发生。

（3）其他可能危险因素。包括肥胖、缺乏体育锻炼、酒精的摄入等。

Ⅴ. 乳腺癌是气出来的吗？

有一句"民间俗语"是这么说的："忍一时卵巢囊肿，退一步乳腺增生。"这句话用调侃的方式说明了女性情绪与疾病的紧密关系，那乳腺癌真的是被气出来的吗？据报道，乳腺增生和乳腺癌患者通常具有紧张、不安及易怒等个性特征，乳腺癌患者多数具有未得解脱的忧愁，情志抑郁是乳腺癌发病的始动因素。

关于乳腺癌与中医体质的关系，已有不少学者进行了研究。研究发现，乳腺癌同其他恶性肿瘤一样，总体以偏颇体质为主，平和质占比较少，除此之外，乳腺癌有其独特的体质分布规律，总体以气郁质、阳虚质、阴虚质占比较多。此外，乳腺癌发病与全身各系统的功能与结构渐进性衰退，尤其是卵巢功能减退，雌激素分泌减少，造成内分泌失调，以及下丘脑－垂体－卵巢轴反馈系统失调和自主神经功能紊乱密切相关。历代医家皆认为肝气郁滞与乳腺癌的发生密切相关，一项研究发现，乳腺癌患者中医证候分布中肝气郁结型占比最高，提示乳腺癌基本病机是肝、脾、肾功能失调，重要病理因素是气滞、血瘀、痰浊。

因此，在生活中，保持愉快的心情和良好的生活习惯，确实是预防乳腺癌的好方法。女性朋友要注意调整自己的情绪，掌握好生活和工作的动态平衡，对于一些不良的情绪，及时适当地发泄，比如通过与好朋友倾诉、运动、旅游等，畅达气机，避免情绪抑郁。

第六章 食 管 癌

一、食管癌的流行病学特点

食管癌是指从下咽食管起始部到食管胃结合部之间食管上皮来源的癌。包括食管鳞癌与食管腺癌及其他少见类型的食管恶性肿瘤。食管癌是世界范围内常见的恶性肿瘤之一，据统计，2020 年全球新发食管癌 60.4 万人，死亡人数达 54.4 万人。我国是食管癌高发地区，据统计，全世界的食管癌患者中，约有半数都在我国。我国食管癌流行病学典型特征为男性发病率高于女性，农村人口发病率高于城市人口。根据 2015 年我国恶性肿瘤流行情况估计，我国食管癌粗发病率为 17.8/10 万，城市粗发病率为 12.6/10 万，农村粗发病率为 24.6/10 万；食管癌粗死亡率为 13.7/10 万，城市粗死亡率为 10.0/10 万，农村粗死亡率为 18.4/10 万，发病率及死亡率分别位列恶性肿瘤的第 6 位和第 4 位。我国食管癌的发生有地区差异，中部地区的食管癌发病率和死亡率高于东部和西部地区，食管癌高发省份为河北、河南、山西、福建等，以河南林州（原林县）、河北磁县、河北涉县、四川盐亭尤甚。高发区特有的地理环境因素（如土壤中微量元素缺乏）以及当地居民不良的生活习惯等，可能是导致食管癌地区差异的原因。

二、食管癌的危险因素

（一）吸烟与饮酒

吸烟以及重度饮酒都是导致食管癌中的鳞癌的重要病因，吸烟、饮酒会从基因水平影响食管癌的进展。相比于不吸烟的人，吸烟的人患上食管癌的概率要高 3～8 倍，相比于不饮酒的人，饮酒的人患上食管癌的概率更是要提高 7～50 倍。饮食因素：良好的饮食习惯，如食用新鲜水果可以降低食管癌风险，而长期食用加工肉类、粗糙硬质食物、热饮热食、食用腌制蔬菜、进食较快等不良饮食习惯可能增加食管癌风险。营养因素：食管癌还与缺乏某些营养素和矿物质摄入不均衡有关，维生素如核黄素以及矿物质如锌、硒、钼等缺乏与食管癌发生的关系已经被许多研究揭示。感染因素：真菌、细菌、病毒感染等也是导致食管癌的重要原因，目前已证实黄曲霉菌、幽门螺杆菌（helicobacter pylori，HP）、人乳头瘤病毒（human papillomavirus，HPV）等微生物感染可能与巴雷特食管或食管癌的发生存在关联。家族遗传因素：食管癌家族史是食管重度增生及以上病变的独立危险因素，在我国食管癌高发区，如河南林州、江苏泰安、山西等地进行的研究均发现，食管癌存在家族聚集现象。其他较明确的食管癌危险因素有社会经济因素、咀嚼槟榔、贲门失迟缓症、Fanconi 贫血、口腔卫生不良、萎缩性胃炎等。

（二）食管癌前病变

食管癌前病变是指与食管癌发生相关，而且有一定癌变率的良性疾病。食管癌前病变主要有慢性食管炎、食管上皮增生、食管黏膜损伤、贲门失迟缓症、Barrett食管、Plummer-Vinson 综合征、食管憩室、食管息肉、食管溃疡、食管白斑、食管瘢痕狭窄、食管裂孔疝等。

科普知识

Ⅰ. Barrett 食管。

Barrett 食管是指食管下段复层鳞状上皮被化生的单层柱状上皮所替代的一种病理现象，可伴肠化或无肠化，文献报道有 8%～15% 的 Barrett 食管发生食管腺癌。胃镜下食管鳞状上皮被化生的柱状上皮替代后呈现橘红色。临床上主要表现为胃灼热、反酸、胸部疼痛、吞咽困难等，也有部分患者并无症状。Barrett 食管是食管癌的癌前病变之一，与胃食管反流病的发生密切相关，有恶变为腺癌的倾向，因此应及早发现，合理治疗，跟踪复查。Barrett 食管的治疗目的是控制胃食管反流，改善症状，修复食管损伤，治疗食管炎，减少复发和防治并发症。

Ⅱ. 食管癌真的是"烫"出来的吗？

研究发现饮食过"烫"与食管癌的发生相关，这里的烫不仅仅指食物的温度，也包括口味嗜辣、嗜烈性酒等。食管癌的发病有显著的地域差异，好发地域有广东、四川、河南、内蒙古等。这些地域的美食和习惯，都可以用一个"烫"字来总结，不管是物理上温度的"烫"，还是化学上高浓度酒精的"烫"，都会对正常的食管黏膜有刺激作用，反复"烫"伤之下，就会出现黏膜溃疡、炎症、肠上皮化生、不典型增生，最终癌变。研究显示，长期饮用超过65℃以上的热饮的人，食管癌发病率更高。

三、食管癌的临床表现

食管癌的典型临床表现为进行性吞咽困难，进食后哽噎感、异物感、烧灼感、停滞感或饱胀感等，伴或不伴有胸骨后疼痛、反酸、胃灼热、嗳气，起初为进普通饮食困难，随后逐渐恶化为仅可进半流质饮食或流质饮食，可伴或不伴有进食后随即出现食糜或黏液反流、咳黄脓痰、发热、胸闷、喘憋、呕吐、呕血、黑便、胸背部疼痛等。随着肿瘤的生长，可侵犯压迫喉返神经，导致患者出现声音嘶哑、咳嗽等症状。如果肿瘤侵犯了气管或支气管，则有可能形成食管气管瘘或食管支气管瘘，导致患者吞咽的水或食物误入气管或支气管引发剧烈呛咳，甚至造成支气管和肺部感染。由于进食困难导致营养摄入不足，累积数月后患者可能出现消瘦、乏力、倦怠、体力减弱等。

科普知识

吞咽困难一定是食管癌吗？

引起吞咽困难的疾病较多，如贲门失迟缓症、食管裂孔疝、胃食管反流病等。贲门失迟缓症、食管裂孔疝、胃食管反流等引起的吞咽困难多为间歇性发作，伴有反酸、胸骨后烧灼样疼痛，夜间睡眠时可出现因反酸导致呛咳、误吸等。食管癌患者的吞咽困难多呈持续性、进行性加重，前期表现为进食固体食物时吞咽梗阻感，被迫进食流食，后逐渐进展为进食流食时亦吞咽困难，不能进食或进食后呕吐，呕吐物常含黏液及血液。但需要注意的是，上述食管良性疾病如反复发作，食管黏膜长期受到刺激可进展为食管癌，因此需要及时检查及治疗。

四、食管癌的诊断及筛查

目前尚缺乏食管癌特异性血液肿瘤标志物，临床以影像学检查结合病理检查为主。

食管癌的影像学检查包含 CT、消化道造影、MRI、超声及内镜检查等。① CT 扫描：推荐胸段食管癌 CT 扫描，常规包含颈、胸、腹部区域；食管胃交界部癌 CT 扫描，根据病情可纳入盆腔区域；如无禁忌证，推荐行 CT 增强检查，用于判断食管癌位置、肿瘤浸润深度、肿瘤与周围结构及器官的相对关系、区域淋巴结转移以及周围血管侵犯。②上消化道造影：对于食管癌的位置和长度判断较直观，但是不能评估原发灶侵犯深度或区域淋巴结转移情况。③ MRI：对于 CT 无法判别食管癌原发灶与周围气管及支气管膜部、主动脉外膜邻界关系时，或怀疑肝脏、颅脑、骨骼等器官组织转移，可选择 MRI 检查。④ PET–CT：可用于辅助诊断、治疗前/后分期、疗效评估，辅助重要临床决策。扫描范围推荐全身扫描。⑤超声：指常规体表超声检查，主要应用于食管癌患者双侧颈区、锁骨上区淋巴结评估（N 分期）及肝脏转移灶评估（M 分期）诊断。此外还可在超声引导下穿刺活检获得病理学诊断证据。⑥内镜学检查：食管普通光镜是食管癌临床诊断的必要检查项目之一，兼顾食管癌原发病灶大体分型与活检病理学确诊；食管色素内镜通过喷洒色素对比正常黏膜显示上皮不典型增生或多原发早癌区域，可提高 T 分期准确性；此外还有放大内镜有助于更好地区分病变与正常黏膜、鉴别良恶性及评估病变浸润深度；食管超声内镜（endoscopic ultrasonography，EUS）有助于显示食管癌原发病灶侵及层次，对于 T 分期诊断比较重要，还可评估食管及腹腔干周围淋巴结，EUS 引导下细针穿刺活检（endoscopic ultrasonography guided fine-needle aspiration，EUS–FNA）获得病理学确认 N 分期。

病理学诊断需要食管内镜下活检确诊。存在内镜检查禁忌或者多次尝试活检均未能明确病理学诊断者可综合上消化道造影、（颈）胸（腹）部增强 CT、全身 PET/CT 或 EUS 或超声支气管镜（endobronchial ultrasound，EBUS）引导下穿刺活检辅助诊断。影像学检查可疑转移性淋巴结或远隔脏器应根据医疗条件及操作风险因素经综合评估后，由主诊医师酌情选择合理的活检方式。

（一）食管癌高危人群

食管癌筛查的高危人群判定标准为年龄 ≥ 40 岁，并符合下列标准任意 1 条者：

①出生或长期居住于食管癌高发地区；②患有上消化道癌前疾病或癌前病变,如低级别上皮内瘤变、Barrett食管；③一级亲属有食管癌病史；④患有头颈部和（或）呼吸道鳞状细胞癌；⑤具有食管癌高危因素（如重度吸烟、重度饮酒、进食过快、喜食高温及腌制食物、口腔卫生状况不良等不良生活习惯，室内空气污染）。

（二）食管癌筛查的方案

食管癌筛查的初级方案是以影像学、细胞学初筛与内镜活检确诊相结合的方案，影像学检查包括X线食管钡剂或钡气双重对比造影。细胞学初筛主要为食管拉网脱落细胞学检查，可以检查出早期食管癌，此法简单、有效、实用，但是漏诊率较高，目前应用较少，主要用于高发地区的普查。

内镜筛查方案是食管癌筛查的最佳方案,通常以普通白光内镜检查为基础,广泛使用的常规检查和活检方法是筛查和诊断早期癌的最基本技术。但是，内镜筛查有一定的局限性，且与操作者的技术水平有关，偶尔会出现癌前病变及食管早期癌的漏诊。有条件者可予以电子染色内镜、放大内镜、共聚焦内镜等检查，以进一步提高早期食管癌及癌前病变的检出率。内镜筛查中如果发现任何食管黏膜可疑病灶，应在相应区域分别咬取组织进行活检，同时强调活检的精准性。所有病变诊断和转归的判定均以组织病理学检查为依据，对发现的高级别上皮内瘤变及早期癌患者进行相应治疗。对于食管癌高发地区,推荐筛查的目标人群每5年1次内镜普查，其他地区人群推荐先进行食管癌风险分层初筛。对Barrett食管、低级别上皮内瘤变患者，应至少每3年复查1次；Barrett食管伴低级别上皮内瘤变者时可缩短随访间隔，每1～2年复查1次。

五、食管癌的治疗

临床食管癌的主要治疗方法有内镜治疗、外科手术治疗、放射治疗及药物治疗，药物治疗包括针对局部晚期患者的新辅助治疗和辅助治疗，以及针对晚期患者的化疗、分子靶向治疗和免疫治疗。

癌前病变及 $cT_1N_0M_0$ 期食管癌可采取内镜下治疗，包括食管黏膜重度异型增生、侵犯层次局限于食管黏膜上皮层或黏膜固有层的食管癌（M_1、M_2）；累及黏膜肌层（M_3）或黏膜下浅层（SM_1）但是不伴脉管瘤栓或神经侵犯，不伴食管周围区域淋巴结肿大者。所有 SM_2 期及浸润更深的患者，所有术前检查高度怀疑有淋巴结转移的患者，所有不适于内镜下切除的浅表食管癌患者，如经术前评估认为可根治性切除且可耐受手术切除，均推荐行手术切除。即使肿瘤为 HGIN、T_1a 或 SM_1 期，但患者希望行食管癌根治术者，内镜下切除术后需追加治疗者，以及出现顽固性狭窄和复发、患者拒绝再次行镜下治疗者，均可手术切除。对于 $cTis \sim 2 N_1 \sim 3 M_0$ 期或 $cT_3 \sim 4 aNanyM_0$ 期食管癌拟行手术者，推荐新辅助放化疗以提高根治性切除率、病理学完全缓解率、局部肿瘤控制率，进而改善术后长期生存；非计划手术或拒绝手术治疗者，推荐行根治性同步放化疗；术后经病理学评估为非根治性切除（R1 或 R2），或者虽为 R0 切除，但为（y）$pT_4 NanyM_0$ 期者，可根据患者恢复情况考虑行术后辅助同步放化疗。浅表型食管癌经内镜下食管黏膜切除术，病理学评估为 T_1b 期或 T_1a 期合并脉管癌栓、神经受累及低分化或未分化癌或非 R0 切除者，首选食管切除术，经外科评估不适合手术或拒绝手术者，可考虑行辅助放疗或同步放化疗；经外科评估不可切除的 $cT_4 bNanyM_0$ 期食管癌患者，或拒绝手术治疗者，推荐行根治性同步放化疗。术后局部复发、晚期食管癌合并食管梗阻、广泛性淋巴结转移、合并远隔脏器转移（肺、骨、脑等）经全身系统性药物治疗后评估疾病稳定或肿瘤退缩者，可考虑姑息性放射治疗。

（一）内镜下治疗

内镜治疗可分为内镜黏膜下剥离术（endoscopic submucosal dissection，ESD）、内镜下黏膜切除术（endoscopic mucosal resection，EMR）、内镜下射频消融术（endoscopic radiofrequency ablation，ERFA）。食管 M_1、M_2 期病变的淋巴结转移率仅为 0 ~ 5%，术前评估无可疑淋巴结转移为内镜治疗的绝对适应证；M_3、SM_1 期食管癌如术前评估无可疑淋巴结转移为内镜治疗的相对适应证；SM_2、SM_3 期食管癌不推荐行内镜治疗。

（二）中医药治疗

食管癌在放疗、化疗时容易产生耐受，且常伴有消化系统、肝肾功能、神经系统等一系列毒副作用。中医药联合化疗、放疗等具有增效减毒、改善临床症状、减少消化道反应、骨髓抑制等不良反应的发生，提高患者生活质量，延长生存期。如益脾扶正方联合紫杉醇和奈达铂治疗中晚期食管癌，可缓解临床症状，增强患者免疫功能，提高 KPS 评分，提高生存质量，降低化疗产生的副作用。食管癌放疗可以直接杀伤肿瘤细胞，但容易出现放射性食管炎的副作用。中医药具有多效作用、多靶点的特点，它可以通过细胞免疫调节食管癌的炎症微环境，改善乏氧细胞的存在，增强人体的免疫功能，从而诱导肿瘤细胞的凋亡及抑制肿瘤细胞的侵袭和转移。中医药在提高患者对放疗的敏感性、减轻不良反应及放射性损伤、提高生存质量、延长生存期等方面具有独特优势。

1. 中医药联合化疗

中医药可以提高食管癌化疗的近期疗效，延长生存期，减少消化道反应、骨髓抑制，增加患者化疗依从性。中药外用浸泡的方式使药物有效成分可以通过皮肤直达病所，起效直接、快速，且临床应用便捷。紫杉醇类药物引起的周围神经毒性属于寒凝血瘀，气血不达四末，中医采用具有温经通络、活血化瘀功效的中药进行泡洗可改善患者的肢体不适症状。铂类方案主要容易出现恶心呕吐、食欲不振等消化道反应，中药丁香柿蒂汤可协助改善上述症状。此外中医药能够增进患者食欲，改善营养状态，推荐健脾丸、香砂平胃颗粒。化疗后骨髓抑制的产生主要是造血干细胞衰老，中药可使用当归补血汤、地榆生白片、升白口服液等。

2. 中医药联合放疗

食管癌放疗的常见不良反应是骨髓抑制、放射性食管炎、放射性肺炎等，其作用机制是放射线损伤了增殖迅速的黏膜上皮细胞、肺泡Ⅱ型细胞及骨髓造血干细胞，导致器官黏膜充血水肿、细胞损伤脱落、细胞表明表面活性物质失活及骨髓造血功能抑制等。中医认为放射线作为一种热毒之邪，易耗气伤阴、灼伤津液。推荐以清热解毒、凉补气血、生精润燥及健脾和胃为主。

3. 中医药治疗晚期食管癌

对于不能手术、不耐受放、化疗的晚期食管癌患者，或手术、放疗、化疗后复发的晚期食管癌患者，中医药治疗成为其主要选择。晚期食管癌临床特征为"噎—吐—痛—梗—衰"，临床可按照痰气交阻证、气虚阳微证进行分型辨证。

六、食管癌的预后和预防

（一）食管癌的预后

早期食管癌通过内镜下微创治疗，大部分患者的 5 年生存率可超过 95%。但由于食管癌的早期症状隐匿，或有的人没有留意到自身的症状，很容易被忽视。大部分患者因为反复出现的吞咽困难、胸痛等症状就诊时，已经处于食管癌的进展期或是晚期，从而丧失了最佳的治疗时机。进展期和晚期食管癌患者的生存质量低、预后差，总体 5 年生存率低于 20%。总体上食管癌术后 5 年的生存率一般为 30% 左右。

（二）食管癌的预防

食管癌的一级预防主要是从生活方式上进行预防。不吸烟、喝酒，或戒烟、戒酒；养成良好的饮食习惯，吃饭时要细嚼慢咽，不吃热烫和高盐食物；合理饮食，多吃富含膳食纤维的新鲜蔬菜和水果，适当摄入肉类，保证饮食营养均衡；减少腌制食品和发酵类食品的摄入；适当补充硒（蛋类、肉类和海产品等）、维生素 C（橙子、猕猴桃、辣椒等）、β- 胡萝卜素（胡萝卜、西兰花等）、维生素 E（芝麻、花生、大豆等）、核黄素（动物肝脏、奶类等），可以降低食管癌的发病风险；注意饮食卫生，避免食用霉变、过期食物；增强运动，保持健康体重。

食管癌的二级预防主要是针对食管癌癌前病变的干预治疗，发现食管癌前病变及时治疗，定期复查，高危人群做好筛查。

科 普 知 识

心情不好会影响肿瘤患者预后吗？

对于食管癌患者来说，焦虑和抑郁情绪是一种十分常见的共患病，也是食管癌的独立危险因素。一方面，由于疾病的影响导致食管癌患者出现焦虑、抑郁等情绪；另一方面，这种焦虑、抑郁等负性情绪反过来会影响患者的生活质量和食管癌的预后及转归。对于出现焦虑、抑郁情绪的食管癌患者，可以采用药物治疗与非药物干预相结合的综合治疗方法，例如药物治疗联合心理干预治疗比单一药物治疗或心理治疗效果更好。

第七章 肺 癌

一、肺癌的流行病学特点

肺癌是我国常见的恶性肿瘤之一,根据病理特点,肺癌大致可以分为非小细胞肺癌(non small cell lung cancer, NSCLC)和小细胞肺癌(small cell lung cancer, SCLC)两大类,其中 NSCLC 占 80%～85%,包括腺癌、鳞癌等组织学亚型,其余为小细胞肺癌。

在我国 21 世纪开展的第 3 次死因回顾调查显示,肺癌已居我国癌症死亡原因首位。男性肺癌发病率高于女性,城市肺癌发病率高于农村。中国肿瘤登记中心数据显示,2015 年我国新发肺癌病例 78.7 万例,其中男性 52.0 万例,女性 26.7 万例,占全部恶性肿瘤发病的 20.0%。城市地区的肺癌发病率为 59.7/10 万,农村地区为 54.2/10 万。2015 年中国肺癌死亡病例 63.0 万例,其中男性 43.3 万例,女性 19.7 万例,占全部恶性肿瘤死亡的 27.0%。全国肺癌死亡率为 45.9/10 万,其中男性死亡率(61.5/10 万)高于女性(29.4/10 万)。我国肺癌死亡率在 44 岁以前的人群中处于较低水平,45 岁以后快速上升,80～84 岁达到峰值(416.0/10 万),其后有所下降。

二、肺癌的危险因素

肺癌的病因尚未明确,大量资料表明,吸烟和被动吸烟是公认的肺癌的主要危险因素,1985 年,世界卫生组织国际癌症研究机构就确定吸烟为肺癌病因。慢性阻塞性肺疾病也被认为与肺癌的发生显著相关。职业暴露于石棉、氡、铍、铬、镉、镍、硅、煤烟和煤烟尘等环境可增加肺癌的发病危险。其次肺癌具有一定的家族遗传倾向,有肺癌家族史者发生肺癌的风险较无家族史者高。此外也有观点认为,营养膳食、体育锻炼、免疫状态、肺部慢性炎症及病毒感染的可能与肺癌的发生相关，尚有待进一步研究。

三、中医对肺癌的认识

肺癌属于中医"肺积、息奔"范畴。中医认为，肺癌总体病性属于因虚致实、虚实夹杂。肺癌发病以正气亏虚为先，阴阳失调，六淫之邪乘虚而入，邪滞于肺，致肺气失和，宣降失司，气机不利，血行受阻，津液失布，凝聚为痰，痰凝气滞，血瘀阻于脉络，日久形成肺积。"虚""痰""瘀""毒"为肺癌的四大致病要素，贯穿肺癌的整个发病过程。本虚以气虚、阴虚、气血两虚为多见，标实则以痰凝、气滞、血瘀、毒结为多见。肺癌病位在肺，与肺、脾、肾三脏功能失调密切相关，肺脾气虚是肺癌发病的内在根本原因。在发病早期，以肺郁痰瘀多见，治疗以宣肺理气、化痰祛瘀为主；至疾病中期，脾气受损，运化失常，痰湿内蕴，辨证以肺脾气虚或脾虚痰湿为主，治疗以益气健脾、培土生金为要；随着疾病的发展，气阴耗伤，虚损及肾，以致气阴两虚、肾阳不足，治疗上注重益气养阴、温阳补肾。在邪实方面，"痰""瘀""毒"搏结是肺癌的重要病理特点，因肺、脾、肾三脏功能失调，津液失于输布、温化，以致聚湿生痰，痰瘀毒结。故中医治疗在扶正的同时，亦需兼顾祛邪，治疗当灵活运用化痰利湿、活血祛瘀、解毒散结等治法。

科普知识

Ⅰ.肺癌与体质有关系吗？

肺癌的发生多与一些不良的生活习惯、环境因素及遗传等有关，体质与肺癌之间的关系尚无确切证据。首先，由于个人体质的不同，患肺癌后临床表现会有所差异，如气虚质会表现为气短、乏力、咳嗽声低、易疲劳、面黄等；阳虚质表现为胃寒怕冷、腹泻、面色白、痰多质稀、水饮等；痰湿质表现为咳嗽痰多，痰黏稠、形体肥胖、腹胀满、胸闷、多汗、口黏苔腻等；而痰热体质者则易出现口苦口干、身重困倦、大便黏滞不畅或燥结、咳嗽痰黄黏稠、咯血等症状。其次，体质还会影响肺癌的治疗和预后，体质强盛者对各种治疗的耐受能力较好，机体可有效抵御邪毒的入侵，恢复快，预后较好。体质羸弱者，对治疗耐受差，不能有效抵御外邪侵袭，容易出现各种并发症及副作用，机体恢复慢，预后欠佳。

Ⅱ.肺癌会遗传或传染吗？

肺癌是由于外界环境刺激或患者自身基因发生突变，从而导致的一种恶性肿瘤，本身不具有传染性。临床上会发现一些患者存在家族史，患者的上一代或下一代，均存在恶性肿瘤的家族的群居情况，还有部分患者的兄弟姐妹、父母亲都出现肺部恶性肿瘤的情况，所以肺癌有可能存在遗传的概率，但这只是一种潜在的可能性，并不是必然性。此外，部分家族聚集性发病可能与他们所处的相似的生活环境有关，比如长期吸烟/被动吸烟、接触致癌物等不良生活和工作环境等。

Ⅲ.戒烟会得肺癌吗？

人们之所以认为"戒烟会得肺癌"是因为有些人在吸烟时没有患肺癌，而在戒烟后被诊断为肺癌，从而造成一种误解。无论是吸烟、职业暴露还是遗传等引起的肺癌都是一个逐渐进展的过程，戒烟后得肺癌是因为吸烟对肺的影响在戒烟后才表现出来。中外研究都显示戒烟可降低肺癌发生率，据研究表明，戒烟1～2年的患者，肺癌发病率无明显降低，戒烟2～5年的患者肺癌发病率可降低10%，戒烟10年以上的患者肺癌发病率与未吸烟患者基本相似，戒烟效果将在患者戒烟2～5年后体现。此外由于肺癌由多种因素引起，因此戒烟不能完全避免肺癌发生，但是戒烟可明显降低肺癌发生率及死亡率，对患者大有益处。

Ⅳ.已经得了肺癌，戒烟还有用吗？

吸烟是目前为止肺癌最确切和主要的危险因素。吸烟时间越长、数量越多，危险性越大。在肺癌发病之前停止吸烟，肺组织能够慢慢恢复至基本正常。肺癌发生后停止吸烟也有助于改善病情，如吸烟时烟雾的直接刺激和烟雾中的化学物质可刺激呼吸道黏液分泌增加，引起咳嗽、咳痰；吸烟者气道非特异性抗感染能力下降，呼吸道感染发生率高。因此，戒烟可减轻患者咳嗽、咳痰等症状，降低呼吸道感染发生概率，还可能避免肺癌的复发。

四、肺癌的临床表现

肺癌的临床表现具有多样性，且缺乏特异性，因此常导致肺癌诊断的延误。周围型肺癌可不表现出任何症状，常是在健康查体或因其他疾病行胸部影像学检查时发现的。肺癌较常见的临床表现是咳嗽、痰中带血或咯血，约50%以上的肺癌患者在就诊时有咳嗽症状，肿瘤侵犯肺内血管可引起咯血，当原发肿瘤逐渐增大引起肺泡面积减少、中央型肺癌阻塞或转移淋巴结压迫大气道、肺不张与阻塞性肺炎、肺内淋巴管播散、胸腔积液与心包积液、肺炎等可出现呼吸困难。肿瘤组织坏死或继发性肺炎可引起发热。如果肿瘤位于大气道，特别是位于主支气管时，常可引起局限性喘鸣症状。这些都是由于原发肿瘤在肺内生长引起的症状。

当病情进展，原发肿瘤可侵犯邻近结构，如胸壁、膈肌、心包、膈神经、喉返神经、上腔静脉、食管，或转移性肿大淋巴结机械压迫上述结构，可以出现特异性的症状和体征，包括胸腔积液、声音嘶哑、膈神经麻痹、吞咽困难、上腔静脉阻塞综合征、心包积液、Pancoast综合征等。肿瘤发生远处转移还可引起转移器官的相应症状：中枢神经系统转移可表现为头痛、恶心、呕吐等症状。骨转移可出现剧烈的疼痛症状等。此外，小细胞肺癌还可以出现异位内分泌、骨关节代谢异常的相关症状。

（一）咯血与肺癌

肺癌患者有25%～40%会出现咯血症状，通常表现为痰中带血丝，大咯血少见。咯血是最具有提示性的肺癌症状。由于肿瘤组织血供丰富，质地脆，剧咳时血管破裂可引起出血，亦可能由肿瘤局部坏死或血管炎引起。肺癌咳血的特征为间断性或持续性、反复少量的痰中带血丝，或少量咯血，偶因较大血管破裂、大的空洞形成或肿瘤破溃入支气管与肺血管而导致难以控制的大咯血。

但咯血不一定是肺癌引起的。引起咯血的原因也非常多，比较常见的有肺结核、支气管扩张、支气管炎、肺栓塞等。其他像肺真菌病、寄生虫病、含铁血黄素沉着、左心衰、血小板减少性紫癜、流行性出血热等也可引起咯血。因此，如有咯血发生，首先要明确咯血的原因，进一步针对性治疗，尤其是大量咯血，可引起呼吸道堵塞，甚至危及生命。

（二）咳嗽与肺癌

咳嗽是肺癌患者就诊时最常见的症状，约50%以上的肺癌患者在就诊时有咳嗽症状。但肺癌咳嗽缺乏特异性，由于癌组织对支气管黏膜的刺激，咳嗽常为刺激性呛咳和剧咳、痰少，合并感染时可见咳嗽、咳痰。如果咳嗽持续 2～3 周以上，或在原有慢性肺部疾病基础上出现反复咳嗽，经常规治疗不能缓解，特别是伴有血色或锈色痰液，胸痛以及声音嘶哑时，需要警惕肺癌的可能，及时前往医院进行详细检查。

（三）胸痛与肺癌

肺癌的患者有时候可以出现疼痛，比如说可以表现为胸部不规则隐痛，或者是钝痛，主要是肺癌侵犯了壁层胸膜或者是胸壁所导致。肺癌出现骨转移，可能会出现转移部位的持续性剧痛，体检可见局部压痛，也可以出现叩痛的感觉。如果是肺癌的患者，出现了纵隔部位肿瘤外侵的时候，还有可能会出现肩部或者是胸背部持续性的疼痛。所以肺癌的患者经常会出现疼痛的症状，尤其是晚期肿瘤侵犯肺外组织。

（四）肺结节与肺癌

肺内磨玻璃密度影（ground-glass opacity，GGO）是指高分辨率 CT（high-resolution CT，HRCT）图像上表现为密度轻度增加，但其内的支气管血管束仍可显示，即病灶密度不足以掩盖肺内走行的血管和支气管影，见于各种炎症、水肿、纤维化及肿瘤等病变。磨玻璃结节可定义为病变密度为磨玻璃样改变，< 3 cm 的类圆形的肺部结节影。导致肺磨玻璃影（结节）的病因有很多，可以是病理学上较为良性的不典型腺瘤样增生；可以是原位腺癌；可以是恶性的浸润性腺癌；也可以是良性的局限性炎症、局限性出血或局限性肺纤维化等。那么什么样的磨玻璃结节需要引起重视呢？①磨玻璃结节随时间推移逐渐长大；②逐渐出现实性成分或实性成分逐渐增加；③直径＞ 10 mm；④呈分叶状或有毛刺。

肺结节的发生率越来越普遍，一方面与生活环境的改变有关，另一方面是由于检测技术的提高。肺结节可分为良性结节和恶性结节，良性结节可能是肺炎、肺结核等疾病痊愈后留下的瘢痕，也可能是炎性增殖灶、炎性假瘤、良性肿瘤等。恶性结节包括肺癌、淋巴瘤和转移癌等。在肺结节中，约 95% 以上是良性结节。根据结节性质的不同，进展为肺癌的概率和时间也不同，因此，发现肺部结节一定要定期复查。特别是一些"高危结节"，如有肺癌高危因素者，结节直径＞0.8 cm 的混合磨玻璃结节，结节出现分叶、毛刺、胸膜牵拉、血管穿行、偏心厚壁空洞等征象，抗感染治疗后未变化或逐渐增大的纯磨玻璃结节等。

发现磨玻璃结节后怎么办呢？对于独立的纯磨玻璃结节，建议直径≤ 5 mm 的 6 个月后复查胸部 CT；直径＞ 5 mm 的 3 个月后复查胸部 CT；直径＞ 10 mm 或逐渐增大或实性成分逐步增加的，建议医院专科就诊，需密切观察，必要时活检和（或）切除治疗。对于独立的混杂性结节，实性成分越多的病灶恶性可能性越大。对于混杂性结节直径＞ 15 mm 的，或混杂性结节逐渐增大或实性成分逐渐增多的，建议医院专科就诊，必要时活检和（或）切除治疗。对于多发性纯磨玻璃结节，由于情况较为复杂，建议由专业医生制定诊疗方案。如果结节增多、增大、密度增加，可缩短复诊间隔或通过评估病灶部位、大小和肺功能情况，选择性局部切除变化明显的病灶；如果结节减少、变淡或吸收，则延长复诊间隔。

（五）肺结核与肺癌

肺结核与肺癌之间没有直接的因果关系，但是因为肺部感染性疾病属于肺癌的危险因素，因此肺结核患者也存在发生肺癌的风险。肺癌如果与活动性肺结核并存，会增加肺癌的诊断难度，当两者同时存在时，往往由于结核病灶的存在或痰中找到结核杆菌而忽视肺癌的诊断，延误诊治。因此，对于肺结核患者，如果存在发生肺癌的高危因素如吸烟、家族史等，且经抗结核治疗肺部病灶迁延不愈甚至进展，应高度警惕有肺癌的可能性。

五、肺癌的组织学类型

肺癌主要组织类型为腺癌和鳞癌，约占全部原发性肺癌 80%。其次为小细胞癌，约占 15%。其他少见类型包括腺鳞癌，大细胞癌、涎腺来源的癌（腺样囊性癌、黏液表皮样癌等）等。

肺鳞癌的发病率近年来呈下降趋势，占肺癌的 30% ～ 40%，其中 2/3 表现为中央型，1/3 为周边型，可伴空洞形成，位于中心时可呈息肉状突向支气管腔。此种类型的癌起源于吸烟刺激后的支气管上皮鳞状化生，根据癌巢角化细胞分化程度，将其分为高、中、低分化。鳞癌多见淋巴道和血行转移，也可直接侵犯纵隔淋巴结及支气管旁和纵隔软组织。

腺癌占肺癌的 40% ～ 55%，在许多国家已经超过鳞癌成为最常见的肺癌类型。腺癌在临床上以周边型多见，空洞形成罕见。依据病理可分为：①非典型性腺瘤样增生（ atypical adenomatous hyperplasia，AAH），AAH 至少为一种肺腺癌的癌前病变，常在 0.5 cm 以内，CT 扫描常以磨玻璃样改变为特点。②原位腺癌，定义为 ≤ 3 cm 的单发腺癌，癌细胞局限于正常肺泡结构内（附壁型生长），由 II 型肺泡上皮和（或）克拉拉细胞组成。AIS 细胞核异型性不明显，常见肺泡间隔增宽伴纤维化。AIS 手术切除无病生存率为 100%。③微浸润性腺癌(micro-invasive adenocarcinoma，MIA)，定义为 ≤ 3 cm 的单发腺癌，界限清楚，以附壁型生长为主，浸润癌形态应为附壁型以外的其他形态，浸润间质最大径 ≤ 5 mm，排除脉管侵犯、胸膜侵犯及肿瘤细胞气道内播散等危险因素。MIA 如果完整切除，总体 5 年生存率为 100%。④浸润性腺癌。腺癌可单发、多发或表现为弥漫性。浸润性腺癌形态主要包括附壁型、腺泡型、乳头状、微乳头状和实体型。其中微乳头型和实体型属于低分化亚型，应标注含量百分比。

　　肺神经内分泌肿瘤分为类癌 / 神经内分泌肿瘤（典型类癌、不典型类癌）和小细胞肺癌以及部分大细胞神经内分泌癌。小细胞肺癌占所有肺癌的 15%，属分化差的神经内分泌癌，常见坏死并且核分裂指数较高；复合性小细胞癌指的是小细胞癌合并其他非小细胞肺癌类型，见于不到 10% 的小细胞癌病例。根据临床行为和病理特征，类癌 / 神经内分泌肿瘤分为典型类癌和不典型类癌，前者为低度恶性而后者恶性度稍高，不典型类癌常发生于外周，转移率增加，预后相对较差。大细胞神经内分泌癌是免疫组织化学及形态具有神经内分泌分化特征的大细胞癌。通常为外周结节伴有坏死，预后与小细胞癌相似，复合性大细胞癌是指合并其他分化好的非小细胞癌成分，大部分复合成分为腺癌。

六、肺癌的诊断

　　肺癌的诊断是一个从高危因素、症状、体征、实验室检查、影像学检查到病理检查的综合诊断过程，首先需要明确肺癌的诊断，其次要确定肿瘤的分型和分期。①症状和体征：肺癌患者的症状主要包括咳嗽、痰中带血或咯血、胸痛、声音嘶哑、贫血、消瘦等。当肿瘤阻塞气管时，咳嗽加剧，还可引起阻塞性肺炎、肺不张等发热症状。②实验室检查：包含肿瘤标志物、血常规、肝肾功能、凝血功能等。③影像学检查：包括肺部 X 线检查、肺部 CT、增强 CT、头颅磁共振检查、全身骨扫描等。④病理检查：检查示鳞状细胞癌、腺癌、小细胞肺癌等可确诊为肺癌。根据病理检查结果，可以判断预后及术后是否进行放化疗，对放化疗的预期效果有积极意义。

（一）辅助检查

肺癌的辅助检查项目有实验室检查、影像学检查、病理检查三个方面。

（1）实验室检查：包括血常规、肝功能、肾功能、凝血功能及其他必要的生化免疫等检测，可以帮助了解患者的一般状况以及是否适于采取相应的治疗措施。特异性的实验检查是指血清肿瘤标志物检测，常用的原发性肺癌标志物有癌胚抗原（carcinoembryonic antigen, CEA），神经元特异性烯醇化酶（neuron-specificenolase, NSE），细胞角蛋白 19 片段（cytokeratin 19 fragment, CYFRA21-1），胃泌素释放肽前体（pro-gastrin-releasing peptide, ProGRP），以及鳞状上皮细胞癌抗原（squamous cell carcinoma antigen, SCCAg）等。以上肿瘤标志物联合使用，可提高其在临床应用中的敏感度和特异度。

（2）影像检查：主要包括 X 线胸片、CT、MRI、超声、核素显像、PET 等方法。主要用于肺癌诊断和鉴别诊断、确定临床分期、评估手术可切除性、疗效监测及预后评估等，影像学检查是无创检出和评价肿瘤的最佳方法。

（3）病理学检查：主要明确是否是恶性肿瘤及肿瘤类型。晚期不能手术的患者，病理诊断应尽可能进行亚型分类，对于形态学不典型的病例需结合免疫组化染色。晚期 NSCLC 患者的活检标本还应兼顾分子病理检测，尤其是腺癌患者。

（二）肺癌筛查是否要做高分辨率 CT

高分辨 CT 较普通 CT 的空间和密度的分辨率更高，具体的数据中首先要求扫描层厚足够得薄，层厚基本上是以 1～1.5 mm 为主，因此能清楚地显示肺的细微结构，其影像可达到与人体正常解剖和病理解剖相似的形态学改变，是对常规 CT 有效的补充。

但是肺癌的筛查首选低剂量螺旋 CT（LDCT）。目前证据表明 LDCT 在肺癌高危人群进行肺癌筛查有益于发现早期肺癌，提高肺癌的生存率，能降低 20% 的肺癌死亡风险。我国国家癌症中心于 2020 年发布的《中国肺癌筛查标准》以及 2021 年最新发布的《中国肺癌筛查与早诊早治指南》中，建议对肺癌高危人群进行肺癌筛查。肺癌高危人群应符合以下条件之一：①吸烟。吸烟包年数 ≥ 30 包年［吸烟包年数 = 每天吸烟的包数（每包 20 支）× 吸烟年数］，包括曾经吸烟 ≥ 30 包年，但戒烟不足 15 年。②被动吸烟：与吸烟者共同生活或同室工作 ≥ 20 年。③患有 COPD。④有职业暴露史（石棉、氡、铍、铬、镉、镍、硅、煤烟和煤烟尘）至少1年。⑤有一级亲属确诊肺癌。

（三）增强 CT

增强 CT 是指在扫描过程中静脉注射造影剂，以观察病灶的血流情况，通过和周围正常组织进行对比来评估病灶性质和范围。增强 CT 主要适用于以下情况：①已行平扫 CT 发现病灶，但无法明确病灶性质。②怀疑肿瘤患者，可进一步行增强 CT 判断肿瘤的良恶性。此外，增强 CT 因为需要静脉注射增强剂，如有肾功能不全、造影剂过敏等情况需谨慎。

（四）病理学检查

确诊肺癌一定需要病理学检查，因为无论是普通 CT 检查还是增强 CT 检查在确诊肺癌上都存在一定的局限性。首先有些良性病变如结核、炎性假瘤等，在影像学上与肺癌难以区分，影像学诊断只能提示可能为肺癌，不能代替病理或细胞学诊断；其次肺癌的治疗也需要依赖病理诊断，肺癌可分为小细胞肺癌和非小细胞肺癌，非小细胞肺癌又包含有腺癌、鳞癌、大细胞癌等类型，不同病理类型的肿瘤在生物学行为、对放化疗的敏感性上都有差异；因此，想要获得精准的治疗，必须要完善病理学检查明确肿瘤性质和病理类型。

（五）获取病理组织的方法

（1）痰脱落细胞学检查：痰脱落细胞学检查简单、无创，易于为患者接受，是肺癌定性诊断简便有效的方法之一，也可以作为肺癌高危人群的筛查手段。痰脱落细胞学检查的阳性率与痰液标本的收集方法、细胞学涂片的制备方法、细胞学家的诊断水平、肿瘤的部位和病理类型有关。

（2）胸腔穿刺术：由于部分周围型肺癌可在胸腔中找到癌细胞，对于伴有胸腔积液的患者，可通过胸腔穿刺术获取胸腔积液，进行细胞学检查，以明确病理类型和进行肺癌分期。

（3）浅表淋巴结及皮下转移淋巴结活组织检查：对于疑似肺癌的患者，如伴有浅表淋巴结肿大，可进行浅表淋巴结活组织检查，以获得病理诊断。

（4）经皮肺穿刺活检：在 CT 或超声引导下进行经皮肺穿刺活检是诊断周围型肺癌的首选方法，创伤小，不良反应有气胸、出血等。

（5）支气管镜检查和超声支气管穿刺活检术：支气管镜检查对于肿瘤的定位诊断和获取组织学诊断具有重要价值。对于中央型肺癌，支气管镜检查可以直接窥及病变,95% 以上可以通过细胞学刷检和组织学活检获得明确病理诊断。通过超声支气管镜还可以对邻近支气管的肺门和纵隔淋巴结进行穿刺活检,用于肺癌的定性诊断和纵隔淋巴结分期诊断。

(6)胸腔镜或开胸肺活检:对于影像学发现的肺部病变,虽经痰细胞学检查、支气管镜检查和各种方法穿刺、活检检查仍未能获取组织学和细胞学明确诊断者,临床上高度怀疑肺癌或经短期观察后不能排除肺癌可能者,胸腔镜甚至开胸肺活检是肺癌定性诊断的方法之一。

七、中医对肺癌的认识

中医无"肺癌"病名,主要依据症状及体征将其归属于"咯血""胸痛""痰饮""肺积""息贲"等范畴,在过去由于医疗条件限制,主要通过望闻问切四诊合参及体格检查明确诊断及鉴别诊断。随着现代检测手段的进步,中医临床也需运用现代检测手段来确诊肺癌,同时使用望闻问切来对肺癌进行辨证分型及指导中药治疗。因此,中医诊断肺癌不仅要明确疾病诊断,肺癌组织学分类、分子病理诊断、分期,还需要包含分型诊断。

临床上肺癌虚实夹杂,可表现出多种证型,有时数型并见。《肺癌中西医结合诊疗专家共识》将肺癌分为以下 5 个基本证型:肺郁痰瘀型、脾虚痰湿型、阴虚痰热型、气阴两虚型、肾阳亏虚型。

(1)肺郁痰瘀型:主要表现为咳嗽不畅,痰中带血,胸胁痛或胸闷气急,唇紫,口干,便秘,舌暗红,有瘀斑或瘀点,苔白或黄,脉弦滑。

(2)脾虚痰湿型:主要表现为咳嗽痰多,胸闷气短,疲乏懒言,纳呆消瘦,腹胀便溏,舌边有齿痕,舌苔白腻,脉濡、缓、滑。

(3)阴虚痰热型:主要表现为咳嗽痰少,干咳无痰,或痰带血丝,咳血,胸闷气急,潮热盗汗,头晕耳鸣,心烦口干,尿赤便结,舌红绛,苔花剥或舌光无苔,脉细数无力。

(4)气阴两虚型:主要表现为干咳少痰,咳声低微,或痰少带血,颜面萎黄、暗淡,神疲乏力,口干短气,纳呆消瘦,舌淡红或胖,苔白干或无苔,脉细如丝。

(5)肾阳亏虚型:主要表现为气短,动则气喘,或见面色晦暗,面目浮肿,冷汗自出,腰膝酸软,咳嗽痰少,畏寒神怯,舌淡而嫩胖,脉沉细。

八、肺癌的治疗

肺癌的治疗应当采取多学科综合治疗与个体化治疗相结合的原则，即根据患者的机体状况、肿瘤的病理组织学类型和分子分型、侵及范围和发展趋向采取多学科综合治疗的模式，有计划、合理地应用手术、放疗、化疗、分子靶向治疗、免疫治疗、中医药治疗等手段，以期达到最大限度地延长患者的生存时间、提高生存率、控制肿瘤进展和改善患者的生活质量。

（一）解剖性肺切除术

解剖性肺切除术是早中期肺癌的主要治疗手段。肺癌手术分为完全性切除、不完全性切除和不确定性切除。应力争完全性切除，以期达到完整地切除肿瘤，减少肿瘤转移和复发，并且进行精准的病理 TNM 分期，力争明确分子病理分型，指导术后综合治疗。

（二）放疗

可用于因身体原因不能手术治疗或拒绝手术的早期 NSCLC 患者的根治性治疗、可手术患者的术前及术后辅助治疗、晚期病灶无法切除患者的局部治疗和晚期不可治愈患者的姑息治疗。

（三）药物治疗

包括化疗、分子靶向治疗以及免疫治疗。化疗分为新辅助化疗、辅助化疗、姑息化疗，应当严格掌握临床适应证，并在肿瘤内科医师的指导下施行。化疗应当充分考虑患者病期、体力状况、不良反应、生活质量及患者意愿，避免治疗过度或治疗不足。应当及时评估化疗疗效，密切监测及防治不良反应，并酌情调整药物和（或）剂量。分子靶向治疗需要明确基因突变状态，依据分子分型指导靶向治疗。近年，以免疫检查点抑制剂（如 PD-1 单抗或 PD-L1 单抗等）为代表的免疫治疗已被证实可改善肺癌患者的生存率。目前多个 PD-1 单抗和 / 或 PD-L1 单抗已获批上市并应用于晚期及局部晚期 NSCLC 和 SCLC 的治疗，更多的临床适应证尚在不断探索中。

（四）中医治疗

中医治疗可贯穿肺癌治疗的始终，主要依据肺癌的分型采取辨证治疗。另外，在肺癌的不同阶段，症状以及治疗方案的不同，可采取多种中医辅助治疗方案。

首先，辨证治疗是肺癌中医治疗的核心，《肺癌中西医结合诊疗专家共识》推荐肺癌临床分为肺郁痰瘀、脾虚痰湿、阴虚痰热、气阴两虚、肾阳亏虚5大基本证型，临床可采取宣肺理气，化瘀除痰；健脾燥湿，理气化痰；滋肾清肺，化痰散结；益气养阴，扶正祛积；温阳补肾，纳气平喘等治疗方法。

其次，针对肺癌患者常见的咳嗽、咳血、胸痛、疲乏、胸腔积液等症状及并发症，治疗上可在辨证的基础上加减用药，以改善症状。如放疗后患者常见干咳，咽干灼痛，痰黄稠量少难咳，偶有身热，舌红，少苔，脉滑数或细数，多为气阴两伤或邪热蕴肺，治以益气养阴或养阴清热，可选用沙参、麦冬、连翘、知母、桔梗、生地等；咯血量大，血色较淡，倦怠乏力，不欲饮食，舌淡苔白，脉细，多为气虚不摄、脾不统血，治以益气摄血，可选用人参、黄芪、茯苓、阿胶、茜草、炮姜炭等。

再次，患者采取的治疗方案不同，可出现不同的并发症及副作用，如放化疗后骨髓抑制、消化道反应、放射性肺炎、癌因性疲乏等，可针对性地采取不同的中医治疗方案。如中草药、膏方、针灸、艾灸、穴位贴敷、中药敷贴等。

此外，中医治疗还有辨病用药，是指在辨证论治的基础上，可以加用2～3味具有抗癌作用的中草药，如白花蛇舌草、浙贝母、壁虎、半枝莲、半边莲、山慈姑、猫爪草、露蜂房、鱼腥草、龙葵草、蛇莓等；或者中成药，如康莱特软胶囊、安康欣胶囊、鸦胆子油软胶囊、复方红豆杉胶囊等。

疗程的长短需根据患者身体状态、临床分期、治疗方式和预后指标的不同而灵活调整；总体建议疗程1年以上，服药期间定期检查血常规、尿常规、肝肾功能。

科普知识

Ⅰ.补"肺气"到底是补什么？

肺气不足又称为肺气虚，常见于肺癌患者，中医讲多因肺失宣肃，日久不复，或因久病气虚，或劳伤过度，耗损肺气所致。主要表现为乏力、气短、咳嗽声低、咳痰清稀、畏风自汗、活动后喘息气促，甚则水肿、痰饮（胸腔积液等）。中医往往采取补肺气的治疗方法，补肺气主要是通过锻炼、饮食、药物等方法，达到增强机体抵抗力、改善肺呼吸通气功能、祛除痰饮等目的。在饮食上，可以吃些具有补肺益气的食物，如山药、大枣、木耳等，多吃些瓜果蔬菜，合理膳食，增加营养。加强体育锻炼，增强机体抵抗力。推荐的锻炼方法有：扩胸运动可以增加肺部的血液循环，使胸廓得到扩张，较好改善肺通气情况；多做有氧运动，比如慢跑、游泳、散步等，提高运动耐力，锻炼心肺功能；练习太极、五禽戏、八段锦，增强脏腑功能。严重者可通过中药来调理治疗，依据病情可使用参苓白术散、玉屏风散等补脾益肺、益气固表的汤剂。

Ⅱ.肺癌放化疗期间可以喝中药吗？

肺癌患者放化疗期间是否需要吃中药，应根据临床具体情况而定，一般要采取辨证论治的方法服汤药进行治疗。放化疗期间服用中药一方面可以控制症状，如咳嗽、咳痰、咯血、胸闷、气短等症状，另一方面可以减轻放化疗带来的毒副作用，比如白细胞下降、精神不振、食欲减退、放射性肺炎等。

Ⅲ.你知道放射性肺炎吗？

放射性肺炎（radiation pneumonitis）系由于肺邻近组织恶性肿瘤（肺癌、乳腺癌、食管癌、淋巴瘤等）在放射治疗过程中，正常肺组织受到放射损伤而引起的炎症反应，是胸部肿瘤放射治疗的一种常见并发症，轻者无症状，随着病程的延长，炎症可自行消散，严重者肺脏可发生广泛纤维化，并发细菌、病毒感染，导致呼吸功能损害，甚至呼吸衰竭。

那么如何预防放射性肺炎呢？首先医务人员在放射治疗过程中要严格掌握放射剂量、控制放射野。患者需要增强体质，增加肺活量，进食一些润肺、补气食物，如有咳嗽咳痰、喘息气促等不适要及时就诊，定期复查肺部 X 线 /CT，一旦发现本病，应尽早开始治疗，阻断病程的进展，以免进展为肺纤维化。

放射性肺炎的治疗可采取中西医结合治疗方法。现代中医将放射治疗定义为"火毒"之邪，火毒之邪直袭肺脏，灼伤肺阴，濡润失常，致肺宣降受阻，气机阻滞于内，气行不畅，津液输布失常。其病机以热毒、阴虚、瘀血为主，在治疗过程中可根据具体情况采取清热解毒、养阴润肺或活血化瘀等治疗方法进行辨证论治。

Ⅳ. 恶心呕吐吃不下？中医来帮忙。

消化道反应是肺癌患者化疗期间的常见毒副反应，临床多见厌食、恶心、厌油腻、呕吐、嗳气、腹胀痛等表现，导致消化道不适的原因有很多，主要有化疗药物的消化道刺激、放射治疗对消化道黏膜的损伤和刺激、术后禁食对消化道功能的影响等。中医认为与脾胃运化功能失常相关，病机主要为脾虚湿阻，升降失和。因此，平素饮食宜清淡易消化，多进食富含维生素及蛋白质的食物，尽量少食辛辣刺激、肥甘厚腻食物，少吃多餐，饭后适量运动。切忌过早进补，以免加重脾胃负担。可适量食用山药、薏米、芡实、小米等食物，以养脾胃。此外，对胃肠道蠕动功能较差，消化不良的患者，还可选择针灸、艾灸、中药外敷等治疗方案。脾胃虚寒者以艾灸为主，取穴膻中、中脘、关元，每次每穴温灸 20 min；胃阴不足、肝气犯胃者宜针灸。对于并发胃瘫、肠梗阻者可采取针灸、中药外敷、中药灌肠等综合治疗。

Ⅴ. 放化疗后骨髓抑制怎么办？

骨髓抑制是化疗最常见副反应之一，根据其头晕、乏力、腰膝酸软、易外感发热、出血等临床表现，此病属中医"虚劳""血虚"范畴，其主要病因病机为脾肾亏虚，髓海失养。化疗药物属有毒之品，伤及脾胃，致脾胃失和，气血生化乏源；伤及肾腑，则致肾精肾阳亏损，精不养髓，髓海失养，故致阴血亏虚。其治疗应健脾补肾，养血生髓。

中药膏方作为中医药最具治疗特色的手段之一，有调、补、防、治四大功效，针对骨髓抑制，主要以健脾补肾、调和气血为主要治则，可有效降低化疗后骨髓抑制的发生率及缓解骨髓抑制的程度，且服用方便，是治疗骨髓抑制的较好选择。

Ⅵ. 什么是癌因性疲乏？

癌因性疲乏是一种扰乱机体正常功能的非同寻常的、持久的、主观的劳累感。它的特点是发展快、程度重、能量消耗大，且持续时间长（一般 ≥ 6 个月），不能通过休息和睡眠得到缓解，可明显降低癌症患者的生活质量，影响癌症患者的治疗和康复。癌因性疲乏患者的主要症状为体倦乏力，食少纳呆，食后腹胀，或神疲懒言、面色萎黄、恶心呕吐、胸闷等。

中医认为，此病可归属于"虚劳"范畴，以脏腑功能衰退，气血阴阳亏损为主要病机，多以虚证为主，虚实夹杂，病位主要在脾、肾，兼气滞、痰湿、血瘀等病理因素。其治疗宜健脾益气，养血生髓。常用的中药方剂有八珍汤、金匮肾气汤等，此外，中成药如参苓白术散、参芪扶正注射液、正元胶囊、复方阿胶浆等中药制剂也可改善虚证癌因性疲乏。除药物外，艾灸、针灸等中医特色治疗方法也可有效缓解癌因性疲乏。

九、肺癌的预后和日常调理

肺癌的预后与发病年龄、性别、基础疾病、分期、分型、治疗方法等多种因素相关，目前认为肺癌的临床病理分期，即 TNM 分期是评估肺癌患者预后的最主要也是最稳定的指标。随着治疗手段的提升，肺癌的生存期显著延长，据统计，我国 NSCLC 患者 I 期 5 年生存率约为 75%，Ⅱ期约 55%，Ⅲ期约 20%，Ⅳ期为 5% 左右；而 SCLC 恶性程度高于 NSCLC，更易发生复发与转移，故 SCLC 患者生存期显著短于 I～Ⅳ期的 5 年生存率（分别为 45%、25%、8%、3%）。

定期随访也是影响肺癌预后的重要因素，能及时发现肿瘤的复发和转移。定期复查以影像检查为主。对于早、中期肺癌经包括外科手术的综合治疗后，一般主张治疗后 2 年内每 3 个月复查 1 次，2～5 年每半年复查 1 次，5 年后每 1 年复查 1 次；如有阳性发现则根据情况确定复查时间。

（一）得了肺癌是否能吃"发物"

发物的定义根据具体情况不同有所差异，肺癌患者在饮食上有哪些需要注意的呢？①尽量避免食用助湿生痰的食物，如肥肉、浓汤等油腻食物，油炸食品，甜食，烟酒等，尤其是痰湿体质患者，痰湿聚于肺部，可增加机体对肺部疾病的易感性。②谨慎食用温燥的食物，这主要与烹饪时添加的调味料相关，如大蒜、花椒、桂皮、干姜、丁香、小茴香、花胡椒等，食物有羊肉、狗肉、芹菜叶、鹿香草等，久食可损伤肺阴，从而出现口干、咽干、咽痛、干咳、消瘦甚至咯血等不适。③要依据体质选择合适的饮食方式，具体要因时因地因人制宜，做到既保证足够的营养，又能防病健身。

（二）多吃海带是否能消"肺癌"

海带入药名为昆布，性味咸，寒。具有软坚散结，消痰，利水的作用。中医认为其可治疗瘿瘤，瘰疬，睾丸肿痛，痰饮水肿等，现代研究认为海带具有止咳平喘、抗纤维化作用。肺癌患者可适量食用海带，有助于消除肺内痰饮、防治肺纤维化等。但海带含有碘，对于同时伴有甲状腺疾病的患者需在医师指导下食用。

（三）食欲下降的应对方法

肺癌患者食欲下降与肿瘤对机体的损害有关，也与各种治疗的毒副作用相关。食欲下降不仅导致体力下降，还会影响身体素质，降低机体的抗病能力，并影响后续治疗的进行，因此让患者增加食欲也是肺癌患者治疗的一部分。增加食欲可以选择以下几种方法：保持心情开朗、情绪乐观，帮助患者重建战胜病魔的信心；丰富饮食种类及烹饪方法；适量运动,促进消化；可食用一些健脾开胃的药膳 / 食物，如山楂、山药、黄芪、红枣等；严重者可给予中药治疗。

（四）肺癌患者如何进行中药食疗

中医食疗是基于中医脏腑经络理论和药物与食物的四气五味理论，强调因人而异，辨证施膳。注意避免滥用所谓"保健"或"防癌"的食物。合理进行食疗，既能保证肿瘤患者足够的营养，又能调整机体的阴阳平衡，改善患者体质，并缓解症状，提高生存质量。食疗可根据肺癌病期与辨证进行配膳，如肺癌放疗期间容易造成热毒伤阴，可选用具有清热生津、凉血解毒的食物，如银杏橄榄冰糖水、荸荠甘露饮等；术后患者，元气损伤，多表现出神疲乏力，四肢无力，睡眠不安，胃口差，可选用补气养血食物；肺癌化疗患者，以消化系统的毒副反应为主要临床表现，见食欲不振，恶心呕吐，胸闷脘痛，大便滞下等，可选用开胃醒脾的砂仁炖猪肚、白果淮山粥；以骨髓抑制为主者，如贫血或白细胞明显下降，出现神疲乏力等症状，则宜补肾生髓，食冬虫草炖水鸭，枸杞海参瘦肉羹等；若患者表现为痰湿内蕴，多见体形肥胖，腹部肥满，胸闷，痰多，容易困倦，身重不爽，则选用健脾渗湿、和胃消食的食物，如石莲淮山粥、水鱼圆肉薏苡仁汤等。

第八章 胃　　癌

一、胃癌的流行病学及病因学

（一）胃癌的流行病学特点

胃癌（gastric cancer，GC）是起源于胃黏膜上皮的恶性肿瘤，是最常见的恶性肿瘤之一。其发病部位包括贲门、胃体、幽门。2020 年全球癌症统计数据显示，全球胃癌新发病例占所有新发肿瘤病例的 5.6%，位居肿瘤发病谱第 5 位；死亡病例占肿瘤总死亡率的 7.7%，占肿瘤死亡谱第 4 位。从世界卫生组织（world health organization，WHO）数据显示，2020 年我国胃癌新发病例 47.9 万例，死亡病例 37.4 万例，分别占全球胃癌发病和死亡的 44.0% 和 48.6%。在我国，胃癌发病率位列恶性肿瘤发病率的第 4 位，死亡率的第 3 位。

胃癌在不同的国家和地区有明显的差异，高低发区发病率相差接近 10 倍。东亚地区胃癌发病率最高，北欧、北美以及非洲地区胃癌发病率最低。我国是胃癌高发地区，以西北地区和东南沿海地区较为集中。

在男女比例上，男性患胃癌的概率大于女性。在我国，男性胃癌发病率和死亡率分别为女性的 3.0 倍和 2.7 倍；胃癌发病风险随年龄增长而递增，除特定的遗传性胃癌外，多数胃癌的发病年龄在 40 岁以上，发病和死亡主要集中在 50～79 岁年龄组。

近 30 年来，随着生活条件的改善和幽门螺杆菌的根除等预防措施的实施，胃癌的发病率和死亡率在全球范围内呈下降趋势。有研究显示，2000—2015 年我国胃癌发病平均年龄出现后移趋势，相同年龄组的发病率呈下降趋势。但我国为胃癌大国，我国早期胃癌占比很低，大多数发现时已是进展期。胃癌仍然是造成疾病负担的主要疾病。

（二）胃癌的病因学

胃癌是一种多因素共同作用、多基因调控、多阶段发展的复杂疾病，除与年龄和性别有关外，饮食、生活方式、遗传、上消化道疾病病史、幽门螺杆菌感染等均与胃癌的发生有关。

1. 饮食因素

俗话说病从口入，不得不防。胃癌的发生与饮食有很大的关系。过食高盐饮食、腌制品（咸鱼、咸菜等）、烤制食品、油炸食品、深加工肉类（如培根、腊肠）等会增加胃癌的发生。同时饮酒、吸烟、饮食不规律等都是胃癌发生的不良因素。

不良的饮食习惯会导致胃黏膜反复损伤修复，降低胃黏膜的保护作用。高盐饮食可直接损伤胃黏膜，增加机体对致癌物的敏感性。腌制食品中过量的亚硝酸盐，是致癌的主要成分。腌制蔬菜早期，亚硝酸盐含量极为丰富。在肉类加工过程中，硝酸盐类起增色、抑菌、防腐的作用，目前尚缺乏可代替的食品添加剂。一项 meta 分析结果显示，亚硝酸盐、亚硝胺均为胃癌发生的危险因素。熏制食品中的多环芳烃化合物有致癌作用，此外在烧烤、熏制过程中，增加了亚硝基化合物的形成，进而增加了胃癌的发病风险。有研究认为，高浓度 NaCl 导致胃黏膜细胞发生萎缩、肠化，提高了胃癌的患病风险，这在许多动物实验中已被证实，还有学者认为，高盐饮食不仅可以破坏胃黏膜屏障、损伤胃黏膜细胞发生炎症反应，促进细胞发生增殖修复，增加基因突变的可能，增强致癌物的致癌作用，且高盐食物中的大量硝酸盐在胃内被还原并与食物中的胺结合后形成亚硝酸胺 N－亚硝基化合物，从而增加了胃癌的患病风险。

除了饮食因素，胃癌与吸烟、饮酒也有一定的关系。据估计 18% 的胃癌发病与吸烟有关。其患病风险还与吸烟强度及持续时间有关，在欧洲的一项调查研究中将吸烟者根据吸烟时间长短分为 < 30 年、30 ～ 39 年、> 40 年 3 组，其发生胃癌的危害比分别为：1.31、1.58 和 2.36。烟草的烟雾和焦油中含有多环芳烃、苯丙芘、亚硝基化合物、环氧化物、尼古丁等多种致癌物质，研究表明这些物质随唾液进入胃内直接刺激胃黏膜上皮细胞发挥致癌作用可能与胃癌的发生有关。长期大量饮酒也是胃癌发病的危险因素，有学者认为其与乙醛损伤胃黏膜上皮细胞后，产生慢性炎症及随后多种细胞因子损伤胃黏膜屏障增加亚硝基化合物的吸收有关。

2. 幽门螺杆菌感染

幽门螺杆菌（Hp）是一种选择性定植于胃内的革兰阴性微需氧杆菌。据流行病学调查，全球 75% 的胃癌与幽门螺杆菌感染有关。幽门螺杆菌感染已经被认为是胃癌的主要病因。1994 年，IARC 将幽门螺杆菌定为 I 类致癌因子。2021 年美国卫生及公共服务部公布的第 15 版致癌物报告，将幽门螺杆菌新增为明确致癌物。大量的流行病学证据表面，幽门螺杆菌感染是胃癌尤其是非贲门胃癌的独立危险因素。而有数据显示 1983—2019 年，我国居民幽门螺杆菌感染率约为 44.2%。胃癌高发区人群 Hp 感染率高。Hp 阳性人群发生胃癌的危险性明显高于 Hp 阴性。目前认为幽门螺杆菌感染是预防胃癌最重要的可控的危险因素。根除幽门螺杆菌，可降低胃癌的风险。胃黏膜萎缩、肠化生发生前实施幽门螺杆菌根除治疗可更有效地降低胃癌发生风险。

3. 癌前病变

胃癌前病变是指已经发生了一系列病理变化，与胃癌发生密切相关。主要是胃黏膜的异型增生和肠上皮化生。胃黏膜的萎缩和肠化生、异型增生是胃癌发生的独立因素。胃癌前病变并不是癌，是良性病变向恶性病变过渡的中间阶段，但癌变概率明显提高。而胃癌前疾病是指与胃癌相关的良性疾病，有发展为胃癌的危险性。包括了萎缩性胃炎、胃溃疡、胃息肉、残胃炎等。事实上，癌前疾病和癌前病变并非是孤立存在的，可能同时存在，相互作用，密不可分的。

慢性胃炎是临床上很常见的疾病，主要分为慢性非萎缩性胃炎和慢性萎缩性胃炎。慢性非萎缩性胃炎也称慢性浅表性胃炎，是指胃黏膜浅层出现的以淋巴细胞和浆细胞为主的慢性炎症细胞浸润，只局限在黏膜层上的 1/3。慢性萎缩性胃炎时病变已经扩展至胃腺体深部，此时的腺体往往被破坏，数量较少，固有层纤维化，黏膜变薄。有研究发现，萎缩性胃炎每年的癌变率为 0.5% ～ 1%。

胃溃疡是指胃黏膜被自身消化形成的溃疡，它与十二指肠球部溃疡共称为消化道溃疡。不到 1% 的胃溃疡有可能癌变，十二指肠球部一般不会发生溃疡。胃溃疡癌变多与溃疡边缘的炎症、糜烂、再生及异形增生有关。正因为胃溃疡有癌变的可能性，因此被称为癌前疾病。

胃息肉是突出胃黏膜的良性隆起性病变，根据病理形态分成腺瘤性、错构瘤性、炎症性和增生性。增生性息肉约占胃息肉的 80% 以上，癌变率低，腺瘤样癌变的概率较高。

胃黏膜上皮异型增生，又称为不典型增生。临床上异型增生分为轻度、中度、重度异型增生。轻度、中度异型增生被认为是不稳定现象，可自然逆转，也可发展为癌，当达到重度异型增生阶段，则逆转可能性很小，进展为癌的概率很高。

肠上皮化生是以杯状细胞为特征的肠腺代替了胃固有腺体，即胃黏膜中出现类似小肠或大肠黏膜的上皮细胞。按照肠化生细胞占胃腺体和表面上皮总细胞的比例，将肠化生分为轻、中、重三级，研究表明，癌变的危险性与肠化生的程度和范围呈正相关。

当然，大家也不用谈癌色变。慢性萎缩性胃炎 10 年癌变率为 10%，轻度异性增生 10 年癌变率为 2.5%～11%，中度异性增生 10 年癌变率为 4%～35%，重度异性增生 10 年癌变率为 10%～83%。重视癌前病变，有效防止进一步癌变是预防胃癌的重要手段之一。

4. 遗传因素

国内外病例对照研究显示胃癌具有一定程度的家族聚集性。胃癌家族聚集性可能与 Hp 家庭内交叉感染、生活环境、饮食习惯以及遗传易感性有关。有胃癌家族史者，其发病率较正常人群高 2～3 倍。一级亲属患胃癌风险是无家族史者的 2.5 倍。

胃癌患者中约 10% 具有家族聚集性，1%～3% 为遗传性胃癌，如遗传性非息肉性结直肠癌（Lynch 综合征）、幼年型息肉症（JPS）、Peutz Jeghers 综合征、家族性腺瘤性息肉病等。遗传性胃癌为常染色体显性遗传综合征，确诊时多数已进入晚期，且预后差。有研究发现，其与 CDH1 基因、CTNNA1 基因、BRCA、STK11、SDHB、PRSS1、ATM、MSR1 和 PALB2 突变等相关。

科普知识

Ⅰ. 得胃癌前，胃都经历了什么？

多数胃癌和其他上皮肿瘤一样，遵循一种规律发生并发展，即从正常黏膜→癌前病变→早期胃癌→中晚期胃癌→广泛转移的规律。其中癌症从早期发展至中晚期是个相对比较快速的过程，加上胃癌早期并没有什么症状，而我国未将胃镜作为体检常规筛查项目，故要抓住早期胃癌这个阶段相对困难。

相比之下，癌前病变确是一个演变时间长，且是可逆转的病变。癌细胞并不是由正常细胞直接"一跃"转变成癌细胞，而是经历了多步骤癌变过程。从正常胃黏膜到胃癌，胃癌的发展演变经历了慢性浅表性胃炎、慢性萎缩性胃炎、肠化生、异性增生等过程。如能重视癌前病变，对其进行密切关注，及时进行治疗，对于恶变者及时手术治疗，便可防患于未然。

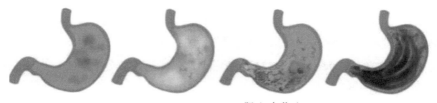

慢性浅表性胃炎 → 慢性萎缩性胃炎 → 肠上皮化生、异型增生 → 胃癌

Ⅱ.胃癌会传染吗？

胃癌并不会传染。但是胃癌有时候会存在家族聚集的现象。因患者和家属都会存在共同的生活习惯，这些生活习惯可能是不良的生活习惯，比如都喜欢吃腌制类食物，或者都喜欢吃油炸类食物，这都会导致胃病或者胃癌的发生。且直系亲属会通过遗传造成胃癌的高发，当然最重要可能还存在家族成员间幽门螺杆菌的感染。幽门螺杆菌感染目前已经被证明确诊为致癌物，一家人在一起共用碗筷吃饭，会造成幽门螺杆菌在家庭之间传播。

Ⅲ.幽门螺杆菌会传染吗？

答案是肯定的。幽门螺杆菌有多种传播方式，如口－口途径、粪－口途径、胃－口途径等。其中口－口途径是 Hp 传播的一种主要方式。所以家庭内部传染的现象十分普遍，因家庭成员的密切接触，幽门螺杆菌可以通过共同进餐而传播。同时经常在外就餐的人不能保证餐具的卫生的情况下被传染的概率也会增加。

二、胃癌的分类、分期

（一）胃癌的分类

按照大体形态分为早期胃癌、进展期胃癌。早期胃癌是指癌组织局限于胃黏膜和黏膜下层，无论是否有淋巴结转移。在中国，早期胃癌只占 20%。进展期胃癌是指癌组织进入深度已经超过黏膜下层，无论是否有淋巴结转移。早期胃癌的形态学分类中，主要分为隆起型、浅表型、凹陷型。进展期胃癌分为结节型、局部溃疡型、浸润溃疡型和弥漫浸润型。局部溃疡型和浸润溃疡型较多见，弥漫浸润型相对较为严重，结节型相对较轻。

按发病部位分类，分为贲门癌、胃底癌、胃体癌或者胃窦癌等。其中有一个特殊的位置，叫作"食管胃结合部癌"，是指出现在食管和胃链接部分 5 cm 之内的癌症。

按照腺体的分化程度分为高分化、中分化和低分化。

目前流行的胃癌分类方法为 Lauren 分类和 WHO 分类。根据 Lauren 分类，将胃癌分为肠型胃癌和弥漫型胃癌。弥漫型较肠型恶病程度较高，预后较差。根据 WHO 分为乳头状腺癌、管状腺癌、黏液腺癌和印戒细胞癌。特殊类型癌有腺鳞癌、类癌、未分化癌等。

（二）胃癌的分期

胃癌的分期采用的是常见肿瘤 TNM 分期。

T 代表原发肿瘤的大小和侵犯程度，N 代表淋巴转移情况，M 代表有无远处转移。

T_0：无原发肿瘤证据；T_1：胃部肿瘤已侵犯黏膜层；T_2：侵犯肌层；T_3：侵犯浆膜层；T_4：突破浆膜层侵犯周围器官。

N_0：无淋巴转移；N_1：转移 1～2 颗淋巴结；N_2：转移 3～6 颗淋巴结；N_3：转移 7 颗以上的淋巴结。

M_0：没有转移；M_1：有转移。

三、胃癌的扩散和转移途径

（一）直接浸润

贲门胃底癌易侵及食管下端，胃窦癌可向十二指肠浸润。分化差、浸润性生长的胃癌突破浆膜后，易扩散至网膜、结肠、肝、脾、胰腺等邻近器官。

（二）血行转移

发生在晚期，癌细胞进入门静脉或体循环向身体其他部位播散，形成转移灶。多经门静脉转移到肝脏，其次是肺、骨，也可转移到肾、脑等。

（三）腹膜种植转移

当胃癌组织浸润至浆膜外后，癌细胞脱落到腹腔，引起腹腔内广泛种植性转移。

（四）淋巴结转移

是胃癌的主要转移途径，进展期胃癌的淋巴结转移率高达 70% 左右，早期胃癌也可有淋巴结转移。胃癌的淋巴结转移率和癌灶的浸润深度呈正相关。

四、胃癌的症状及体征

胃癌早期常无明显特殊症状。部分患者有消化不良的症状。如上腹部隐痛、食欲减退、嗳气反酸、恶心呕吐、黑便等，这些症状和胃炎的症状比较类似。

到了进展期，除以上症状外，还常出现：①体重减轻、贫血、乏力。②胃部疼痛，如疼痛持续加重且向腰背放射，提示可能存在胰腺和腹腔神经丛受侵。胃癌一旦穿孔，可出现剧烈腹痛的胃穿孔症状。③恶心、呕吐，常为肿瘤引起梗阻或胃功能紊乱引起所致。贲门癌可出现进行性加重的吞咽困难及反流症状，胃窦部癌引起幽门梗阻时可呕吐宿食。④出血和黑便，肿瘤侵犯血管，可引起消化道出血。少量出血时仅有大便隐血阳性，当出血量较大时可表现为呕血及黑便。⑤其他症状如腹泻（患者因胃酸缺乏、胃排空加快）、转移灶的症状等。晚期患者还可出现严重消瘦、贫血、水肿、发热、黄疸和恶病质等表现。

体征方面，早期胃癌可无明显体征。进展期胃癌可出现：①上腹部压痛，有时可伴轻度肌抵抗感，常是体检可获得的唯一体征；②上腹部肿块，位于幽门窦或胃体的进展期胃癌，有时可触及上腹部肿块；③肠梗阻的表现，幽门梗阻可有胃型及震水音、小肠或系膜转移时可导致部分或完全性肠梗阻；④腹水征，有腹膜转移时可出现血性腹水；⑤锁骨上淋巴结肿大；⑥直肠前窝肿块；⑦脐部肿块等。其中锁骨上淋巴结肿大、腹水征、直肠前窝肿块、脐部肿块、肠梗阻表现均为提示胃癌晚期的重要体征。

科普知识

Ⅰ.感染幽门螺杆菌，一定会引起胃癌吗？

幽门螺杆菌寄居于人类胃黏膜上皮，与多数胃肠道疾病相关，如慢性胃炎、消化性溃疡等，我国平均感染率50%左右，人群普遍易感。幽门螺杆菌主要通过粪-口、口-口等途径传播。幽门螺杆菌感染与胃癌有相关性，但不是决定因素。幽门螺杆菌感染会增加胃癌的发生风险，但并不是说感染了幽门螺杆菌就一定会感染胃癌。毕竟在我国有相当高的幽门螺杆菌的感染率，但胃癌患者的比例却在少数。且有部分胃癌患者并无幽门螺杆菌的感染，因此只能说幽门螺杆菌明显增加了患胃癌的风险，但不一定会引起胃癌。胃癌的发生和发展是多种因素共同参与的。

Ⅱ.长期口苦、口臭是胃癌吗？

长期口苦、口臭不是胃癌的特征性表现。大部分口臭的原因是口腔、鼻咽部的疾病，比如说牙龈炎、口腔的黏膜病变、鼻窦炎、咽炎等。当然，部分胃、十二指肠的病变也有口臭的症状，但单纯的口臭与胃癌之间没有必然的联系。

Ⅲ.经常胃不舒服，只用吃片止痛药或胃药就行了吗？

在日常生活中，很多人胃不舒服时，觉得这是自己多年的"老胃病"，总是习惯性吃片止痛药或胃药就扛过去了。其实，临床常见的胃病包括各种胃炎、消化道溃疡、功能性胃病等。这些疾病的症状大致相似，如反酸、打嗝、厌食、恶心、呕吐、胃灼热、腹胀等。大多数胃部不适很难单从症状上判断病因，而胃镜通过直观检查能准确判断和治疗胃病。因此，对于长期胃痛甚至服用胃药后症状仍未缓解或者40岁以上患者，还是建议及时去正规医院就诊，必要时完善胃镜检查，了解自己胃黏膜状态。

Ⅳ.胃癌如何才能早期发现？

早期胃癌是局限于黏膜或黏膜下层的浸润性癌，无论是否有淋巴结转移。因早期胃癌常无特异的症状和体征，也没有特异性的血清标志来检测，主要还是依赖胃镜的检查。而胃镜检查的不适感，让很多"畏镜"患者望而却步。有的患者出现消化道症状时，常误认为是胃炎表现，没有引起足够的重视，当出现严重不适时再去就诊时，已是中晚期。因此，重视自身身体发出的不适信号，如消化道症状，重视高危人群的筛查，重视血清学、影像学、胃镜的检查，才能发现早期胃癌。

五、胃癌的检查方法

（一）电子胃镜

电子胃镜是将一条纤细且带有摄像头的管子深入人体胃部，通过管子中所携带的摄像头直接观察胃部整体状况的一种检查方法。通过胃镜检查能直接观察到食管、胃、十二指肠球部甚至降部的黏膜状态，更可通过对可疑病变部位进行病理活检及细胞学检查，以进一步明确诊断，是上消化道病变的首选检查方法。内镜和内镜下活检是目前诊断胃癌的金标准。也应用于胃癌高危人群的筛查。

（二）超声内镜

超声内镜（EUS）是将超声技术与内镜技术相结合的一项内镜诊疗技术，用于评估胃癌侵犯深度及淋巴结情况。超声内镜可将消化道壁分成5层（与其解剖结构相对应），可轻易分辨出壁内肿瘤的生长层次，五层结构中任一层次的中断及异常变化可判断肿瘤浸润的深度。对于食管、胃、十二指肠及结直肠生长的黏膜下肿瘤，超声内镜是诊断消化道黏膜下肿瘤的金标准，可以通过肿瘤起源层次、大小、回声特点等初步判定肿瘤性质，可以鉴别消化道的隆起是否是黏膜下肿瘤或壁外病变压迫所致。超声内镜可应用于食管癌、胃癌、结直肠癌的术前分期，并可较准确地诊断消化道早期癌变，为早期癌变的内镜下切除提供保障。对于进展期的消化道癌可进行较准确的术前TNM分期，以便于制定手术方案或进行术前新辅助放化疗。超声内镜对于肿瘤浸润深度的判断及壁外淋巴结的肿大诊断较准确，优于腹部CT等影像学检查。

（三）影像学检查

X线钡餐是一种放射检查，又称为X线消化道造影。是一种用硫酸钡做对照，X线照射，显示消化道病变的检查方法。X线钡餐可以发现较大的溃疡和隆起性病灶，但难以鉴别其良恶性，且不能取病检。对于胃镜检查有禁忌证的患者，可以初步选择X线钡餐检查。但对造影剂过敏、胃肠道穿孔、肠梗阻的患者禁忌X

线钡餐检查。

CT 检查应为首选临床分期手段，有助于判断肿瘤部位、肿瘤与周围脏器（如肝脏、胰腺、膈肌、结肠等）或血管关系及区分肿瘤与局部淋巴结。CT 对进展期胃癌的敏感性为 65%～90%，早期胃癌约为 50%，T 分期准确率为 70%～90%，N 分期为 40%～70%。不推荐使用 CT 为胃癌初诊的首选诊断方法，但在胃癌分期诊断中推荐首选影像方法。

MRI 检查适用于对 CT 对比剂过敏者或其他影像学检查怀疑转移者。MRI 有助于判断腹膜转移状态，可酌情使用。增强 MRI 是胃癌肝转移的首选或重要补充检查。

PET-CT 可辅助胃癌分期，但不做常规推荐，如怀疑有远处转移可应用 PET-CT 评估患者全身情况。

（四）实验室检查

实验室检查包括大便潜血实验、幽门螺杆菌检测、血清学标志如胃蛋白酶原、胃泌素 17、癌胚抗原、CA19-9、甲胎蛋白（AFP）、CA724、CA125 等。血清标志物胃蛋白酶原、胃泌素 17、癌胚抗原等，指标的升高与胃癌的发生有一定的相关性。

血清胃蛋白酶原（pepsinogen，PG）和胃泌素均可反映胃黏膜功能状态，反映胃的萎缩情况，是胃癌分子流行病学较早关注的潜在标志物。由于血清 PG 水平受多种因素的影响，其预测胃黏膜异型增生和胃癌的灵敏度、特异度并不理想，但常作为胃癌普通筛查的手段之一。

肿瘤标志物常规推荐癌胚抗原、CA19-9、甲胎蛋白（AFP）、CA724、CA125。CA125 对于腹膜转移，AFP 对于特殊类型的胃癌，均具有一定的诊断和预后价值。但是目前还没有发现某一种肿瘤标志物可以独立地应用于胃癌的诊断，也没有找到某种肿瘤标志物对胃癌的预后判断有明显的作用。但我们可以通过相关肿瘤标志物的联合检测，对胃癌的筛查和评估预后很大的作用。

科普知识

Ⅰ. 不想做胃镜，还有别的检查可以替代吗？

谈到胃镜，不少患者确实是"畏镜"一族。因此在临床上总会碰到患者咨询不想做胃镜，还有别的检查可以替代吗？可以明确的是，目前确实没有任何一种检查手段可以取代胃镜。只能说有其他检查方法可以预估病情。如幽门螺杆菌检查、X线钡餐、CT、胶囊胃镜、超声、血清标志物等检查。

Ⅱ.胃镜多久做一次合适？

胃镜多久做一次，不能一概而论。需要根据患者具体情况而论。

对于25～35岁患者，如有胃部不适的征兆，应选择做一次胃镜，了解自己胃黏膜状态。后期可根据检查结果而定频率。若是胃黏膜比较正常的患者，后期可5年做1次。若是存在胃部或十二指肠炎性病变，可缩短检查周期，2～3年做1次。如果家中有胃部疾病特别是胃恶性肿瘤家族史，或者40岁以上患者，有幽门螺杆菌阳性或有萎缩性胃炎或增生性病变的患者，可定期1～2年做1次胃镜检查。若是已确诊，因在专业医生的指导下，定期复查。

Ⅲ.X线钡餐可以代替胃镜吗？

X线钡餐不能代替胃镜检查。胃镜检查在直视下进行，可以直接看到食管、胃、十二指肠黏膜状态，且胃镜下可直接取胃黏膜活检做病理检查，是胃黏膜萎缩、肠化生、不典型增生和胃癌诊断的"金标准"。而X线钡餐对胃黏膜微小病变的诊断敏感性较差，且如果发现病灶，无法直接取病理。胃镜和胃镜下活检仍是目前诊断胃癌的金标准。

Ⅳ.普通胃镜与无痛胃镜的区别有哪些？

普通胃镜和无痛胃镜的操作方式是一样的，只是无痛胃镜在做胃镜前给被检查者使用静脉麻醉，使被检查者进入浅睡眠状态。

临床上，很多患者喜欢选择无痛胃镜，认为普通胃镜过程太痛苦，选择无痛胃镜麻醉过后睡一觉就完成了。事实上，两种胃镜方式各有利弊。

普通胃镜的优点是不需要麻醉，因此避免了麻醉的风险，适合人群比较广泛。但其缺点是在检查过程中部分被检查者会感到不适，一部分人还会出现严重的恶心感觉和不安的情绪，这会干扰医生的观察，甚至造成不良影响。

无痛胃镜的优点是检查过程不会产生不适感，更利于医生的观察和判断病情。但无痛胃镜必须在检查前对被检查者进行评估其麻醉风险。其次在麻醉过程中也有一定的风险，如过敏、血压波动、呼吸困难等。检查结束后，有些被检查者有头晕等表现，待麻醉药物在体内代谢完后才会消失。

因此选择何种方式因人而异，如被检查者对胃镜比较抵触，难以配合，最好选择无痛胃镜。当然，对于想做无痛胃镜的，需要麻醉医生评估被检查者的麻醉风险，或是否有麻醉禁忌。若麻醉风险较大，或存在麻醉禁忌，需避免行无痛胃镜。

六、胃癌的治疗

胃癌治疗的总体策略是采取综合治疗原则。

早期胃癌且无淋巴结转移证据，可根据肿瘤侵犯深度，考虑内镜下治疗或手术治疗。术后无须辅助放疗或化疗。

局部进展期胃癌或伴有淋巴结转移的早期胃癌，应当采取以手术为主的综合治疗。根据肿瘤侵袭深度是否伴有淋巴结转移，可考虑直接行根治性手术或术前先行新辅助化疗，再考虑根治性手术。成功实施根治性手术的局部进展期胃癌，需根据术后病理分期决定辅助治疗方案。

复发/转移性胃癌应采用以药物为主的综合治疗手段，在恰当的时机给予姑息性手术、放疗、介入等治疗。

（一）内镜治疗

早期胃癌内镜下切除术主要包括镜下黏膜切除术（EMR）和内镜下黏膜剥离术（ESD）。内镜下切除具有创伤小、并发症小、恢复快等优点。5 年生存率超过 90%。EMR 对整块切除的病变有大小限制且仅能切除黏膜层病灶；而 ESD 则无大小限制。目前 ESD 已取代 EMR，使病变黏膜可以整块切除，提高治愈率。推荐 ESD 作为早期胃癌内镜下治疗的标准手术方式，作为 T_1a 期胃癌的首选治疗方法。

胃癌内镜下治疗绝对适应证为：侵犯深度为 T_1a 期、病灶最大径为 2 cm 且无溃疡性病灶的分化型腺癌。相对适应证为：针对 T_1a 期，无溃疡性病灶，病灶最大径＞ 2 cm 的分化型黏膜内癌；合并溃疡存在，病灶最大径≤ 3 cm 的分化型黏膜内癌；无溃疡性病灶，病灶最大径 ≤ 2 cm 的未分化型黏膜内癌。符合绝对适应证，可行可 EMR 或 ESD 治疗，符合相对适应证，适合行 ESD 治疗。

（二）手术治疗

手术切除是胃癌的主要治疗手段。分为根治性手术和非根治性手术。根治性手术是完整切除原发病灶，并且彻底清扫区域淋巴结，主要包括标准手术、改良手术和扩大手术；非根治性手术主要包括姑息手术和减瘤手术。

标准手术是以根治为目的，切除 2/3 以上的胃，并且进行 D2 淋巴结清扫。改良手术主要针对分期较早的肿瘤，要求切除部分胃或全胃，同时进行 D1 或 D1+ 淋巴结清扫。扩大手术包括联合脏器切除或（和）D2 以上淋巴结清扫的扩大手术。

姑息手术主要针对出现肿瘤并发症的患者（出血、梗阻等），缓解症状和改善生活质量。减瘤手术以减少肿瘤负荷为目的。

淋巴结清扫和消化道重建是胃癌手术的关键。

进展期胃癌淋巴结转移高达 70% ~ 80%。研究表明，进展期胃癌根治术预后与切除淋巴结的数目密切相关。而 D2 胃癌根治术为胃癌标准根治术，即第二站淋巴结全部清扫称为 D2 术。

胃切除术后，正常的消化道被截断，将断开的消化道两端重新连接起来，即为消化道重建。如"食管 - 残胃吻合术""胃 - 十二指肠吻合术""胃 - 空肠吻合术""食管 - 空肠吻合术"。

科普知识

Ⅰ. 胃癌必须手术切除吗？保守治疗行不行？

从医学的角度来讲，胃癌要不要手术，是由胃癌的病情决定的。手术是根治胃癌的有效手段。早期和中期胃癌，可以选择内镜下治疗或部分或全部胃切除术，晚期胃癌，已出现了广泛转移，往往失去了手术的机会。建议如果患者病情有手术机会，应尽早接受手术治疗。

Ⅱ. 胃癌手术一定要全切胃？光把"肿瘤"挖掉可不可以？

治疗胃癌，手术是最为关键的治疗方法。肿瘤手术不能仅仅地切除肿瘤，还必须多切一部分正常的胃，并清扫胃周围的淋巴结，这样才能保证肿瘤全部切除干净。从手术切除范围来说有：①全胃切除术。即手术将整个胃全部切除，然后进行消化道重建。大多数肿瘤位于中部或者中上部的胃癌患者需要进行全胃切除术，保证足够的切除范围。②远端胃切除术。指切除胃下部 2/3～3/4，从而保留一部分胃组织。远端胃切除要求肿瘤位于胃的中下部，在保留胃组织的同时，必须保证足够的安全切缘距离。远端胃切除术保留了胃的上部，因此除了保留一部分胃容积之外，还一定程度上保留了胃的部分分泌功能，对于食物消化吸收、胃术后贫血的改善有很大意义。③近端胃切除术。针对发生在胃与食管连接的胃癌，切除部位在胃部上面 2/3。对比根治性全胃切除术，近端胃切除术因为会切除范围不够导致手术切缘癌残留、淋巴结清扫不彻底等，还可能因为食管残胃直接吻合而出现严重的术后反流。

胃癌手术仅仅将"肿瘤"挖掉，即常说的 ESD 手术，但其有适应证要求严格，并不适用于所有患者。

Ⅲ. 开腹手术还是腹腔镜手术，该怎么选？

腹腔镜手术最大优点是微创，手术对患者的心肺影响较小。两种手术遵循的治疗原则是一样的，肿瘤切除的范围、淋巴结清扫的范围都是一样的。从术后的短期疗效、术后胃肠道恢复时间、进食时间，腹腔镜手术均优于开腹手术，从术后的长期疗效看，腹腔镜手术和开腹手术的 5 年生存率无明显区别。

但是选择开腹手术还是腹腔镜手术，取决于疾病进展情况。有以下情况，需选择开腹手术：①肿瘤直径＞ 10 cm；②肿瘤周围淋巴结广泛融合，或者肿瘤包绕了血管；③肿瘤侵犯了周围的其他脏器。

（三）化疗

化疗分为姑息化疗、辅助化疗和新辅助化疗。化疗可有效延长患者的生存期。

姑息化疗的目的是为了缓解肿瘤导致的临床症状，改善生活质量及延长生存期。适用于全身状况良好、主要脏器功能基本正常的无法切除、术后复发转移或姑息性切除术后的患者。

辅助化疗适用于 D2 根治术病理分期为Ⅱ期及Ⅲ期者。

对无远处转移的局部进展期胃癌（$T_{3/4}$，N+），推荐新辅助化疗。

（四）放疗

胃癌放疗分为术前放疗、术后放疗、晚期胃癌的减症放疗。

术前放疗主要针对局部晚期胃癌，术前放疗可获得较高的手术切除率，或可显著缩小肿瘤，使不可切除肿瘤转化为可切除病变。

术后放疗主要针对手术切缘阳性、或淋巴结清扫＜D2范围，或术后病理检查发现淋巴结转移概率高的患者。

晚期胃癌的减症治疗可对原发灶或转移灶进行放疗，达到缓解梗阻、压痛、出血或疼痛的目的，提高患者的生存质量。

（五）靶向治疗

随着基因测序技术的发展，胃癌的精准治疗时代已经到来。胃癌的靶向治疗主要有曲妥珠单抗和阿帕替尼。

曲妥珠单抗：对于 HER2 过表达的晚期胃癌，推荐在化疗的基础上联合使用分子靶向治疗药物曲妥珠单抗。适应人群为既往未接受过针对转移性疾病的一线治疗患者，或既往未接受过抗 HER2 治疗的二线及以上治疗患者。

阿帕替尼：是高度选择 VEGFR-2 抑制剂。适应证是晚期胃或胃食管结合部腺癌患者的三线及以上治疗，且接受阿帕替尼治疗时一般状况良好。

（六）免疫治疗

随着免疫治疗的研究，PD-1 抑制剂在胃癌的免疫治疗中被予以厚爱，如欧狄沃（纳武利尤单抗注射液）在中国已获批用于晚期胃癌的免疫治疗。虽然目前免疫治疗待进一步研究，但其未来可期。

（七）介入治疗

主要包括针对胃癌、胃癌肝转移、胃癌相关出血以及胃出口梗阻的微创介入治疗。

（八）中医治疗

临床实践证明，中医药治疗可介入胃癌肿瘤治疗的全程。结合中医治疗手段治疗胃癌可以取长补短，起到提高疗效、减毒、增强免疫等作用。

张莹雯教授根据多年临床经验创导了综合治疗肿瘤的学术思路和方法——"抑癌扶正平衡疗法"，其核心思想为"扶助正气，抑制肿瘤，平衡阴阳，调整机体内环境，激发自身免疫力"。

针对围手术期患者，中医药通过补肾健脾、益气扶正等，有助于增强患者免疫能力和抗病能力，有助于提高患者对手术的耐受力。

针对胃癌术后患者，手术对患者创伤大，术后恢复慢。特别是当术后患者出现胃瘫综合征，即表现为食欲减退、恶心呕吐、腹部不适、顽固性呃逆等，严重影响患者术后营养摄入，影响患者生活质量，严重者可诱发其他并发症。此时予以中医药治疗介入，如中药、针灸等疗法，短期予以扶正为主，以促进胃肠功能恢复，增强机体免疫功能，改善患者术后体力及更快地促进创伤愈合，改善患者生活治疗。后期予以抑癌为主，延长其生存期。

针对放化疗术后患者，放化疗虽然能有效杀死肿瘤细胞，但化疗过程也会导致免疫监视和免疫杀灭功能降低，机体正常功能受到影响，且大多数患者易出现骨髓抑制和消化道反应。同时中医理论认为放射治疗对机体产生的主要毒副作用为热毒、耗伤阴液，阴亏则血瘀，可导致阴虚血瘀的临床表现。这些毒副反应和不良反应，极大地影响患者的生活质量和心理健康，这也是多数患者中途放弃的重要原因。此时中医药介入，予扶正为主，兼于抑癌，能明显减轻放化疗的毒副作用，提高机体免疫功能，增强治疗效果。

针对晚期胃癌，此时患者正气虚损，致癌毒积聚，随着病程进展正气愈耗，正不胜邪，又因手术、化疗等进一步加重正气耗损，致使脾胃愈虚，耗气伤血，气血双亏，气滞血瘀，脏腑阴阳失衡。此时扶正为主，平衡调节气血、阴阳及各脏腑功能，提高患者生活质量。

无论是西医治疗，还是中医治疗，如何让患者"活得长""活得好"才是我们临床医学工作者应该追求的目标。张莹雯教授的"抑癌扶正平衡疗法"正是基此目标，结合临床工作经验总结出的学术思路和方法。

1. 胃癌术后肠梗阻的中医治疗

中医认为肠梗阻属于"气滞""肠结""积聚"等证，属六腑范畴。其生理特点是传化水谷、泄而不藏、实而不满、动而不静、降而不升、以通为用。如传导功能失司，肠道痞塞不通，气血不畅，通降失调，不通则痛，气滞则胀，气逆则呕。根据"六腑以通为用"的理论，中医通过调理脏腑气机，通里攻下，活血化瘀，软坚散结等辨证论治原则，使六腑气机通调，升降平衡，恢复泄而不藏的生理功能。中医治疗胃癌肠梗阻的方法有中药穴位外敷、中药保留灌肠、针灸治疗等。中药穴位外敷使药物通过局部皮肤被吸收，可达到内病外治的效果，同时腧穴作为脏腑气血汇聚之处，对药物具有储存和放大作用，通过腧穴吸收，两方面作用相互激发、相互协调。中药保留灌肠以直肠给药的方式进行治疗，不仅可通腑逐邪、加速肠源性内毒素及肠道细菌降解、保护肠黏膜上皮完整性、加快胃肠道平滑肌蠕动，还可改善肠黏膜及腹腔血运、促进肠道微循环恢复、坏死组织吸收及肠黏膜屏障修复等。针灸治疗具有健脾和胃、宽胸理气、消除胀满之效，刺激肠蠕动，疏通经络，活血化瘀，同时能扶正祛邪，补气行血。

2. 胃瘫的中医治疗

术后胃瘫综合征是消化道肿瘤术后常见并发症之一，是一种非机械梗阻因素导致的以胃排空障碍为主要特点的功能性疾病，临床主要表现为恶心、呕吐、餐后腹胀、食欲下降和体质减轻等。

从中医学来讲，胃瘫综合征属"呕吐""痞满""胃反"等范畴，肿瘤患者体虚，胃癌术后伤及中焦脾胃、腹部脉络，引起中焦气机不畅、气滞血瘀、腑气不通，出现上腹部胀满、恶心、呕吐、纳呆、上腹部疼痛等症状。胃瘫综合征多本虚标实，治疗时应通补兼施、辨证论治。

中医外治法在治疗胃瘫综合征具有独特的优势，外治法如针灸、穴位贴敷、灌肠、推拿等，可通过皮肤、经络腧穴或肛肠等途径达到治疗目的。《理瀹骈文》言："外治之理，即内治之理，外治之药，即内治之药，所异者法耳，医理药性无二，而法则神奇变化。"说明外治法与内治法相比具有"殊途同归，异曲同工"之妙。通过"内病外治"可有效改善胃肠功能，不仅可以避免口服中药对胃肠道的刺激，也无肝肾代谢不良反应，也可有缓解胃肠负担，避免吻合口漏发生的风险。

中医药在防治恶性肿瘤术后胃瘫综合征具有简便、疗效确切、患者易于接受等优点，经不同的方法、途径可较快减轻病痛、缓解症状、恢复胃肠功能、提高患者生活质量。

七、胃癌的预防和筛查

（一）预防癌前病变与中医"未病先防、既病防变"理论

现代医学认为对胃癌的预防中最重要的一点是针对癌前病变的预防和进一步

进展。其与中医的"未病先防、既病防变"理论不谋而合。《黄帝内经》在"治未病"中提到重视未病先防，既病防变，已变防渐。其"既病防变"理论对癌前病变患者有重要意义。中医既病防变思想在历代医家的传承和发扬下逐步成熟，它与现代肿瘤病学三级预防中的第二级预防不谋而合，均是在癌肿尚未形成之前及时发现和干预。预防胃癌的关键一步在癌前病变阶段。此阶段患者的临床表现并不典型，病情极容易被忽视，但具有逆转性，是胃癌防治的转折点。

（二）胃癌的高危人群和筛查方法

胃癌的高危人群：①年龄 40 岁以上，男女不限；②胃癌高发地区人群；③幽门螺杆菌感染者；④既往患有慢性萎缩性胃炎、胃溃疡、胃息肉、手术后残胃等胃癌前疾病；⑤胃癌患者一级亲戚；⑥存在胃癌其他高危因素（高盐、腌制饮食、吸烟、重度饮酒等）。

筛查方法：①直接进行胃镜筛查胃镜筛查是最直接的方法，但具体实施也有一定的困难，首先，因我国人口基数巨大，将内镜用于胃癌普查需要消耗大力的人力和物力，其次，人们对胃镜这种有创检查的接受度较低。②采用血清胃蛋白酶原（PG）、胃泌素 17 和幽门螺杆菌（HP）检测，进行筛查。血清胃蛋白酶原分为 PG I 和 PG II 两种。当 PG I 浓度 ≤ 70 μg/L 且 PG I/PG II ≤ 3.0 作为胃癌高位人群标准。胃泌素 17 检测可以判断胃窦或仅局限于胃体的萎缩性胃炎。当幽门螺杆菌（-）和萎缩（-），5 年后复查上述指标。当幽门螺杆菌（+）和萎缩（-），根除幽门螺杆菌治疗后，每 3 年行 1 次内镜检查。当幽门螺杆菌（+）和萎缩（+），根除幽门螺杆菌治疗后，每 2 年行 1 次内镜检查。当幽门螺杆菌（-）和萎缩（+），每年行 1 次内镜检查。

八、胃癌的预后与饮食

1. 胃癌的预后

胃癌的预后与肿瘤的侵犯深度、淋巴结转移、远处转移、年龄、组织类型为主。早期胃癌预后佳，若只侵及黏膜层，术后 5 年生存率可达 95% 以上；若侵及浅肌层者，术后 5 年生存率为 50%，若达深肌层，术后 5 年生存率为 25%，若侵犯浆膜者，术后 5 年生存率为 10%。

2. 饮食

得了胃癌后，因各种原因会导致患者身体状况比较虚弱，因此不少患者或是家属容易陷入误区，觉得应该多吃一些补药，增强人体免疫力，更容易尽快地恢复身体状态。虽说食补的作用是被肯定的，但正确的食补是关键。膳食均衡（摄入足量的谷物类食物，再加上蔬菜、水果、肉类全面均衡营养）才是最好的进补方式。肿瘤患者，胃肠功能较弱，即使大剂量进补，也不一定能被人体吸收。但是对于一些有助于提高免疫力的补品，在患者有食欲的情况下可以适量食用，但切记"求补心切"，补药不能短期内大量食用，做到每次少量或者适量为好。

胃癌术后应该怎么吃？吃什么？吃多少？始终困扰着患者。术后饮食状况与胃切除范围和消化道重建方式密切相关。术后营养和体重的恢复直接影响疾病的康复。胃癌术后，为了适应新的消化道重建的现状，应注意饮食应循序渐进、逐渐过渡。术后忌辛辣刺激性食物，不能抽烟饮酒，尽量避免吃难消化的食物，如粽子、汤圆等；食物温度要合适，不可过凉过烫；食物要细嚼慢咽，防止消化不良；注意术后营养，营养要均衡，不要担心忌口而导致营养不良；少食多餐，选择清淡、易消化、高能量和高蛋白质软食。

科普知识

Ⅰ.喝茶可以防癌吗？胃癌患者可以饮茶吗？

茶是受众人喜爱的饮品。茶叶中含有400多种成分，主要是茶多酚、茶碱、咖啡因、可可碱、鞣酸等。茶多酚具有抑菌、杀菌、解毒的功效，茶碱、咖啡因、可可碱具有提神、消除疲劳等功效。饭后饮茶可以解油腻、助消化、促进食物的排空。不同种类的茶，其成分及功效也有区别。预防胃癌以饮用绿茶较好。绿茶中茶多酚的成分较多，茶多酚可以抑制致癌物质亚硝胺类的合成，有一定的抗癌作用。但是不建议大量饮用浓茶，因浓茶会稀释胃酸，降低胃酸的浓度，使胃酸不能正常消化食物，会出现消化不良、腹胀、腹痛等症状。

胃癌患者在恢复饮食后，若没有明显营养不良和贫血，可以饮用适量茶品。若存在不同程度的贫血，建议尽量少饮茶。因茶叶中所含的鞣酸会影响铁的吸收，从而加重贫血。各种茶叶都会对铁的吸收有一定的影响，所以建议避免饮茶尤其是浓茶。

Ⅱ.喝粥真的养胃吗?

喝粥养胃几乎成了老百姓的一个共识,小米粥、白米粥、杂粮粥都被奉为养胃佳品。很多人在胃不舒服或者不想饮食时候,总是习惯喝喝粥,那是因为粥为流食,消化速度很快,更容易让人消化,可减轻胃的负担,因此很多人在胃不舒服时,喝粥就会感觉缓解。对于体质虚、消化功能较弱的患者,短期内适当喝粥是有好处的。但是千万不要长期以粥为主。粥的营养成分单一,主要是淀粉,几乎没有脂肪、蛋白。因此,长期喝粥会导致其他营养成分的缺失,且所含能量较少,很难满足一天正常所需要的能量消耗。同时,还有一部分人喝粥需要慎重,因粥升糖效果非常快,对血糖波动影响大,糖尿病患者并不适合喝粥。

Ⅲ.吃饭过快、过饱是正确的吗?

现代人的生活节奏快,导致很多人吃饭的速度也越来越快。但吃饭速度过快并不是一个好习惯。食物进入人体,有一个重要的过程就是口腔的咀嚼过程,咀嚼时会分泌唾液,唾液中很多酶是有助于消化吸收的。首先,吃得过快,食物在口腔没有充分咀嚼,导致唾液分泌较少,并不利于食物在胃里面的消化及吸收,且会增加胃肠道的负担。同时,吃得过快,大脑无法快速感知饱腹,很容易导致吃得过饱,从而增加肥胖、糖尿病的风险。其次,在快速摄入食物的过程中,不仅影响正常的消化,还会纳入很多的空气,空气量增多,会导致胃部的消化速度变慢,胃胀气明显。因此,饮食建议细嚼慢咽,不能暴饮暴食、囫囵吞枣。

吃得过饱,最直接影响就是加重胃肠的负担,大量食物在胃肠道内积聚,会导致消化不良,严重可损伤胃黏膜。同时长期吃得过饱,大量摄入能量,多余的能量转化为脂肪,蓄积在体内,导致血脂升高,导致肥胖、高代谢综合征等疾病。暴饮暴食会诱发急性胆囊炎、胰腺炎等疾病。因此,饮食不建议吃得过饱,大概七八分饱就可以了。

Ⅳ.多喝热水是正确的吗?

"胃痛,多喝热水;发烧,多喝热水;生理期,多喝热水……"。这句话在生活中经常被听到。感觉多喝热水能治百病。但真的有科学依据吗?

不可否认,水对人体健康确实有诸多好处。人体内的水含量达到70%,能维持人体内正常的新陈代谢、促进代谢废物排出、维持体温、增加胃肠道蠕动、促进排便等。

但不建议喝烫水,热水一般温度较高,若是喝水时感觉烫,建议不要喝。因为长期食用温度过高的食物,会灼伤食管黏膜,对胃黏膜都有损伤。世界卫生组织将65℃以上的热水热汤热饭定义为2a类致癌物。日常饮水,水温一般来说30℃左右较好。当然,更不能喝生水、凉水,尤其是冰水。因此,建议多喝温开水。

第九章 结 直 肠 癌

一、结直肠癌的流行病学及病因学

（一）结直肠癌的流行病学特点

根据世界卫生组织国际癌症研究机构（IARC）发布的全球肿瘤流行病统计数据（2020）估计，2020 年全球结直肠癌新发病例和死亡病例分别位于所有恶性肿瘤的第 3 位和第 2 位。

据 2020 年全球癌症统计数据，我国结直肠癌新发病例为 55.5 万人，居恶性肿瘤第 3 位。男性和女性发患者数分别为 31.9 万人和 23.6 万人，结直肠癌死亡病例数男性和女性分别为 16.5 万和 12.1 万，死亡率分别为 14.8/10 万和 9.4/10 万。我国结直肠癌发病具有明显的地区分布差异。西北等经济水平落后地区显著低于东部沿海等经济水平高的地区，尤其在长江中下游经济水平高的地区，如上海等地为结直肠癌的高发区。城市地区结直肠癌发病率高于农村地区；经济水平更高的大城市又高于经济水平较低的小城市。

结直肠癌的患病率随着年龄的增长而升高，呈现老年化趋势，其中结肠癌更为显著，高龄成为结直肠癌发病重灾区。虽然相对于欧美地区，中国结直肠癌患者平均发病年龄更低，但随着人口增长、老龄化以及饮食习惯、生活方式的改变，中国结直肠癌的平均发病年龄随着时间推移逐渐后移更为显著。

中国人口基数庞大，结直肠癌发病与病死绝对例数增加趋势更为明显。且随着生活水平的提高和饮食结构的改变，结直肠癌的发病率也越来越高。

（二）结直肠癌的病因学

结直肠癌的病因学并不确切，与多方面因素有关，如家族史、饮食、炎症性肠病等相关。

1. 肠癌家族史

结直肠癌是多基因疾病，其发生主要与环境因素和遗传因素相关。如一级家属有肠癌病史者，患肠癌的风险较正常人增加。而在遗传性结直肠癌中，遗传因素的影响力更大。

有研究发现，大约 20% 结直肠癌患者有家族史，其中约 15% 为家族聚集性结直肠癌，通常是由于共同环境和饮食引起的；另外 5% 为遗传性结直肠癌。有遗传倾向的易患的结直肠癌的疾病包括家族性结直肠息肉病、遗传性非息肉病性结直肠癌、Gardner 综合征、Turcot 综合征、MUTYH 相关息肉病、黑色素斑 – 胃肠多发息肉综合征等。

2. 炎症性肠病

若有基础的肠道疾病，如结直肠息肉、结直肠腺瘤、炎症性肠病等疾病，在一定病程上有癌变的风险。炎症性肠病患者结直肠癌的发生率是普通人群的 2～5 倍。炎症性肠病引起癌变的机制可能与结肠黏膜长期的慢性炎症引起 DNA 损伤激活原癌基因表达有关。除此之外，疾病本身引起的肠道微生态的改变以及免疫抑制药物的应用也同样增加了癌变的风险。结直肠癌家族史、累及广泛结肠、病程超过 8 年、疾病严重程度较高、伴有原发性硬化性胆管炎等是炎症性肠病患者发生癌变的危险因素。由结肠炎导致的结肠癌称为结肠炎相关结肠癌，其存在特殊的病理学特征，表现为黏液性，多发生在结肠近端，多个癌变病灶并存的可能性更高。

3. 生活方式的影响

如不健康的饮食、烟、酒、久坐不动等。肠癌的发生与我们的饮食有很大的关系。高蛋白、高脂肪、低膳食纤维的饮食跟肠癌有明显的相关性。尤其是红肉、加工肉类摄入过多。欧美国家饮食中的培根、香肠和火腿被认为是肠癌的一级致癌因素，而我国常见的火腿肠、腊肠、香肠等同样也属于加工红肉。

红肉中含量较高的血红素铁已被证实可通过刺激内源性致癌亚硝基化合物的形成促进结肠癌的发生。且在高温下烹饪肉类会导致杂环胺（HCA）和多环芳烃（PAHs）的形成。两者与结直肠癌的发生有关。

目前的研究还发现，长期大量饮酒、吸烟也使肠癌的风险增加。吸烟是结直肠癌发病的重要风险因素之一，且与吸烟的年限和总量有一定的剂量 – 效应关系。乙醇氧化的有毒代谢产品——乙醛，可使结肠细胞致癌。同时，较高的乙醇消耗会使机体产生具有遗传毒性和致癌性的活性氧的增加，从而诱导氧化应激反应。另外，酒精可作为致癌物溶剂，促使致癌物进入口腔、食物、胃肠道等，影响激素代谢或干扰物维生素代谢和 DNA 修复机制，从而增加结直肠癌的发生风险。

4. 糖尿病和肥胖症

糖尿病、肥胖症等也会增加患肠癌的风险。肥胖是一种慢性代谢性疾病，体重指数（body mass index，BMI）升高是结肠癌死亡率上升的独立危险因素。且肥胖的人群其胰岛素水平增加，胰岛素的增加可以促进细胞生长和抑制细胞凋亡，这与结直肠癌的风险增加有关。目前观点还认为，肥胖引起的炎症信号激活、脂肪因子产生失调在肠癌发生的复杂代谢调节中发挥重要作用。

国内外多项研究还发现糖尿病和结直肠癌的发生发展具有密切相关性，即糖尿病患者的结直肠癌发病风险升高，糖尿病可视为结直肠癌的独立危险因素。同时与结直肠癌患者死亡率、总生存期也存在相关性。即相较未合并糖尿病的结直肠癌患者而言，合并糖尿病的结直肠癌患者术后长期全因死亡率明显增高、无复发生存期大约减少 5 年。发病机制可能包括高胰岛素血症、高血糖、慢性炎症与氧化应激等病理生理学改变，上述病理生理改变可能会参与结直肠癌的发生和发展过程，从而增加糖尿病患者的结直肠癌发病风险并对其预后产生不良影响。

二、结直肠癌的临床表现

（一）常见症状

早期可无明显症状，病情发展到一定程度可出现下列症状。

（1）排便习惯和粪便性质的改变：常为本病最早出现的症状。多表现为血便或大便潜血阳性，出血量多少与肿瘤大小、溃疡深度等因素相关。有时表现为顽固性便秘，大便形状变细。也可表现为腹泻，或腹泻与便秘交替。

（2）便血：轻者仅表现为大便潜血试验阳性，重者可表现为黏液血便、黏液脓血便或鲜血便，癌组织所在部位不同，出血量和性状也不相同，长期出血可产生继发性贫血。

（3）腹痛或腹部不适、痉挛性腹痛：多见于右侧结直肠癌。表现为右腹钝痛，或同时涉及右上腹、中上腹。因病变可使胃结肠反射加强，可出现餐后腹痛。结直肠癌并发肠梗阻时腹痛加重或为阵发性绞痛。

（4）腹部肿块：多数直肠癌患者经指检可发现直肠肿块，质地坚硬，表面呈结节状，局部肠腔狭窄，指检后的指套上可有血性黏液。腹部肿块提示已为中晚期。

（5）肠梗阻相关症状。

（6）全身症状：如贫血、消瘦、乏力、低热等。晚期患者有进行性消瘦、恶病质、腹腔积液等。右侧结直肠癌以全身症状、贫血和腹部包块为主要表现，左侧结直肠癌则以便血、腹泻、便秘和肠梗阻等症状为主。并发症见于晚期，主要为肠梗阻、肠出血及癌肿腹腔转移引起的相关并发症。

（二）大便异常的内容

1. 大便的次数

正常人大便1～2次。若大便1周少于3次，为便秘。若1天超过3次，为腹泻。

2. 大便颜色的改变

鲜血便：提示下消化道出血，常见于肛裂、痔疮、结直肠癌等。

柏油样便：上消化道出血时粪便呈黑色或褐色，质软且富有光泽，故称柏油样便。可见于上消化道出血等。

黏液便：黏液增多提示肠道受刺激或有炎症，常见于各种肠炎、细菌性痢疾及阿米巴痢疾、急性血吸虫病等。

脓便或脓血便：常见于细菌性痢疾、阿米巴痢疾、溃疡性结肠炎、结直肠癌等。

3. 大便形状的改变

正常大便为成形的、黄褐色软便。大便变细或有凹槽，可见于痔疮、直肠癌和直肠息肉。

肠癌首先出现的改变最直观的是大便的改变。如排便不规律、大便形状的改变或出现黑便，或大便带血。

科普知识

Ⅰ. 大便带血一定是痔疮吗？

大便出血不一定是痔疮。痔疮的发病率较高，常人常将大便带血误认为痔疮。痔疮一般表现为鲜血，且大便与血不混在一起，一般没有疼痛的感觉，大多是点滴状、线状或喷射状，有时是便后手纸带血，颜色以鲜红色居多。肠道出血分为上消化道出血和下消化道出血。上消化道出血离肛门远，多表现为黑便。下消化道出血，比如直肠恶性肿瘤、直肠腺瘤、直肠溃疡等，因离肛门近，也可表现为少量鲜血，但便血与粪便常混合。

Ⅱ. 排气次数多，是肠癌的表现吗？

经常排气并不等于肠癌。排气是我们机体再正常不过的生理现象了。每日饮食水会不自主地带入气体，这些气体的排出方式主要通过打嗝和肛门排气。排气次数增多主要与以下因素有关：①肠道菌群失调。产气菌和有害菌增多，使食物分解异常，产生气体排出体外。②长期便秘。胃肠蠕动差，大便堆积，频繁排气没有排便。③消化不良。食物在肠道不能及时消化，食物被腐败而产生大量气体。

Ⅲ. 哪些息肉容易变癌？

我们通常把生长在人体黏膜表面上的赘生物通称为息肉，而肠息肉就是肠黏膜表面隆起产生的赘生物。结直肠壁由多层组织构成。与粪便接触的最内层为黏膜。异常细胞生长（即息肉）通常发生在黏膜中。虽然大多数息肉不会转变成癌，但几乎所有的结直肠癌都是从息肉开始的。

息肉从病理上可以分为腺瘤样息肉和非腺瘤样息肉。腺瘤样息肉是公认的癌前病变。95% 结肠癌来源于腺瘤样息肉。虽说非腺瘤样息肉（如增生性息肉、炎症性息肉、错构瘤性息肉）癌变相对来说比较低。但任何一种息肉都是有癌变概率的。无论是哪种息肉，都应该引起重视，积极治疗和处理。

Ⅳ. 从肠息肉到肠癌有多远？

大肠是息肉的高发部位，由于很少引起不适，因此往往不容易被发现，多数在体检或检查其他疾病中被发现。

肠癌常被称为"懒癌"。从大肠息肉到大肠癌，这个过程一般需要 5～10 年，但有个体差异。据估计，一枚 5 mm 的肠息肉生长到 2 cm，需要 3～5 年。这时候肿瘤到肠腔约 1/4 圈，1 年后会超过半圈，约两年后会占满整个肠腔，这期间都会向外扩散的可能。目前已明确 80%～90%

大肠癌是由肠息肉一步步"进化"而来，经历"正常黏膜—黏膜上皮增生—腺瘤性息肉—腺瘤性息肉逐渐增大—结直肠癌"的过程。特点是腺瘤性息肉的癌变和其大小形态以及病理学类型有着密切的相关性。一般认为肠息肉的直径＞2 cm被认为是判断腺瘤性息肉恶变潜在可能性的关键指标。因此，仍要早期重视肠息肉。

Ⅴ.哪些肠息肉需要手术？

在肠道上的息肉，不论大小类型都建议尽早切除。因为只有切除后将息肉进行组织病理学检查，才可为下一步诊治做出方案。即使是炎症性息肉，若持续受炎症刺激，也可能会持续长大，并具有向腺瘤样息肉发展的可能。而息肉发展到一定程度还会引起长期便血、腹泻、肠套叠甚至肠梗阻等症状。当然，根据息肉的形态大小会选择不同的手术方式。

三、肠癌的分类及特点

（一）肠癌的分类

肠癌根据部位，常分为大肠癌和小肠癌。小肠癌发病率低。肠癌最常见的是大肠癌。大肠癌根据部位又分为结肠癌和直肠癌。结肠癌根据位置分为左半结肠癌和右半结肠癌。左半结肠癌是指左侧横结肠癌、降结肠癌和乙状结肠癌，右半结肠癌是指右侧横结肠癌、升结肠癌和盲肠癌。在我国，以直肠癌最多见，其次是结肠癌。结直肠癌按大体分型可分为溃疡型、肿块型、浸润型和混合型。按组织学分型可分为腺癌、腺鳞癌和未分化癌。其中以腺癌最常见，又可分为管状腺癌、乳头状腺癌、黏液腺癌和印戒细胞癌。

（二）肠癌的传播方式

（1）直接蔓延：癌可环绕肠壁扩展，也可沿肠浆膜向上向下浸润，同时向肠壁渗透，并可突出肠壁，向肠内浸润，可直接浸润邻近组织器官和腹壁。

（2）种植播散：大肠癌浸润肠壁浆膜时，癌细胞可脱落于腹腔而发生种植播散，可出现血性腹水。

（3）淋巴道转移：大肠癌如侵及黏膜肌层有淋巴道转移的风险，肿瘤细胞进入淋巴系统后，就可以随淋巴液引流向上扩散。

（4）血行转移：大肠癌血行转移相当常见，癌细胞侵入静脉后，由于肠系膜血管，向门静脉引流，肝脏转移常见。

（三）小肠癌的特点

小肠是胃肠道中最长的一段，约占全消化道长度的 75%。小肠癌是指发生于十二指肠、空肠与回肠的恶性肿瘤，小肠癌最常见的部位是十二指肠癌。小肠癌的发病率低，仅占消化道肿瘤的 5% 左右。尽管其发病率低，但其预后差，且常规检查难以发现，常出现漏诊。

小肠癌少见，其原因为：①小肠内容物为液体且偏碱性；②小肠细菌少；③特定的酶含量高；④运动快；⑤分泌高浓度 IgA；⑥小肠集合淋巴结多，以 T 淋巴细胞为主，免疫能力强。

小肠癌早期无症状或症状不典型，如恶心、腹胀和食欲减退等。中晚期才有明显症状，主要表现为腹痛、消化道出血、乏力、不完全性肠梗阻、腹部包块等。小肠癌最常见的有腺癌、类癌、淋巴瘤、肉瘤和恶性间质瘤。小肠癌明确诊断还是需要依靠小肠镜，并取得病理组织学结果。小肠癌的治疗首选手术治疗，再根据病理结果、患者状况和患者意愿决定后续治疗。

（四）左右半结肠癌的差异

左右半结肠癌是根据解剖学部位而划分。自回盲部起，直至横结肠的近端结肠都属于右半结肠，而从结肠脾曲起，余下的远端结肠则为左半结肠。右半结肠癌的发生率低于左半结肠癌。在胚胎起源上，右半结肠起源于胚胎的中胚层，由肠系膜上动脉供血，静脉血经肠系膜上静脉主要回流入右半肝。左半结肠起源于胚胎的外胚层，由肠系膜下动脉供血，静脉血经由肠系膜下静脉进入脾静脉，再经门静脉左支到左半肝。在临床表现方面，右半结肠癌主要表现为乏力、消瘦、腹痛、贫血、腹部肿块，而梗阻症状少见，因右半结肠肠腔较大，肠壁薄易扩张，肿瘤多呈外生隆起性生长。而左半结肠癌梗阻症状多见，因左半结肠肠腔狭小，肿瘤多呈浸润性环周生长，肠内容物较干硬，故左半结肠癌梗阻症状多见，除此之外，还有便血、黏液血便等症状。在预后方面，左半结肠癌容易早发现，预后比右半结肠癌更好。

四、肠癌的检查

（一）粪便试验 + 粪便 DNA

大便潜血试验常作为消化道恶性肿瘤早期诊断的一个筛选指标，其作为肠癌的筛查手段之一，简单快捷，但特异性不高。

粪便 DNA（人肠癌 SDC2 基因甲基化监测）是新型的结直肠癌筛查方法。主要用于筛查结肠癌以及进展期腺瘤型息肉。其检出率较高，检测方法方便，不需要肠道准备。若经检测呈阳性，建议进一步做肠镜检查。

（二）肛门指诊

肛门指诊是常规的检查项目，简单方便。医生可通过肛门指诊断判断肛肠疾病。肛门指检可以检查出低位直肠癌，还可进一步了解肿瘤的部位、大小、质地、累及的范围等。70% 的直肠癌可以通过肛门指诊发现，但对直肠之外的大肠无能为力。

（三）肠镜 + 病理活检

肠镜和病理活检是诊断肠癌的金标准。所以疑似结直肠癌患者均推荐行肠镜检查，必要时行病理活检检查。

（四）影像学检查

结肠钡剂灌肠检查：特别是气钡双重造影检查是诊断结直肠癌的重要手段。但疑有肠梗阻的患者应当谨慎选择。

CT 检查：推荐胸部 / 腹部 / 盆腔增强 CT 检查，评估肿瘤分期、疗效，以及随访。MRI 检查：适应证同 CT 检查。PET/CT 检查：不推荐常规使用，但对于病情复杂、常规检查无法明确诊断的患者可作为有效辅助检查。

（五）实验室及分子生物学检查

可检测血常规、血生化、肿瘤标志物（外周血癌胚抗原 CEA、CA19–9；有肝转移建议检测甲胎蛋白 AFP；疑有腹膜、卵巢转移患者建议检测 CA125）。在基因分子水平确诊为结直肠癌时，推荐检测 MMR 蛋白（MlH1、PMS2、MSH2、MSH6）表达和微卫星不稳定 MSI 检测。确诊为无法手术切除的结直肠癌时，建议检测 *K-ras* 及 *N-ras* 基因、*BRAF* 基因突变情况及其他相关基因状态。

科普知识

Ⅰ.为何胃肠镜发现不了小肠癌？

胃镜和结肠镜有一定的观察范围。胃镜只能观察到食管、胃和十二指肠，其他的消化道看不见。结肠镜只能观察整个大肠和一小段小肠。因此，胃镜和结肠镜不能检查小肠。目前对小肠癌的主要检查方法包括全消化道钡餐、小肠 CT、小肠 MRI、胶囊内镜、选择性动脉造影剂反射性核素扫描，双气囊小肠镜检等。

Ⅱ.了解胶囊内镜和双气囊内镜。

胶囊内镜：胶囊内镜只需被检者像吞服药物胶囊一样吞服胶囊内镜，整个检查过程需要 8～10 h,检查后胶囊从肛门自行排出。胶囊内镜具有安全、无创、依从性好等特点，但其不能进行病理检查和内镜下治疗。

双气囊内镜：双气囊内镜可以弥补胶囊内镜的缺点，进一步提高小肠疾病的确诊率，对小肠出血、小肠梗阻和不明原因的腹痛的确诊率高，目前是小肠疾病诊断的金标准。但检查时间长，有一定的操作风险。

Ⅲ.胶囊内镜可以取代胃肠镜吗？

胶囊内镜并不能代替胃肠镜。胶囊内镜主要弥补了胃肠镜对于小肠检查的不足。但对于胃肠道其他病变优势不足胃肠镜。并且若是胶囊内镜发现病灶，胶囊内镜不能取活检做病理诊断，仍需要做胃肠镜。

五、肠癌的治疗

（一）手术治疗

肠癌的治疗模式还是以手术为主的整合治疗。

0 期（$TisN_0M_0$）结直肠癌：建议内镜下切除，术后定期观察，不需要辅助治疗。

$T_1N_0M_0$ 结直肠癌：建议内镜下切除、局部切除或肠段切除术。如果具备预后不良的组织学特征，或者非完整切除，标本破碎切缘无法评价，推荐追加肠段切除术加区域淋巴结清扫。

对于 $T_2 \sim T_4$，$N_0 \sim N_2$，M_0 结肠癌，首选相应结肠切除联合区域淋巴结清扫。

对于 $T_2 \sim T_4$，$N_0 \sim N_2$，M_0 直肠癌必须行根治性手术治疗。中上段直肠癌推荐行低位前切除术。低位直肠癌推荐行腹会阴联合切除术或慎重选择保肛手术。中下段直肠癌必须遵循直肠癌全系膜切除术原则，尽可能锐性游离直肠系膜，连同肿瘤远侧系膜整块切除，尽量保证环周切缘阴性，对可疑环周切缘阳性者，应联合后续治疗。

（二）内科治疗

包括术前新辅助治疗、术后辅助治疗或全身治疗。

1. 结肠癌的内科治疗

术前新辅助治疗：对于初始局部不可切除的 T_4b 结肠癌，推荐化疗或化疗联合靶向治疗方案。必要时，在 MDT 讨论下决定是否增加局部放疗。对于初始局部可切除的 T_4b 结肠癌，推荐在 MDT 讨论下决定是否行术前化疗或直接手术治疗。

术后辅助治疗：Ⅰ期（$T_{1-2} N_0 M_0$）术后一般不需要辅助治疗；Ⅱ期有高危因素[组织学分化差（Ⅲ或Ⅳ级）且为错配修复正常（Pmmr）或微卫星稳定（MSS）、T_4、血管淋巴管浸润，术前肠梗阻／肠穿孔、标本检出淋巴结不足（少于 12 枚）、神经侵犯、切缘阳性）]者应行术后辅助化疗；Ⅲ期（$T_{1-4} N_{1-2} M_0$）术后常规行辅助化疗。

全身治疗：Ⅳ期的一、二线治疗推荐化疗联合靶向治疗。

2. 直肠癌的内科治疗

术前同步放化疗＋手术＋辅助化疗仍是中低位局部晚期直肠癌的标准治疗策略。

术前新辅助治疗：目的在于提高手术切除率，提高保肛率，延长患者无病生存时间。推荐新辅助放化疗仅适用于距肛门 < 12 cm 的直肠癌。直肠癌术前治疗推荐以氟尿嘧啶类药物为基础的新辅助放化疗。$T_{1-2} N_0 M_0$ 或有放化疗禁忌的患者推荐直接手术，不推荐新辅助治疗。T_3 和（或）淋巴结转移阳性的可切除直肠癌患者，推荐术前新辅助放化疗。T_4 期或局部晚期不可切除的直肠癌患者，必须行术前放化疗。治疗后必须重新评估，MDT 讨论是否可行手术。对于不适合放疗的患者，推荐在 MDT 讨论下决定是否行单纯的新辅助治疗。

术后辅助治疗：Ⅰ期（$T_{1-2} N_0 M_0$）术后一般不需要辅助治疗；Ⅱ期辅助放疗；Ⅲ期（$T_{1-4} N_{1-2} M_0$）术后常规行辅助化疗。

全身治疗：Ⅳ期的一、二线治疗推荐化疗联合靶向治疗。

（三）放疗

直肠癌放疗或放化疗的主要目的为辅助治疗和姑息治疗。辅助治疗的适应证主要针对Ⅱ～Ⅲ期直肠癌，姑息性治疗的适应证为肿瘤局部区域和（或）远处转移。对于某些不能耐受手或者有强烈保肛意愿的患者，可以试行根治性放疗或放化疗。

（1）Ⅰ期直肠癌不推荐放疗：手术切除术后，有以下因素之一，推荐行根治性手术，如拒绝或无法手术者，推荐术后放疗。如术后病理分期为 T_2；肿瘤最大径＞4 cm；肿瘤占肠周＞1/3；低分化腺癌；神经侵犯或脉管瘤栓；切缘阳性或肿瘤距切缘＜3 mm。

（2）临床诊断为Ⅱ期或Ⅲ期直肠癌，推荐行术前放疗或术前同步放化疗。

（3）根治术后病理学需诊断为Ⅱ期或Ⅲ期直肠癌，如果未行术前放化疗者，术后根据病情行术后辅助放化疗。

（4）局部晚期不可手术切除的直肠癌（T_4），必须行术前同步放化疗，放化疗后重新评估，争取根治性手术。

（5）Ⅳ期直肠癌：对于可切除潜在可切除的Ⅳ期直肠癌，建议化疗 ± 原发病灶放疗，治疗后重新评估可切除性；转移灶必要时行姑息减症放疗。

（6）局部区域复发直肠癌：可切除的局部复发患者，建议先行手术切除，然后再考虑是否行术后放疗。不可切除局部复发患者，若既往未接受盆腔放疗，推荐行术前同步放化疗，放化疗后重新评估，并争取手术切除。

六、结直肠癌肝转移

肝脏是结直肠癌血行转移最主要的靶器官。15%～25%结直肠癌患者在确诊时即合并有肝转移，而另有15%～25%的患者将在结直肠癌原发灶根治术后发生肝转移。肝转移是结直肠癌患者主要的死亡原因之一。

（一）初始可切除的肝转移的治疗

1. 全身化疗

（1）新辅助化疗：结直肠癌确诊时合并初始可根治性切除的肝转移（同时性肝转移），在原发灶无出血、梗阻或穿孔，且肝转移灶有清除后复发高危因素时推荐术前化疗。

结直肠癌根治术后发生的可根治性切除的肝转移（异时性肝转移）：原发灶切除术后未接受过化疗，或化疗 12 个月以前已完成，且肝转移灶有清除后复发高危因素时可采用术前化疗。肝转移发现前 12 个月内接受过化疗的患者，可直接切除肝转移灶。

（2）辅助化疗：肝转移灶清除后达到无疾病状态，推荐根据术前治疗情况及术后病理在 MDT 讨论下决定是否行术后辅助化疗。

2. 局部治疗

（1）肝转移灶手术的适应证：结直肠癌原发灶能够或已经根治性切除；肝转移灶可切除，且具备足够的肝脏功能；患者全身状况允许，无肝外转移病灶；或仅并存肺部结节性病灶。

（2）肝转移灶手术的禁忌证：结直肠癌原发灶不能取得根治性切除；出现不能切除的肝外转移病灶；预计术后残余肝脏容积不足；患者全身状况不能耐受手术。

（3）手术治疗：同时性肝转移如条件许可，可达到根治性切除的，建议结直肠癌原发灶和肝转移灶同步切除。术前评估不能满足原发灶和肝转移灶同步切除条件的同时性肝转移，先手术切除结直肠癌原发病灶，肝转移灶的切除可延至原发灶切除后 3 个月内进行，急诊手术不推荐结直肠癌原发灶和肝脏转移病灶同步切除。结直肠癌根治术后发生肝转移，既往结直肠癌原发灶为根治性切除且不伴有原发灶复发，肝转移灶能完全切除且肝切除量＜ 70%（无肝硬化者），应当予以手术切除肝转移灶。肝转移灶切除术后复发达到手术条件的，可进行 2 次、3 次甚至多次的肝转移灶切除。

（4）射频消融：射频消融也是根除肝转移灶的治疗手段之一，但局部复发率较高。一般要求接受射频消融的转移灶最大直径＜ 3 cm，且一次射频最多 3 枚。对于肝转移切除术中预计残余肝脏体积过小时，也建议对剩余直径＜ 3 cm 的转移灶联合射频消融治疗。

（5）立体定向放疗：立体定向放疗是肝转移灶可选的根治性治疗手段之一，给予病灶高精度、高剂量照射，是一种无创、耐受性好且有效的治疗手段。推荐肝转移灶接受立体定向放疗的指征包括：①肝转移数目≤ 3 枚，最大转移灶直径≤ 5 cm；②原发病灶稳定控制，无肝外转移灶或肝外转移灶小；③预期生存期≥ 3 个月；④肝脏未接受过放疗，且正常肝组织体积＞ 700 ml；⑤患者一般情况好，血清肝酶水平正常或低于正常值上线的 200%，凝血功能正常，Child–Pugh

分级 A 或 B。

3."潜在"可切除肝转移的治疗

必须经过 MDT 讨论制定治疗方案,建议全身化疗 ± 靶向治疗或其他治疗后再次评估,转化为可切除肝转移,按可切除治疗方案处理,仍为不可切除的,给予内科治疗。

(二)不可切除肝转移的治疗

1. 原发灶的处理

结直肠癌原发灶无出血、梗阻症状或无穿孔时可以行全身化疗,也可选择先行切除结直肠癌的原发病灶,继而进一步治疗。

结直肠癌原发灶存在出血、梗阻症状或穿孔时,应先行切除结直肠癌原发病灶,继而全身化疗。

2. 射频消融

推荐在以下情况考虑射频消融:一般情况下不适宜或不愿意接受手术治疗的可切除结直肠癌肝转移患者;预期术后残余肝脏体积过小时,可先切除部分较大的肝转移灶,对剩余直径< 3 cm 的转移病灶进行射频消融。

3. 放疗

对于无法手术切除的肝转移灶,若全身化疗、动脉灌注化疗或射频消融治疗无效,可考虑反射治疗。

七、结直肠癌肺转移

肺脏已成为仅次于肝脏的第二转移部位。与其他远处转移相比,肺转移病变相对生长较慢、总体预后较好。

诊断方法:除非出现癌性淋巴结炎、大面积胸膜转移等,结直肠癌肺转移患者一般不会出现呼吸道症状和体征。因此,推荐高分辨率胸部 CT 检查,不推荐采用其他影像学检查方法,如胸片和 MRI。推荐增强胸部 CT 扫描诊断纵隔及肺门淋巴结转移。

由于肺转移数量、位置、大小、原发灶、肺外转移以及基因分型等多种因素均影响其预后与治疗决策,因此需要在 MDT 讨论的模式下进行综合治疗。治疗手段包括全身系统治疗、根治性局部治疗(如 R0 手术切除、SBRT、消融术等)和局部姑息性治疗。

（一）可切除肺转移的治疗

推荐对可切除肺转移患者应积极采取手术切除，若因肿瘤部位、预计残存肺功能、患者耐受性、患者意愿等因素综合考虑不适合手术切除，可考虑进行放射治疗和消融术作为替代手段。

影像学的诊断可以作为手术的依据，不需要组织病理及经皮针刺活检证据。当影像学提示转移灶不典型等其他病情需要时，应通过组织病理对转移灶加以证实，或密切观察加以佐证。

（1）手术治疗原则：①原发灶必须能根治性切除（R0）；②肺外有不可切除病灶，不建议行肺转移病灶切除；③肺切除后必须能维持足够功能；④某些患者可考虑分次切除，肺外有可切除转移病灶，可同期或分期处理。

（2）射频消融：对于转移灶小（最大直径＜3 cm），远离大血管的肺转移灶，射频消融表现出良好的局部控制率（约90%）。

（3）立体定向放疗：①肺转移灶数目1～3枚，小病灶最多不超过5枚；最大径≤5 cm；②肺转移灶分布相对局限，同在一侧肺最优；周围型肺转移灶更适合立体定向放疗；③原发病灶控制稳定，无肺外转移灶或肺外转移灶已控制；④患者一般情况好，肺功能正常，预期寿命≥6个月。

（二）不可切除肺转移的治疗

对不可切除肺转移应行姑息治疗，包括全身系统治疗和姑息性局部治疗。全身系统治疗原则应充分考虑治疗目的、药物毒性，可考虑联合化疗或单药化疗 ± 靶向治疗。姑息性局部治疗是原发灶和肺内肺外转移灶无法全部根治性切除时，针对肺转移灶的局部治疗手段。在系统治疗后，根据具体病情可谨慎考虑试行姑息性肺转移灶局部治疗。

八、中医药治疗

（一）中医如何发挥优势作用

中医将肠癌归属于"肠瘤""肠覃""积聚""锁肛痔"的范畴。中医认为大肠癌是由内外因素共同作用引起，外因包括自然环境的风、寒、暑、湿、燥、火等邪气入侵机体，内因则包括饮食不节、忧思过度、情志失调等因素。历代医家在治疗肠癌的临床经验中，总结出多种治疗肠癌的治疗法则，如以"扶正为本、祛邪有度、全程调神、随证治之"的法则，运用"健脾补肾、化痰解毒、疏肝解毒、温阳通络"的抗癌四法，"从肝论治、以通为用、肺肠同治"的学术理念。

中医干预可渗透于肿瘤治疗的各阶段。在肿瘤的治疗阶段，中医药协同手术、放疗、化疗等治疗可"减毒增效"，增加放化疗的临床疗效，减轻放化疗毒副反应和术后并发症，如恶心、呕吐、便秘等症状；还可"扶正祛邪"，控制瘤体，实现带瘤生存。与单纯手术治疗相比，中医联合手术治疗可明显提高大肠癌患者的远期疗效，改善患者的预后，提高治疗效果。且手术作为有创操作，中医治疗有助于改善大肠癌手术患者的术后恢复速度，降低术后并发症发生率，能够进一步提高患者的术后免疫功能，促进胃肠功能的恢复，减少辅助化疗不良反应，进一步提高生活质量。

在手术、化疗、放疗、靶向药物等常规治疗后，也就是康复阶段。中医药的巩固、维持治疗，可增强肿瘤患者的免疫能力，提高生活质量，降低复发与转移发生率。在癌前病变期间，中医药可"扶正祛邪"，改变体质状态，防止病情恶变。中医治疗除了口服中药汤剂外，还有针灸、艾灸、灌肠、穴位按摩等外治法，在结肠癌的治疗中同样发挥着作用。

（二）放射性肠炎的中医治疗

放射治疗是直肠癌的治疗手段之一，放射性肠炎是指肿瘤患者放疗后出现急性肠黏膜炎，肠黏膜可出现糜烂、溃疡或出血，严重者可诱发直肠狭窄或瘘管形成。临床表现为大便次数增加、腹痛、腹泻，便血、里急后重、肛门灼热坠痛等。中医认为本病属于本虚标实、虚实夹杂之证。可通过辨证论治给予中药口服，还可通过局部给药方式，如中药直肠灌肠，使中药药液直达病所，直接作用于溃疡表面，其针对性较强、起效迅速，提高肠道内局部药物的浓度，尽可能地延长药物与病灶接触的时间，促进溃疡面愈合。除此之外，中医还有针灸等其他手段，可发挥平衡阴阳、保护肠黏膜、减轻放疗对正常黏膜的损伤。

（三）结肠癌术后排便功能损害的中医治疗

结肠癌术后患者因手术导致肠道解剖结构改变、肠黏膜受损、肠道神经损伤、肠道菌群失常，导致手术后容易引起排便功能损害，出现以便秘、排便费力、排便次数增多、排便紧迫感、排便不尽感、腹泻及失禁等为主的临床表现，严重影响患者术后的生活质量。中医在治疗术后排便功能损害方面具有独特的优势。除通过辨证口服中药汤剂，其他中医手段，如走罐法、针灸治疗、敷脐疗法等中医手段有同样作用。如针对便秘、腹胀、排便困难的情况，可以采用中医腹部按摩、走罐的方法进行干预治疗。针对大便次数多，甚至难以控制，尤其是受冷后症状会明显加重患者，可以采用隔姜温灸的方法进行干预治疗，也可采用温针灸、敷脐疗法的方法，起到调节脏腑气血阴阳、起到健脾除湿之功效。

科普知识

肠癌术后患者肠造口的护理。

（1）术后要注意观察造口的血运及有无回缩等情况。

（2）造口用品应当具有轻便、透明、防臭、防漏和保护周围皮肤的性能，患者佩戴合适。

（3）保持肠造口周围皮肤清洁干燥。长期服用抗菌药物、免疫抑制剂和糖皮质激素的患者，应特别注意肠造口部位真菌感染。

九、肠癌的预后和筛查

（一）肠癌的预后

结直肠癌预后（5年生存率）主要和分期相关。Ⅰ期为80%～90%，Ⅱ期为70%左右，Ⅲ期一般在30%～50%，Ⅳ期在10%左右，在恶性肿瘤中算是比较有希望治愈的癌症。但关键是早发现、早诊断、早治疗。相信随着治疗的进步，结直肠癌的预后会越来越好。

科普知识

结直肠癌会遗传和传染吗？

结肠癌的发生是环境因素和遗传因素双重作用的结果。有1/3结直肠癌患者有家族史，但真正因为基因导致结直肠癌的很少。

大多数结直肠癌本身不是遗传性疾病，但有明显遗传倾向的疾病。因为在一个家族中有相似的不好的生活习惯和饮食习惯。但是，可以肯定的是结直肠癌并不会传染。家族现象并不等于传染。

（二）如何预防结直肠癌

（1）早筛查、早诊断、早治疗：早筛查、早诊断、早治疗是预防大肠癌的重要手段。

（2）了解遗传概率：若直系家属中有肠道肿瘤或其他肿瘤的家族史，应重视筛查，可通过基因检测了解家属患病种类，观察基因检测靶点的基因突变，了解遗传风险的概率。

（3）及时处理肠道息肉：肠道息肉是癌前病变，及时处理肠息肉，避免进一步进展。

（4）高纤维饮食：多吃富含膳食纤维饮食，能降低肠癌的发生。

（5）适当运动：运动是促进新陈代谢的重要环节，也是预防肠癌的重要因素，可降低肠癌的发病率。

（三）结直肠癌的筛查

预防结直肠癌，定期筛查很重要。

1. 一般风险人群

一般风险人群是指 50～74 岁，无明确高危因素人群。首筛推荐进行高危因素问卷调查和免疫法大便潜血试验（fecal immunochemical test，FIT）检测，任一项阳性者需进一步行结肠镜检查。如无法行肠镜检查，可考虑多靶点大便 FIT-DNA 检测。若结肠镜发现腺瘤，建议每隔 1～3 年复查结肠癌。若未发现腺瘤，每隔 5 年复查结肠镜。

2. 高危人群

高危人群指有结直肠腺瘤病史、结直肠癌家族史和炎性肠病等的人群。对于高危人群，如筛查对象有 2 个以上亲属确诊结直肠癌或进展期腺瘤（直径 ≥ 1 cm，或伴绒毛状结构，或伴高级别上皮内瘤变），建议从 40 岁开始或比家族中最早确诊结直肠癌的年龄提前 10 年开始，每 5 年进行 1 次结肠镜检查。对腺瘤性息肉综合征或致病突变基因携带者，建议每年行结肠镜检查。

3. 筛查方法

问卷法；大便潜血试验（FIT）；多靶点粪便 FIT-DNA 检测；肠镜。

科普知识

Ⅰ. 化疗期间副作用小是不是代表化疗效果差? 化疗效果不好意味着没救了吗?

大家都知道,化疗期间大多数患者可能会有明显的副反应,但有一部分患者在化疗期间没有明显的反应或者反应轻微,因此有患者就有疑问,化疗期间反应小是不是代表化疗效果差。其实化疗的副反应与治疗效果没有密切相关性。化疗反应小可能因部分人身体素质好,对于化疗药物的毒性,代谢能力强,那么可能化疗反应就不大;还有可能进入化疗周期较短,化疗药物在体内储存不够,可能随着后期化疗周期的延长,累积剂量增加,毒性就会慢慢反映出来;还有可能有些化疗药物毒副作用不是体现在消化道反应上。

那如果化疗效果不好是不是意味着没救了?其实对于肿瘤患者来说,即使是最有效的治疗方案,仍可能有一部分患者是无效的,因为影响化疗的因素很多。恶性肿瘤的治疗是一个多学科的综合治疗。且随诊现代医学的进步,多种治疗手段的出现,化疗效果不好,并不意味着没救了。我们还可以进行基因检测进行肠癌的精准治疗,联合靶向治疗或免疫检查点抑制剂等。

Ⅱ. 肠镜做完有哪些注意事项?

(1)若是无痛肠镜,做完肠镜后应当有家属陪同,因无痛肠镜会有麻醉的风险,导致短暂意识或者判断力的减弱。

(2)做完肠镜之后,应该密切关注自身有无不适。若有轻微的腹胀、腹痛是正常,但是,若出现腹胀或者腹痛加重,疼痛难忍,建议大家及时就医,排除消化道穿孔的风险。

(3)若出现大便出血的情况,也建议及时就医。由专业的医师评估出血的量,并予以专业的建议。

(4)饮食方面,建议暂时以流质饮食为主。

第十章　原发性肝癌

一、肝癌的流行病学特点

肝癌是造成居民因癌症死亡的常见原因,其死亡率居全球癌症死亡的第4位。已有流行病学研究证实,乙型肝炎病毒(hepatitis B virus,HBV)感染是导致肝癌的最重要的危险因素。其次,丙型肝炎病毒(hepatitis C virus,HCV)、黄曲霉毒素、饮酒、代谢性因素如肥胖和糖尿病等也有可能是促使肝癌发生的危险因素。不同地区由于肝癌危险因素的分布、筛查实施现状以及治疗等情况存在差异,导致各地区肝癌疾病负担不同。根据最新的GLOBOCAN数据库,2020年,全球估计新发肝癌905 677例,占全球癌症发病的4.69%,发病率为9.5/10万。其中发病率最高的为东亚地区(17.8/10万),中国肝癌发病率为18.2/10万,高于地区平均水平,同时中国的肝癌死亡率(17.2/10万)也是最高,作为对比,东亚地区的日本的肝癌死亡率仅为4.8/10万。从年龄别发病来看,肝癌发病数随年龄增加逐渐上升,40岁之后发患者数开始迅速增加,65岁左右达到高峰,肝癌死亡率也随年龄增长而逐步增加。

(一)肝癌的家族史

肝癌已被提出是一种多基因遗传性疾病,它的发生是遗传因素和环境因素综合作用的结果。流行病学已证实肝癌有家族聚集的现象,分子遗传学的研究证实遗传易感基因在原发性肝癌的发病中有重要的作用。大量研究也表明遗传因素在原发性肝癌发病中占有一定的作用。有报道研究认为,HBsAg阳性患者的一级亲属患肝癌风险大;也有研究认为,原发性肝癌患者在同一家系中的发生不是均等的概率分布,而呈家族聚集现象,并且主要集中在一级亲属中。

（二）肝炎与肝癌的关系

病毒性肝炎是原发性肝癌（HCC）最常见的病因，尤以乙型病毒（HBV）感染与肝癌的关系密切，HBV 感染是原发性肝癌的首要病因。流行病学研究发现在全球范围内，慢性 HBV 感染区与 HCC 发生区有极大的相似之处，在低 HBV 感染的区域，HCC 的发病率也比较低。另有研究发现，80% HCC 患者都伴有 HBV 的感染，无论这些患者是否生活在高 HBV 感染的地区，在他们的血液中检测到了 HBsAg 和抗 –HBc 阳性。此现象说明 HBV 感染与 HCC 发生之间存在密切的关系。伴有肝硬化的 HBV 慢性携带者患肝癌的概率要高于那些没有肝硬化的 HBV 携带者。我国是乙型肝炎病毒（HBV）感染高发区，大约有 60% 的人群感染过 HBV，其中 10% 的人群为 HBV 表面抗原（HBsAg）携带者（达 1.2 亿人）。每年有 80 万～ 100 万人患急性肝炎；更为重要的是我国每年有 30 万人死于与乙肝有关的肝癌及肝硬化。乙型肝炎病毒与原发性肝癌的相关性可表现在如下几个方面：①原发性肝癌与 HBsAg 携带者的发生率相平衡；②原发性肝癌患者血液中常有 HBV 感染抗原抗体之一种和数种，其中以 HBsAg 与抗 –HBc 双阳性最为常见，近年发现抗 –HBe 阳性亦多见；③原发性肝癌的家族聚集现象亦见于 HBV 感染聚集的家庭；④ HBsAg 阳性的原发性肝癌，其癌旁组织的细胞内亦可检出 HBsAg；⑤组织培养的人肝癌细胞可分泌 HBsAg 和 AFP；⑥肝癌患者的癌细胞内有 HBV–DNA 整合。

（三）导致肝癌的生活"恶习"

不良饮食习惯是肝癌的致病原因。预防肝癌要改善饮水条件，防止食物霉变和防治肝炎。其次是监控高危人群。乙肝病史、丙肝病史或有癌症家族史，有长期酗酒史并患有慢性肝病临床表现者以及已经确诊的肝硬化患者，均属肝癌高危人群。

（1）乙型肝炎病毒感染是肝癌最主要的致病因素，肝癌患者 HBV 感染率高达 90%，HBV 感染者发生肝癌的概率较无 HBV 感染者高数十倍，HBV 感染与肝癌高发区域在全球的分布上基本一致，患肝癌的危险性大，肝癌细胞中存在较高的 HBV–DNA 整合。而丙型肝炎病毒被认为是发达国家肝癌发病的主要致病因素之一。HCV 感染大多数通过血液途径，随着血制品应用的增多，HCV 感染在我国也有上升趋势。

（2）黄曲霉素是肝癌发生的一个重要致癌因子。其污染多见于发霉的花生、玉米，在温湿地区肝癌的发生和死亡率高，就是因为黄曲霉素的致肝癌作用。

（3）饮水污染与肝癌相关。微量元素与肝癌发生也有关，曾有报道血清硒水平肝癌低于肝硬化，肝硬化低于慢性肝炎，慢性肝炎低于正常人。肝癌患者术前血硒含量接近健康人水平者，预后较好，反之预后差。

（4）防病毒感染的药物滥用。慢性肝炎患者肝癌的发生概率比正常人高出100倍。因此，预防感染乙肝、丙肝病毒是重点，然而很多药物都可能会引起肝脏损伤，不可乱服，如抗生素、止痛药、避孕药、降糖降脂药、治疗感冒的药等。另外，许多乙肝病毒感染者乱服药、迷信民间偏方，一些以"保肝药""提高免疫力药物""营养药"为标榜的药物，往往名不符实，使用后有可能会加重肝功能损害。

（5）污染的海产品。由于污染，海产品可能会含有各种肝炎病毒，一旦食入，有可能导致急性肝炎的发生。这也是我国东南沿海一带是肝癌高发区的原因之一。这些生活习惯虽然不会直接导致肝癌的发生，但叠加之后就会有肝癌危险。

（6）心理压力。情绪，工作压力，尤其是不良心态对免疫系统有较大的打击，火上浇油。这种情绪长期持续，就会导致一系列的神经、内分泌和免疫功能的变化，使血液中的抗癌细胞明显减少，癌变就会真的发生。

二、肝癌的临床表现

原发性肝癌起病隐匿，早期缺乏典型症状。临床症状明显者，病情大多已进入中、晚期。本病常在肝硬化的基础上发生，或者以转移病灶症状为首发表现，此时临床容易漏诊或误诊，应予注意。

（一）肝区疼痛

是肝癌最常见的症状，半数以上患者有肝区疼痛，多呈持续性胀痛或钝痛，是因癌肿生长过快、肝包膜被牵拉所致。如病变侵犯膈，疼痛可牵涉右肩或右背部；如癌肿生长缓慢，则可完全无痛或仅有轻微钝痛。当肝表面的癌结节破裂，可突然引起剧烈腹痛，从肝区开始迅速延至全腹，产生急腹症的表现，如出血量大时可导致休克。

（二）肝脏肿大

肝脏呈进行性增大，质地坚硬，表面凸凹不平，常有大小不等的结节，边缘钝而不整齐，常有不同程度的压痛。肝癌突出于右肋弓下或剑突下时，上腹可呈现局部隆起或饱满；如癌位于膈面，则主要表现为膈肌抬高而肝下缘不下移。

（三）黄疸

一般出现在肝癌晚期，多为阻塞性黄疸，少数为肝细胞性黄疸。前者常因癌肿压迫或侵犯胆管或肝门转移性淋巴结肿大而压迫胆管造成阻塞所致；后者可由于癌组织肝内广泛浸润或合并肝硬化、慢性肝炎引起。

（四）肝硬化征象

在失代偿期肝硬化基础上发病者有基础病的临床表现。原有腹水者可表现为腹水迅速增加且具难治性，腹水一般为漏出液。血性腹水多因肝癌侵犯肝包膜或向腹腔内破溃引起，少数因腹膜转移癌所致。

（五）恶性肿瘤的全身性表现

有进行性消瘦、发热、食欲不振、乏力、营养不良和恶病质等。

（六）转移灶症状

如转移至肺、骨、脑、淋巴结、胸腔等处，可产生相应的症状。有时患者以转移灶症状首发而就诊。

（七）伴癌综合征

指原发性肝癌患者由于癌肿本身代谢异常或癌组织对机体影响而引起内分泌或代谢异常的一组症候群。主要表现为自发性低血糖症、红细胞增多症；其他罕见的有高钙血症、高脂血症、类癌综合征等。

三、肝癌的分型

关于肝癌的分型有很多种，肝癌是发生在肝脏里的肿瘤，也是我国常见的恶性肿瘤之一。关于肝病的分类，根据病因不同，种类的划分也不同。下面就讲述一下肝癌的分型。

（一）根据体积分型

块状型：癌块直径在 5 cm 以上，超过 10 cm 者为巨块型。此型又可区分为单块、多块和融合块状 3 个亚型。肿块边缘可有小或散在的卫星结节。

结节型：癌结节最大直径不超过 5 cm。此型又可区分为单结、多结节和融合结节 3 个亚型。有时结节旁有细小的癌结节。

弥漫型：癌结节较小，弥漫地分布于整个肝脏而与肝硬化不易区别。

小癌型：单结节肿瘤直径 < 3 cm，或相邻两个癌结节直径之和 < 3 cm。患者无临床症状，但血清 AFP 阳性，肿瘤切除后降至正常。

（二）组织学肝癌的分型

肝细胞型：癌细胞呈多角形，核大，核仁明显，胞质丰富。癌细胞排列成巢状或索状，癌巢之间有丰富的血窦。癌细胞有向血窦内生长趋势。肿瘤分化程度按 Edmonsn 氏标准分四级，以 Ⅱ、Ⅲ 级为多，但同一病例可呈现不同的分化程度。纤维板层样癌是新近注意的一类型肝细胞癌，包绕癌巢有板层状纤维，手术切除率高，以年轻人多，预后较普通型癌为好。

胆管细胞型：细胞呈立方或柱状，排列成腺体。癌细胞多来自胆管上皮，也有来自大胆管的。

混合型：部分组织形态似肝细胞，部分似胆管细胞，有些癌细胞呈过渡形态。

（三）肝癌一般分型

单纯型：临床和化验检查无明显肝硬化表现者。

硬化型：有明显的肝硬化临床和化验表现者。

炎症型：病情发展迅速并伴有持续癌性高热或血清谷丙转氨酶升高 1 倍以上者。

科 普 知 识

肝癌发展三部曲。

日常生活中，我们经常能听到人们谈论"乙型肝炎－肝硬化－肝癌三部曲"。所谓"三部曲"，即感染了乙型肝炎病毒，患上慢性乙型肝炎，进一步发展到肝硬化，最终罹患肝癌。那么，"三部曲"的过程能不能被阻断呢？

首先来认识一下第一部曲"慢性肝炎阶段"。慢性乙型肝炎病毒感染一般可分为 4 个期，即免疫耐受期、免疫清除期、低复制期和再活动期。

在这个阶段中，免疫清除期和再活动期的患者病情进展快，非活动期或低复制期的患者病情最稳定。尽量使病情处于低复制期，避免病情活动是比较有利的，也是现有条件下治疗的基本目标。

第二部曲是肝硬化阶段，反复的病情活动，肝脏的持续损伤是肝硬化主要原因。肝硬化又分为代偿期和失代偿期，代偿期肝硬化病情相对稳定，无并发症，如果治疗恰当可以维持正常生活很多年。失代偿期是肝硬化的比较严重阶段，主要的界限是患者出现了肝昏迷、腹水、腹膜炎、消化道出血或肝肾综合征等并发症，通常这个阶段的患者平均存活期为5～7年。

三部曲的最后一部是"肝癌"，原发性肝癌是临床上最常见的恶性肿瘤之一。肝癌的发生的确与肝硬化有很大关系，非肝硬化的患者较少发生肝癌，肝硬化患者中肝癌的年发生率为3%～6%。

因此，对于"三部曲"正确的认识应该是：慢性乙型肝炎是肝硬化、肝癌发生的最重要的基础，肝硬化、肝癌是乙型肝炎发展的最终结果。但是，三部曲不是每个乙型肝炎患者的必然之路，只是很小部分的乙型肝炎患者会发生肝硬化，甚至肝癌。

那么，怎样才能打破三部曲的链条呢？

第一，积极有效的抗病毒治疗是控制三部曲进展的根本，病毒的数量和机体的免疫状态是病情发展的基础。只有控制住病毒的复制，才能够减少或阻断慢性肝炎向肝硬化、肝癌发展。第二，肝炎的活动与肝硬化的发生呈明显的正相关，与肝癌的发生也有明显的相关性。保护肝脏不受侵害和肝功能正常，可以降低肝硬化、肝癌的发生率。第三，定期检查甲胎蛋白等肿瘤标志物，以及肝脏的影像学检查是早期发现肝癌的最有效方法之一。即使乙肝患者和乙肝病毒携带者在病情稳定时，也应每半年做1次肝脏B超检查，这样才有可能做到在发现肝癌时，肿瘤处于早期状态，从而争取到早期手术治疗治愈的机会。

因此，只要能正确地认识三部曲的发生发展规律，及早地进行监测、预防和治疗，三部曲的链条是有可能打破的。同时，戒酒、保持良好心态、积极体能锻炼对于提高机体免疫力，防止病情进一步发展也会有很好的帮助。

四、肝癌的早期诊断和筛查方法

肝癌的早期诊断包括定性诊断和定位诊断两方面。

（一）肝癌的定性诊断

对肝癌来说，早期无特异的症状和体征，若待症状、体征出现，已多属晚期。因此，肝癌的早期定性诊断主要依赖实验室检查。

1. 病理组织和病理细胞学检查

病理组织学检查对肿瘤的定性诊断最有价值。取得肝癌活组织的方法是在超声引导下肝穿刺。病理组织和病理细胞学检查对肝癌的进一步认识有重大的意义，虽属侵入性检查和有并发出血或肿瘤播散的危险，仍可选择施行。但需说明的是穿刺活检也可能出现假阴性结果。

2. 常用肿瘤标记物检查

AFP：AFP 是诊断肝癌标记物中最有价值的一个。如能达到 400 μg/L 以上，持续存在 4 周以上，并能排除个别假阳性的情况，甚至即可据以做出肝癌的定性诊断。AFP 在肝癌早期，甚至在肝癌的症状出现之前 8 个月，便可出现阳性结果。所以 AFP 可用于肝癌的早期诊断。包括对于肝癌手术切除后的复发的早期诊断。AFP 在一定量（如 > 400 μg/L）、一定持续时间（如 4 周）的前提下对肝癌的诊断有相对的特异性。

γ-GT：γ 谷酰胺转肽酶（γ-GT，GGT）在许多肝胆疾病中都增高，但经聚丙酰胺凝胶电泳，可将其分为 12 条区带，其 II，带即 γ-GT II，对肝癌有较高的特异性，在 AFP 阴性的病例中亦有 84% 为阳性，有助于肝癌的定性诊断。

DCP：脱羧凝血酶原（DCP）或称为异常凝血酶原，曾被寄予很大希望。有报道 DCP 在肝癌中约有 80% 阳性率，如与 AFP 联合检测，则阳性率可达 87%，尤其是 DCP 具有很高的特异度。但 DCP 在小肝癌中阳性率不高，在 3 cm 以下的肝癌中阳性率仅为 20%，直接影响了其在肝癌早期诊断方面的价值。

（二）肝癌的定位诊断

1. 超声显像

实时超声检查俗称 B 超检查，是肝癌定位诊断中最为简便易行的方法。超声检查为非侵入性、无损伤检查，可反复实施，故为肝癌定位检查首选之检查方法。

2. 计算机断层扫描（CT）

肝癌在 CT 片上多呈圆形或椭圆形低密度病灶，边界大多清楚，甚至可见假包膜，较大的病灶常可见更低密度的坏死区。为使病灶显示更清楚，可经静脉注射碘造影剂后再行扫描，称为增强扫描。CT 除可显示肝癌病灶所在的部位、癌结节的数量、大小及与大血管、胆管的关系外，尚可显示肝门静脉癌栓、肝门淋巴结转移、肝脏附近组织或器官癌的侵袭或转移。此外，CT 尚可显示肝脏的外形、脾脏的肿大、有无腹水，对于较全面地了解肝癌和肝脏的情况十分有益。增强扫描不仅使肝癌病灶显示更为清晰，而且可用根据造影剂进入病灶及滞留的情况来与肝囊肿、血管瘤做鉴别诊断。

3. 核磁共振（MRI）

MRI 的特点是一种无损伤性检查方法，可以从横断面、冠状面及矢状面三维成像。运用不同的脉冲序列可产生不同的磁共振信号，而获得不同的 MRI 图像。根据不同的脉冲周期重复时间和回波延迟时间可得到不同的加权图（T_1、T_2、质子密度加权图）。MRI 诊断肝癌的临床用途与 CT 相仿，并可互补。由于 MRI 比 CT 有更多的显像参数，理论上说，MRI 在肝脏病变诊断中的地位，特别对肝癌的早期诊断显得更加重要。

（三）肝癌的诊断标准

肝癌的诊断标准可以参阅中国抗癌协会肝癌专业委员会提出的诊断标准，其基本内容如下。

（1）病理诊断：肝内或肝外病理学检查证实为原发性肝癌。

（2）临床诊断：① AFP ≥ 400 μg/L，能排除活动性肝病、妊娠、生殖腺胚胎源性肿瘤及转移性肝癌者，并能触及坚硬及有肿块的肝脏或影像学检查具有肝癌特征性占位性病变者。② AFP < 400 μg/L，有两种影像学检查具有肝癌特征性占位性病变或有两种肝癌标志物（AFP 异质体、异常凝血酶原、γ- 谷氨酰转肽酶同工酶 II 及 α–L– 岩藻糖苷酶等）阳性及一种影像学检查具有肝癌特征性占位性病变者。③有肝癌的临床表现并有肯定的肝外转移病灶（包括肉眼可见的血性腹水或在其中找到癌细胞）并能排除转移性肝癌者。

（四）常用的筛查方法

（1）AFP：血清 AFP 检查的血样可以是静脉血或末梢血。目前普遍应用 ELISA

法，有现成的试剂盒。其灵敏度高，方法简便，且价格低廉，但也易出现假阳性。有几种情况也会出现 AFP 升高，如肝病活动、生殖系统肿瘤、怀孕期间等，进一步检查时需要排除这些情况。如 AFP 增高而肝功能正常，应以影像学检查定位。若不能定位，应每月随访至 AFP 转至正常或确诊肝癌。利用 AFP 进行肿瘤筛查，安全性大，但也存在一定的问题：早期时阳性率较低，当肿瘤处于晚期时灵敏度才提高。早期肝癌的敏感度约为 60%。特异度约为 95%（排除肝病活动）。我国约有 30% 肝部患者的 AFP 阴性，单独用 AFP 检查会遗漏这部分患者。所以，通常合并超声检查以提高敏感度。

（2）实时超声：超声比起其他影像学检查有容易操作、无创伤性、重复性强和相对花费少等特点。日本和中国台湾地区的研究肯定地证实了超声能检测小肝癌，有些学者甚至认为它的价值超过 AFP。事实上，如单独以 AFP 作为筛查的方法，将会遗漏 40% 以上的小于 3 cm 的小肝癌。超声可检测到直径 1～2 cm 的肝癌，它的灵敏度取决于肿瘤的回声类型、检查医生的经验、仪器的性能。肝癌在超声显像的表现有不同的回声类型：小肿瘤通常表现为低回声，而大肿瘤由于继发组织学的变化，如纤维化、脂肪变性等，常呈现出不规则的不等回声或高回声。在肝硬化患者中，定期超声检查随访，可检测到小于 3 cm 的肝癌，而 3 cm 被认为是一重要的关系患者预后的分界点。

科普知识

Ⅰ. 肝区疼痛是肝癌前兆吗？

一般情况下，肝脏疾病的主诉症状多是会出现一些消化不良的症状，肝脏部位本身的症状倒是很少见，不过当出现肝区疼痛症状的时候，一定意味着出现了比较严重的肝脏疾病了，肝区疼痛是肝癌的典型症状之一，肝癌的症状主要是以下几点。

（1）疼痛：肝区疼痛是肝癌的首发症状之一，疼痛位置多位于右肋部或剑突下，性质多为间歇性或持续性隐痛、钝痛或刺痛，疼痛可时轻时重，也可短期自行缓解，但肝区疼痛前患者可有明显的右上腹不适症状。

（2）消化道症状：食欲下降、嗳气、消化不良、恶心、饭后上腹饱胀感等，这些都是肝癌的常见症状，其中以食欲减退和腹胀最为常见。

（3）发热：出汗、发热在多数时候不是肝癌的症状之一，但是中低度发热，或者持续的高热，这才可能是肝癌的症状表现。

（4）消瘦乏力：莫名的消瘦、乏力亦是肝癌症状，且最为常见。随着病情的发展，消瘦程度可加重，严重时可出现恶病质。

Ⅱ.为什么肝癌发现多已是中晚期？

肝癌早期难以被发现，原因可能有多方面。

（1）患者的肝脏代偿功能良好。对于普通人而言，一般情况下，只要有30%的肝脏，就足以维持人体的正常运转。肿瘤虽然已经侵犯到肝脏，甚至侵犯到血管，但只要有30%的肝脏没受影响，就不会表现出症状。这并不意味着患者可以高枕无忧，因为肿瘤的生长速度极快，等肿瘤细胞把肝脏都侵犯了，便会出现黄疸、腹水等症状，到那时治疗已难奏效。

（2）肝癌早期没有症状，患者不会主动到医院就诊，给早期诊断带来困难。肝癌又大多发生在慢性肝炎、肝硬化的基础上，所以很难依靠这些症状来诊断肝癌。即使摸到肿块或有黄疸、腹水，有时也难以与结肠癌、胰腺癌区别开来。

（3）肝癌的症状在早期很不明显，甚至患者在患病后较长时间毫无感觉，待病情发展到一定程度才会逐步产生一些肝区疼痛、食欲下降、疲乏无力、日渐消瘦等症状，到晚期则会有黄疸、腹水、呕血、昏迷等表现。

（4）肝脏不像其他器官，如肺出现问题会表现咳嗽、憋气等症状，消化道出现问题有腹痛、腹泻等信号告知我们它们出现了状况。肝脏没有任何信号，尤其在疾病的早期，如果有症状，则说明它已超过了负荷。因为肝脏本身它没有痛觉神经，只是它的表面有一层包膜是有神经的，所以肝脏对一些"小毛病"没有明显的疼痛感觉，一旦感到肝区疼痛，那就是肝脏大小发生了变化牵动了周围的组织和肝脏的外膜所致。

五、肝癌的早期筛查

（一）筛查对象

应该对所有肝癌高危人群进行筛查。肝癌高危人群指年龄在 35 岁以上，有乙型肝炎病毒或丙型肝炎病毒感染的血清学证据，或有慢性肝炎史者。在此人群中 AFP 筛查肝癌的检出率为 501/10 万，为自然人群的 34 ～ 35 倍。

（二）筛查起始年龄和终止年龄

男女发病率之比为 3∶1，并且女性的发病年龄较男性稍晚。可以根据财力、物力和人力来决定不同的起始年龄和终止年龄。根据各地不同的经济状况，可以考虑对男性 35 岁或 40 岁以上，女性 45 岁或 50 岁以上的高危对象进行筛查。至于终止年龄，根据发病率变化的特征，建议定在 65 岁。

（三）筛查间隔时间

每 3 ～ 6 个月筛查 1 次应是合理的。每 6 个月 1 次的筛查，所发现的肝癌 3/4 以上为亚临床肝癌；若筛查间隔时间过短，如每 3 个月 1 次，则会造成受检者心理上负担过重，并且筛查成本增加。所以在实际工作中，将筛查的间隔控制在半年左右比较合适。

（四）筛查方案

筛查的方案要根据经济和医疗条件而定。理想的筛查方案是联合应用 AFP 和超声显像，可以极大地降低漏诊率。由于超声显像对超声医生有一定的要求，所以如果没有合格的超声医生，可以单用 AFP 筛查。如果经济不能保证采用联合筛查试验，可以单用超声显像筛查。不过此两种情况皆肯定增加漏诊的可能。

第十一章 胆道系统癌

一、胆道恶性肿瘤的流行病学特点

胆道恶性肿瘤（biliary tract cancer，BTC）是一种源于胆道系统且恶性程度较高的恶性肿瘤。BTC 主要包括肝内外胆管癌（Cholangiocarcinomas，CC）和胆囊癌（gallbladder carcinoma，GBC），其中胆管癌又根据解剖位置分为肝内胆管癌（intrahepatic cholangiocarcinoma，ICC）和肝外胆管癌（extrahepatic cholangiocarcinoma，ECC），肝外胆管癌依据胆囊管与胆总管汇合点进一步分为肝门部胆管癌（portal cholangiocarcinoma，PCC）和远端胆管癌（distal cholangiocarcinoma，DCC）。其中，GBC 最为常见，占 BTC 的 80%～95%，全球发病率位居消化道肿瘤第 6 位。与其他常见癌种相比，胆道肿瘤在我国发病率并不高，年新发例数约为 11.3 万人，约占所有消化道恶性肿瘤的 3%，近年发病率呈上升趋势。发病年龄多为 50～70 岁，但也可见于年轻人。手术、放疗、化疗是胆道恶性肿瘤主要治疗手段，其中外科手术仍是目前唯一可能根治性的方案。但由于胆道恶性肿瘤发病隐匿、缺乏特异性症状，早期发现及确诊困难，约 50% 的胆道恶性肿瘤患者在诊断时为进展期，生存期低于 1 年。约只有 10% 的患者就诊时具有手术机会，术后 1 年内的转移复发率高达 67%，5 年存活率低于 5%。

胆管癌中肝门部胆管癌占 50%，肝外胆管癌占 40%，肝内胆管癌不到 10%。根据 WHO 分类，混合肝细胞型胆管癌（也称胆管癌合并肝癌）是最近才被认识的一种肝外胆管癌亚型，在所有类型肝癌中占不到 1%。胆囊癌在胆囊恶性肿瘤中占首位，其他还有肉瘤、类癌、原发性恶性黑色素瘤、巨细胞腺癌等。原发性胆囊癌临床上较为少见，根据国内报道仅占所有癌总数的 1% 左右。本病男性患者发病率较女性高，但西班牙裔女性人群除外，其肝内胆管癌发病率较男性高；胆管癌在儿童中很少见。肝内胆管癌死亡率在美国印度安人部落和阿拉斯加土著居民以及亚洲人群中最高，在白人和黑人中最低。发病率的上升及诊疗手段的提高增加了胆管癌的发病率。但目前 BTC 全球发病率呈现上升趋势，以亚洲国家最为常见。

二、胆道恶性肿瘤的临床表现

临床表现主要为伴有上腹部不适的进行性黄疸，食欲不振、消瘦、瘙痒等，如合并胆结石及胆道感染，可有发冷、发热等，且有阵发性腹痛及隐痛。如位于一侧肝管，癌肿开始常无症状，当影响至对侧肝管开口时才出现阻塞性黄疸；如胆管中部癌不伴有胆石及感染，多为无痛性进行性阻塞性黄疸，黄疸一般进展较快，不呈波动性。检查可见肝大，质硬，胆囊不肿大；如为胆总管下端部，则可扪及肿大的胆囊，如肿瘤破溃出血，可有黑便或大便潜血试验阳性，贫血等表现。常见的症状体征如下。

（1）黄疸：多呈进行性加重。大便灰白，可伴有厌食、乏力、贫血、皮肤瘙痒和体重减轻。少数无黄疸者主要有上腹部疼痛，晚期可触及腹部肿块。

（2）胆囊肿大：病变在中、下段的可触及肿大的胆囊，Murphy 征可能阴性，而上段胆管癌胆囊不可触及。

（3）肝脏肿大：肋缘下可触及肝脏。黄疸时间较长可出现腹水或双下肢水肿。肿瘤侵犯或压迫门静脉，可造成门静脉高压致上消化道出血；晚期患者可并发肝肾综合征。

（4）胆道感染：可出现典型的胆管炎表现。

三、胆道恶性肿瘤的诊断及筛查

（一）超声波

作为无创性检查，可以直观探查胆道壁厚度、有无扩张增大、腔内肿块以及胆道管腔是否通畅等情况，是 BTC 的首选检查方法，可用于初步诊断及长期随访。对于具备癌前病变的高危人群可进行超声监测。胆囊息肉大小是与恶性风险最相关的因素。当胆囊息肉直径大于 20 mm 时，应在分期完成后按胆囊癌处理。对于直径 6～9 mm 的胆囊息肉，推荐超声监测（6 个月到 1 年，然后 5 年内每年 1 次），当发现息肉增大到 10～20 mm 时切除。

（二）胆道肿瘤其他影像学诊断性检查

（1）一般原则（适用于胆道肿瘤影像检查）：①一般推荐采用 CT（平扫或增强）、腹盆部多期增强 CT 或 MRI。② PET/CT 敏感度有限而特异度较高，在其他检查结果存疑时可以采用。在术前进行常规 PET/CT 检查没有得到前瞻性临床实验结果的支持。

（2）血清癌胚抗原（CEA）和 CA19-9 检测：在 CC 的诊断、疗效和转移复发监测有一定意义，与超声检查相结合，可以作为高危人群的初步检查手段，但是敏感度和特异度都比较低。

（3）病理组织学和 / 或细胞学检查是确诊 BTC 的金标准。获得病理组织学或细胞学标本的方法包括直视下手术活检、胆汁中脱落细胞学检查以及穿刺活检术等。ERCP 下刷检脱落细胞检查是 CC 首选的病理学诊断方法。但刷片的敏感性较低，当结果为阴性或不能明确时，可以考虑 ERCP 引导的活检或超声内镜引导的细针穿刺。

（4）对于影像学上发现可疑肿块的患者，推荐胆囊切除术加整块肝切除术、淋巴结切除术、伴或不伴胆管切除术。在大多数病例中，活检是不必要的，建议在最终切除前行诊断性腹腔镜检查。在选定的患者中，如果病理证实为癌症，在相同的情况下，可能有必要先进行胆囊切除术（包括术中冰冻切片），然后再进行明确的切除。

科 普 知 识

Ⅰ. 胆囊息肉、胆囊结石的"尽头"是胆系肿瘤吗？

胆囊息肉是否会发生癌变，首先需要辨别息肉的性质：第一种，胆固醇性息肉：65% 以上的胆囊息肉属于"胆固醇性息肉"，是暴饮暴食导致胆汁里胆固醇增多，最后多到无法溶解而形成的结晶，和胆结石是亲兄弟，一般情况下极少发生癌变。同时如果改善饮食习惯，它还有可能缩小。第二种，真性息肉：主要包括胆囊腺瘤、腺肌瘤、炎性息肉、腺瘤样增生这几种。炎性息肉是结石长期刺激合并慢性胆囊炎形成的，几乎不癌变；腺肌增生症、腺瘤样增生，有 3%～6% 的概率癌变；胆囊腺瘤的癌变率最高，在 30% 左右。

胆囊结石根据结石的性质分为胆固醇结石，胆色素结石，以及混合性结石。胆囊结石可以在胆囊里活动，如果胆囊结石堵塞了胆囊管或者小的结石掉到胆总管里面，可以引起明显的症状，例如腹痛，发热，黄疸，严重的还可以导致梗阻性化脓性胆管炎，出现休克，中枢神经系统症状，可危及生命。胆囊结石长期存在胆囊中，与胆囊壁摩擦，可导致损伤，出现炎症，有一定的机会癌变。

Ⅱ．胆管癌和胆囊癌是一回事吗？

1. 发生部位不一样

（1）胆管癌：发生在左、右肝管至胆总管下端的肝外胆管的恶性肿瘤，约占胆道恶性肿瘤的1/3。多见于肝门胆管癌，少见于十二指肠上缘以上的胆总管癌和胰腺段的远端胆总管癌。

（2）胆囊癌：是发生在胆囊部位的肿瘤，约占胆道恶性肿瘤的1/2，不同地区与种族之间差异明显。

2. 临床症状不同

（1）胆管癌：主要临床表现为进行性无痛性黄疸，包括深色尿，巩膜黄染，皮肤黄染，陶土变及瘙痒。

（2）胆囊癌：早期没有特异、典型的症状，晚期胆囊癌的主要症状是右上腹痛、黄疸、右上腹部有硬块、体重下降，胆囊癌如果直接扩散胃及十二指肠，可引起胃幽门梗阻。

二者的表现区别之一是黄疸发生率不一样。胆管癌黄疸发生率高，出现早而且重；而胆囊癌黄疸发生率低，出现晚而且轻。

3. 病因不同

（1）胆管癌：胆管癌的病因目前尚不清楚，与胆管结石和胆管感染、肝吸虫、肥腻肉类饮食有关，近年呈逐步上升趋势。具有早期诊断困难、恶性程度高、治疗方法有限、预后差等特点。

（2）胆囊癌：胆囊癌的原因并不那么明确，有可能是胆结石或胆囊炎，长时间慢性刺激形成胆囊黏膜上皮增生癌。

四、胆道恶性肿瘤的治疗

（一）胆囊癌的治疗方案

根治性切除手术是唯一可能治愈胆囊癌的方法。胆囊癌术前与术中评估需要进行准确的评估。胆囊癌病情评估内容包括 T 分期、淋巴结转移、远处转移情况；术中再次评估分期及可切除性，旨在为选择合适的治疗策略提供依据。胆囊癌根治性切除的条件包括：①R0 切除为目标的胆囊及邻近器官癌灶切除和区域性淋巴结清扫；②剩余肝脏功能可代偿，可保存或重建其脉管结构；③患者可耐受手术创伤。

近年来，除了手术及放化疗之外，胆囊癌的分子靶向治疗、免疫治疗也取得了令人鼓舞的结果。未来胆囊癌的化疗结合靶向治疗及免疫治疗有望为胆囊癌患者带来更大生存获益。

（二）胆管癌的治疗方法

对于没有手术指征的胆管癌，特别是针对胆管癌中晚期具有全身播撒倾向或者已经转移的肿瘤，化疗是主要的治疗手段。不同于肝癌，化疗对于胆管癌有效率相对高一些。所以化疗也是被作为胆管癌（术后及不可切除）的一线治疗方案。对于局部无法切除的 iCCA 的部分患者，大剂量适形的体外放射治疗（EBRT）已经成为一种较为有效的治疗方法，尤其对于右肝的肿瘤，远离胃肠道，放射治疗尤为适宜。

科普知识

胆囊疾病切除胆囊后"一劳永逸"？

胆囊切除术后有一定比例的手术并发症发生。以腹痛、腹胀、腹泻为主要的术后并发症。

（1）术后非器质性胆源性腹痛：胆囊切除术后患者持续性或发作性上腹痛的发生率为 23.8% ～ 37%，大多数为胆源性疼痛，在排除其他腹腔器质性疾病之后，胆源性腹痛主要由胆管 Oddi 括约肌功能障碍（SOD）造成。胆囊切除术后，胆囊与 Oddi 括约肌之间原有的协调作用被破坏，括约肌呈痉挛状态，胆汁不易排出，胆总管扩张，管壁张力增高，出现右季肋区痛。

（2）术后腹胀腹泻：胆囊切除后，在非消化期，胆汁失去贮存场所，Oddi括约肌相对松弛，导致胆汁持续低流量排入肠道。因此在消化期就缺乏足够浓度和数量的胆汁来辅助消化食物，从而出现腹胀、腹泻等症状。

五、中医"疏肝利胆"的依据

胆道肿瘤的主要病机在于湿浊阻滞，肝胆功能失调，中医疗法疏肝利胆的疗效在胆道肿瘤的治疗中占着非常重要的一部分；胆附于肝，《难经·四十二难》："在肝之短叶间。"《灵枢·本输》：胆与肝通过经脉络属构成表里关系，为"中精之府"，贮存和排泄胆汁。中医认为胆汁由肝之余气所化生，肝的疏泄功能可直接控制和调节胆汁的排泄。而胆道肿瘤的发生很大一部分原因也是由于肝主疏泄等生理功能的失调。因此，"疏肝利胆"法在胆道肿瘤的治疗过程中常常被运用到。《血证论·脏腑病机论》亦云："肝属木，木气冲和调达，不致遏郁，则血脉得畅。"《医贯·郁病论》谓："予以一方治其木郁，而诸郁皆因而愈，一方者何？逍遥散是也。"肝木升发，则气机顺畅，胆管得通，精汁下流，瘀阻减轻，则胁肋胀痛、黄疸等症减轻。临床随症多用疏理肝气之品，如郁金、八月札、佛手、绿萼梅等，可缓解气机瘀滞诸症，改善患者病情；然肝胆瘀滞，久则化热，气机停阻，水湿内生，易变生湿热之象，故理气之余，当酌加茵陈蒿、田基黄、垂盆草、鸡骨草、海金沙等清利退黄之品；药物治疗的同时，配合积极的心理疏导，使肝木得以升发，情志得畅，方能最大限度地辅助疾病治疗。

六、胆道恶性肿瘤的预后和预防

（一）预后

胆管癌起病隐匿，通常发现较晚，未经治疗的胆管癌出现临床症状后平均存活时间为3～4个月。合理、彻底的手术治疗方式对于胆管癌患者的预后有重要作用。早期诊断，争取根治性或联合切除的扩大根治术，是改善胆管癌预后的最佳方法。

胆囊癌的预后则与其临床分期密切相关。总体来说，进展期患者预后较差，5年总生存率难以突破5%～10%，80%的终末期患者生存期不超过1年。

（二）预防胆管癌

胆管癌的发病与饮食结构与方式有一定的关系，因此，合理的胆管癌饮食是治疗与康复的重要保证。由于胆汁排泄障碍，消化和吸收受到影响，尤其是多脂肪的食物就更不容易消化，故临床上常见纳呆、食少、食后腹胀、恶心等症状。所以应选择易于消化吸收的食物，多食新鲜蔬菜和水果，不吃或少吃油类、高脂肪食物，有黄疸出现时应禁食油腻饮食，每天保证摄入充分的纤维素含量，必须禁酒戒烟，要视体力活动情况，调整总热量使之平衡，同时积极治疗胆管癌的危险因素，如胆管腺瘤、胆管囊腺瘤、肝吸虫、乙肝病毒等，一定程度上能减少胆管癌的发生。

（三）胆管癌术后的中医干预

中医认为，癌症的发生是正邪相争，正不胜邪的结果，故在胆管癌的治疗中一方面要扶正固本，一方面要祛邪消瘤。胆管癌手术后，辅以中医药治疗，通过扶正祛邪、益气、养血、调和脾胃，能使患者体质得到一定程度恢复。化疗与中药合用，可减少化疗药物的毒副作用，提高机体免疫能力，增强患者对治疗的耐受力，同时有疗效相加之功效。放疗时配合中药，可减轻放疗的损伤，促进机体正常功能的恢复，增强体质，提高疗效。

第十二章 胰 腺 癌

一、胰腺癌的病因学

胰腺癌是消化道常见恶性肿瘤之一，病因尚不十分清楚。其发生与吸烟、饮酒、高脂肪和高蛋白饮食、过量饮用咖啡、环境污染及遗传因素有关。

遗传因素：据统计，一个家族中如果有 1 人罹患胰腺癌，那么该家族中的其他人患胰腺癌的概率是一般人群的 4 倍；如果家族中有 2 个人罹患胰腺癌，则家族中的其他人患胰腺癌的概率是一般人群的 12 倍；若家族中有 3 个人罹患胰腺癌，则家族中其他人患胰腺癌的概率将比一般人群高出 40 倍。

不良的饮食习惯：研究显示，高脂肪、高热量、高盐的摄入，在容易患上高血压等心血管疾病的同时，也极易罹患胰腺癌。

吸烟：吸烟者患胰腺癌的概率是非吸烟者的 2 ～ 2.5 倍。香烟中的尼古丁会影响胰腺的分泌，促使致癌物质进入胆管，然后再反流进入胰管，进而导致胰管上皮发生癌变。此外，香烟燃烧产生的烟雾具有活跃人体新陈代谢的作用，也可导致胰腺癌变。

内分泌紊乱：内分泌紊乱是一种常见现象，可以发生在年轻人身上，也可以发生在老年人身上，也是常见的胰腺癌的病因。男性发病率较绝经期前的女性为高，女性在绝经期后则发病率增高，与男性相似。

此外，近年来的研究发现，糖尿病人群中胰腺癌的发病率明显高于普通人群；也有人注意到慢性胰腺炎患者与胰腺癌的发病存在一定关系，发现慢性胰腺炎患者发生胰腺癌的比例明显增高；另外还有许多因素与此病的发生有一定关系，如职业、环境、地理位置等。

二、胰腺癌的诊断方法

（一）超声检查

腹部超声是胰腺癌普查和诊断的首选方法。其特点是操作简便、无损伤、无放射性、可多轴面观察，并能较好地显示胰腺内部结构、胆道有无梗阻及梗阻部位。超声的局限性是视野小，容易受胃、肠道内气体以及体型的影响。同时还应强调，超声受检查医生的水平、经验、观念以及所用设备的影响较大，有一定的主观性，必要时要结合增强 CT、磁共振（MRI）以及化验检查等综合考虑。

（二）CT 检查

CT 是目前检查胰腺最佳的无创性影像检查方法，主要用于胰腺癌的诊断和分期。平扫可大致显示病灶的大小、部位，但不能准确定性诊断，也不利于显示肿瘤与周围结构的关系。增强扫描则能够较好地显示胰腺肿物的大小、部位、形态、内部结构及与周围结构的关系。CT 能够较准确地判断有无肝转移及肿大淋巴结。

（三）PET-CT 检查

PET-CT 检查是近年来肿瘤诊疗领域中应用渐广的一种手段，可以较为准确的评估病变的性质及范围，对恶性肿瘤的分期诊断和恰当治疗方案的选择有较高的价值。

（四）MRI 或 MRCP 检查

核磁共振成像（MRI）及磁共振胰胆管成像（MRCP）检查目前不作为诊断胰腺癌的首选方法，但当患者对 CT 增强造影剂过敏时，可进行 MRI 扫描以代替增强 CT 进行诊断和临床分期；另外，当有些病变难以定性时，可在 CT 检查的基础上加做 MRI 检查以补充 CT 影像的不足。MRCP 对确定胆道有无梗阻及梗阻部位、梗阻原因具有明显优势，且与内镜下的逆行胰胆管造影（ERCP）、经肝穿刺胆管造影（PTC）等有创检查手段相比，安全性高。

（五）免疫学检查

早期无特异性血生化改变，肿瘤阻塞胆管可引起血胆红素升高，伴有谷丙转氨酶（ALT）、谷草转氨酶（AST）等酶学改变。胰腺癌患者中有 40% 会出现出现血糖升高和糖耐量异常。同时血清中 CEA、CA19-9 等肿瘤标志物可能升高。

（六）穿刺活检

在体表超声或超声内镜的引导下，对病变部位行穿刺活检，取得的标本做组织病理学或细胞学检查，可有助于确定胰腺癌的诊断。但针吸检查阴性，并不能完全否定恶性的诊断，还需结合影像、化验等检查来综合考虑，必要时可能需要重复穿刺。

科普知识

Ⅰ.为什么胰腺癌很难诊断？

一是早期症状不典型，容易被忽视，而且很多时候没有症状，患者经体检偶然发现胰腺肿瘤；二是胰腺位于腹膜后，位置深在，周围解剖结构复杂，相关症状或体征易被掩盖或误诊为其他器官疾病；三是胰腺血供丰富，易侵犯血管，发生血行转移；四是目前影像学水平有了很大很高，但仍然难以发现 1～2 cm 的肿瘤。超声作为筛查手段，敏感性有限。

因此，不明原因的腹部和背部疼痛、黄疸以及突发糖尿病时，应警惕胰腺癌的可能。此外，还应尤其重视腰背部痛伴有明显消瘦，原因不能解释的消化不良、腹胀，有上腹部血管杂音等症状。

Ⅱ.如何看待 CA19-9 升高？

CA19-9 并非肿瘤特异性抗原，因为它在具有分泌作用的正常腺上皮细胞中广泛存在，几乎人体各个器官和组织的上皮中都发现存在 CA19-9 的表达。因此，绝大部分正常人在血清中可以检测到 CA19-9。当它升高时，尽管可能是恶性，但也很可能是良性，即诊断的特异性不足。

（1）良性疾病：胰腺炎、肝炎、胆道炎症及梗阻性疾病就是 CA19-9 升高最常见的几种良性疾病。生理状态下，胆汁、胰液和肠道消化液中 CA19-9 就维持在较高水平，这些 CA19-9 都是由腺体上皮细胞分泌产生的。当发生炎症和梗阻时，管腔内的液体无法正常通畅地排出，且血管通透性增加，管腔内容物进入血管速度加剧，因此表现为血清 CA19-9 升高。而肾衰等疾病的 CA19-9 升高，则很可能与 CA19-9 无法及时地从循环中代谢清除有关。

（2）恶性疾病：恶性疾病 CA19-9 升高的机制与良性疾病类似。只不过,在恶性疾病发生时,肿瘤缺氧导致的细胞增生更快,产生的 CA19-9 更多,细胞破坏更严重,释放入血的 CA19-9 总量就更大。此外,恶性疾病常常诱发新生血管形成,血管浸润破坏,进入循环中的 CA19-9 会更高。

因此,对于胰腺癌来说,CA19-9 无法用于胰腺癌的早期筛查。因为 CA19-9 在胰腺癌发生早期很少升高,即使在胰腺癌病灶已能被 CT 发现但还 < 3 cm 时,也仅有 50% 的患者出现血 CA19-9 升高。CA19-9 在胰腺癌中的最大作用就是用于评估胰腺癌患者的术后复发以及对术后放疗化疗的疗效。

Ⅲ.胰腺癌的 4 个信号。

(1)消化道症状:有数据研究表明,大约有 10% 的胰腺癌患者早中期会出现不同程度的消化道症状。这是因为胰腺不仅负责分泌胰岛素,同时其外分泌腺还负责分泌出各种消化酶,参与脂肪、蛋白质等物质的消化过程。当消化酶分泌异常时,患者就会有厌食、厌油、恶心呕吐、消化不良等症状。因此,千万不要盲目地认为只是消化不好,也有可能是胰腺癌的伪装。

(2)短时间内消瘦:由于胰腺癌影响到了营养物质的消化和吸收,同时癌肿瘤增长也需大量营养物质维持,在和健康细胞争夺营养的过程中,患者身体也会迅速消瘦。据临床数据来看,有将近 1/3 的患者早期都有不同程度的消瘦表现,甚至是半年内就消瘦了十几千克。

(3)梗阻性黄疸:如果癌变部位在胰腺头部的话,那患者早期就会可能出现黄疸症状。因为胰头和胆管临近,当癌肿侵犯或压迫胆管之后,胆汁就无法进入十二指肠参与消化,大量胆红素进入血液内,从而诱发梗阻性黄疸症状,比如巩膜黄染、大小便颜色异常、全身皮肤黏膜发黄、陶土色大便等。

(4)疼痛:发展到中晚期阶段的胰腺癌,患者会出现不同程度的腹痛症状。主要以闷堵感、钝痛为主,且疼痛时间不固定、没有任何疼痛规律,不过一般患者都是到了夜间疼痛加重。由于胰腺癌位置比较深,患者大部分对疼痛位置不能准确感知,甚至误认为是胃痛,因此耽误了胰腺癌的检查和诊断。

三、胰腺癌的治疗原则

多学科综合诊治是任何分期胰腺癌治疗的基础，可采用多学科会诊的模式，根据不同患者身体状况、肿瘤部位、侵及范围、临床症状，有计划、合理地应用现有的诊疗手段，以求最大幅度地根治、控制肿瘤，减少并发症和改善患者生活质量。胰腺癌的治疗主要包括手术治疗、放射治疗、化学治疗、介入治疗和最佳支持治疗等。对拟行放、化疗的患者，应作 Karnofsky 或 ECOG 评分。

手术切除是胰腺癌患者获得治愈机会和长期生存的唯一有效方法。然而，超过 80% 的胰腺癌患者因病期较晚而失去手术机会。

胰腺癌内科药物治疗可应用于各个期别的患者，包括可切除和临界可切除患者的术前新辅助/转化治疗、根治术后患者的辅助治疗、以及局部晚期或转移复发患者的治疗。内科药物治疗不仅可以延长患者的生存时间，同时可减轻晚期患者的疼痛、提高生存质量。根据患者病情及体力状况评分适时地进行药物及剂量的调整。重视改善患者生活质量及合并症处理，包括疼痛、营养、精神心理等。推荐内科药物治疗前对局部晚期和转移性胰腺癌进行基因检测，包括但不限于 BRCA1/2、NTRK1/2/3、PALB2、ATM/ATR 和 RAS 等，有助于指导最佳药物治疗方案并参与新药的临床研究。对晚期转移性胰腺癌标准治疗失败的患者，可考虑在有资质的基因检测机构行高通量测序来寻找适合参与的临床研究或药物治疗。

放射治疗是胰腺癌的重要局部治疗手段之一，贯穿各个分期。可手术切除局限性胰腺癌，如因内科疾病不耐受手术或拒绝手术，推荐精准根治性放射治疗结合同期化疗增敏，是提高这部分患者长期生存的新选择。临界可手术切除患者可直接接受高剂量放疗或联合化疗，根据治疗后疗效决定是否行手术切除。同期放化疗是局部晚期胰腺癌的首选治疗手段。

中医药有助于促进胰腺癌术后机体功能恢复，减少放疗、化疗及靶向药物治疗的毒性反应，缓解患者症状，改善患者生活质量，可能延长生存期，可以作为胰腺癌治疗的重要手段之一，可单独应用或与其他抗肿瘤药物联合应用。遵从中医辨证论治原则采用中药复方治疗是中医最常用的方法之一，可根据患者个体差异，开展个体化治疗，具有一定优势；在减轻肿瘤相关并发症，改善患者生活质量，延长患者生存方面有一定的疗效。

四、胰腺癌的预防

（一）定期检查

因为胰腺癌的遗传性，如果家族中曾有过胰腺癌患者，或者本身是糖尿病患者，那么就需要定期到医院进行检查，而诊断胰腺癌的检查有 B 超和腹部 CT，这样能够及时发现胰腺癌，早期的胰腺癌治愈的概率还是很大的。

（二）戒烟

烟草中的致癌物质能增加胰腺癌的可能。

（三）调整饮食

为了避免高血糖，糖尿病患者在日常饮食中需要避免糖分较高、脂肪较多的食物。而糖尿病与胰腺癌的关系也日渐被关注。

（四）规律生活、多运动

避免暴饮暴食，高血脂、肥胖等，研究显示，急性胰腺炎，反复发作的慢性胰腺炎为胰腺癌的一个风险因素。

五、胰腺癌术后的血糖管理

全胰切除术后已经成为根治胰腺癌的重要方式。但是由于将胰腺整个切除，胰腺的分泌功能丧失，术后会出现各种代谢异常情况。同时，手术创伤会在一定程度上导致胰岛素抵抗增加，使得外周组织葡萄糖吸收减少，增加内源性葡萄糖的分泌，经手术治疗后由于疼痛和长时间卧床引起的应激性高血糖，能够导致伤口感染和伤口愈合延迟等并发症，严重影响了患者预后。胰岛素作为高血糖的首选药物，通过在不同时机进行胰岛素输注可以影响血糖控制效果，在此过程中密切监测血糖变化，不仅可以控制高血糖水平，还可预防低血糖和血糖波动范围过大等的发生，有利于促进患者康复。

目前，控制胰腺手术患者术后血糖水平多采用在营养液中加入胰岛素的方法，同时根据血糖水平分次注射胰岛素。另有研究显示，持续微量泵注胰岛素治疗的患者，血糖波动范围更，可避免术后低血糖或高血糖的发生，在相对较小的胰岛素剂量下，即可使患者血糖稳定地控制在理想水平范围内，且与多次皮下注射胰岛素治疗的患者相比，持续微量泵注胰岛素治疗的患者切口愈合更快，切口感染发生率及住院时间也明显降低。

第十三章 肾 癌

一、肾癌的流行病学特点

肾细胞癌（renal cell carcinoma，RCC）是起源于肾小管上皮的恶性肿瘤，占肾脏恶性肿瘤的 80%～90%。肾细胞癌的组织病理类型最常见的为透明细胞癌，其次为乳头状肾细胞癌及嫌色细胞癌，以及集合管癌等少见类型的肾细胞癌。

随着医学影像学的发展，早期肾细胞癌的发现率逐渐增长，局限性肾细胞癌经过保留肾单位的肾脏肿瘤切除术或者根治性肾切除术（radical nephrectomy，RN）可获得满意的疗效。据统计，目前确诊时即已属晚期的患者已由数年前的 30% 下降至 17%，随着靶向治疗的持续发展及免疫治疗的兴起，晚期肾细胞癌的疗效也逐步得到改善。

据 2018 中国肿瘤登记年报的资料显示，2015 年中国肾细胞癌新发患者数占的恶性肿瘤第 17 位，死亡人数占第 18 位。中国肾细胞癌发病粗率为 4.02/10 万，年龄标准化发病率为 2.66/10 万；其中男性肾细胞癌发病粗率为 5.10/10 万，年龄标准化发病率为 3.43/10 万；女性肾细胞癌发病粗率为 2.92/10 万，年龄标准化发病率为 1.89/10 万。

科普知识

Ⅰ. 认识沉默的杀手—肾癌。

肾癌亦称肾细胞癌、肾腺癌，是最常见的肾脏实质恶性肿瘤，由于平均寿命延长和医学影像学的进步，肾癌的发病率比前增加，临床上并无明显症状而在体检时偶然发现的肾癌日见增多，可达 1/2～1/5。肾癌多发生于 50～70 岁，男性比女性发病率高一倍以上。肾癌的病因至今不清。有统计表明可能与吸烟有关，特别是男性患者。另外，肾癌有家族现象，提示可能有遗传因素参与。

与其他癌症相比，肾癌是一个"沉默杀手"。早期的肾癌基本没有任何明显症状，临床上 9 成以上的肾癌患者是在体检或其他疾病检查中无意发现的。

Ⅱ . 肾癌是遗传的吗？

大部分肾细胞癌是散发性的，遗传性肾细胞癌占肾细胞癌总数的 2%～4%，多以常染色体显性遗传方式在家族中遗传，由不同的遗传基因变异造成，这些基因既包括抑癌基因又包括癌基因。已明确的遗传性肾细胞癌包括希佩尔－林道（von Hippel-Lindau，VHL）病（双侧多发的肾透明细胞癌和肾囊肿）、MET 基因相关的遗传性乳头状肾细胞癌、延胡索酸水化酶基因异常引起的遗传性平滑肌瘤病和肾细胞癌、伯特－霍格－杜布（Birt-Hogg-Dube，BHD）综合征（多发性肾嫌色细胞癌、杂合性嫌色细胞和嗜酸细胞肾肿瘤、乳头状肾细胞癌）、$HRPT_2$ 基因相关的甲状旁腺功能亢进－颌骨肿瘤综合征（混合型上皮和基质肿瘤、乳头状肾细胞癌）。一般认为如下人群可能是遗传性肾细胞癌的潜在患者：①≤ 45 岁的肾细胞癌患者；②双侧 / 多发肾脏肿瘤；③肾细胞癌家族史（至少 1 个一级亲属，至少 2 个二级亲属）；④肾细胞癌合并其他肿瘤病史（嗜铬细胞瘤、胃肠道间质瘤、神经系统血管网状细胞瘤、胰腺神经内分泌肿瘤等），合并其他病变如肺囊肿、自发性气胸等；⑤合并少见的皮肤病变（平滑肌肉瘤、血管纤维瘤等）；⑥个人或家族有肾细胞癌相关综合征病史。对于这部分患者，可以建议本人及相关家属进行基因突变检测。

二、肾癌的临床表现

肾细胞癌患者的临床表现复杂多变，这些临床表现有些是肾肿瘤本身直接导致的，有些可能是由于癌细胞所分泌的激素或转移灶所产生。由于健康体检越来越普及，来医院就诊的多数肾细胞癌患者通常是由影像学检查无意中被发现。

在临床中，早期肾细胞癌往往缺乏临床表现。当经典的肾细胞癌三联征（血尿、腰痛和腹部包块）都出现时，多数已为中晚期患者；当出现左侧精索静脉曲张时，提示可能合并左肾静脉瘤栓；因此早期诊断肾细胞癌具有重要意义。

副瘤综合征：临床表现不是由原发肿瘤或转移灶所在部位直接引起，而是由于肿瘤分泌的产物间接引起的异常免疫反应或其他不明原因引起的机体内分泌、神经、消化、造血、骨关节、肾脏及皮肤等系统发生病变，并出现相应的临床表现，被称为副肿瘤综合征。肾细胞癌患者副瘤综合征发生率约30%，表现为高血压、红细胞沉降率增快、红细胞增多症、肝功能异常、高钙血症、高血糖、神经肌肉病变、淀粉样变性、溢乳症、凝血机制异常等。出现副肿瘤综合征的患者预后更差。

转移性灶引起的症状：部分肾细胞癌患者是以转移灶的临床表现为首发症状就诊，如骨痛、骨折、咳嗽、咯血等。体格检查发现包括颈部淋巴结肿大、继发性精索静脉曲张及双下肢水肿等，后者提示肿瘤侵犯肾静脉和下腔静脉可能。在转移性肾细胞癌患者中，常见的转移脏器及转移发生率依次为：肺转移（48.4%）、骨转移（23.2%）、肝转移（12.9%）、肾上腺转移（5.2%）、皮肤转移（1.9%）、脑转移（1.3%）、其他部位等（7.1%）。晚期患者也可表现有消瘦、乏力、纳差等恶病质症状。

科普知识

Ⅰ.血尿伴腰痛会是肾癌吗？

有一部分肾小球肾炎的患者，或者是肾结石嵌顿在输尿管造成肾绞疼的患者，可能会出现血尿同时伴有明显的腰疼，比如急进性肾小球肾炎的患者，在肾功能快速坏转的时候，会有大量的血尿。同时肾功能坏转、肌酐升高、肾脏体积增大，患者会有腰部胀痛的感觉。

而像肾结石，结石嵌顿在输尿管的时候，患者会出现显著的肾绞疼，同时伴有血尿。还有比如上尿路感染、急性肾盂肾炎的患者，也可能在腰疼的时候同时会伴有血尿。

但是当肾脏肿瘤没有得到及早地发现和治疗，越长越大的时候，就会侵犯到肾盂和肾盏，也就是泌尿的结合系统。在泌尿的结合系统当中是会产生尿液和排泄尿液，当肿瘤侵犯这个位置的时候，也就是往肾盂方向涨的时候会出现血尿的症状。所以有血尿，往往提示肾肿瘤不是一个很早期的肿瘤。另外，肾肿瘤大了以后会引起胀痛，因为知道肾脏周围有筋膜，叫肾周筋膜。如果肿瘤大了，放到肾包膜外、脂肪囊外，甚至到筋膜，会引起胀痛，甚至更严重的可能会体格检查的时候会触摸到这个肿块，所以出现血尿或者腰痛的症状，不但有可能是肾癌，而且可能不是早期的肾癌。

所以一旦出现经典的肾细胞癌三联征（血尿、腰痛和腹部包块）之一，就需要及时就诊，查明病因。

Ⅱ.为什么肾癌不易被发现？

人体的肾脏由约百万个肾单位构成，每一个肾单位都是一套微小而精密的过滤系统。这数百万个肾单位并不是同时工作，而是实行有规律的"轮休制"，这样的机制可有效保护肾单位的功能，使其不至于过劳。然而，这也会带来意想不到的负面作用，那就是人们难以觉察到肾脏疾病的早期症状。

肾癌患者的主诉和临床的表现多变，容易误诊为其他疾病。肾位置隐蔽，与外界主要的联系是尿，因此血尿是发现肾癌最常见的病状，但血尿的出现必须在肿瘤侵入肾盂后方有可能，因此已不是早期病状，病程往往已经进展到晚期，错过最佳的诊疗时间。

三、肾癌的诊断及筛查

肾癌的诊断及筛查可通过临床表现、实验室检查、影像学检查进行，其中影像学检查有胸部 X 线检查、超声检查、CT 检查、MRI 检查、正电子发射体层成像、核素骨显像、肾动态显像、肾肿瘤穿刺活检等。

（1）定期体检能发现早期的肿瘤，如临床有未成年肾癌病例或在孕期检查发现出肾肿瘤的。

（2）常规 B 超发现肾脏占位后，可行 CT 明确是否存在肾癌，早期偏小难诊断的可结合核磁共振，甚至是超声造影进行诊断。

（3）对各种检查均无法确诊的占位小肾癌，可每 3 个月进行 1 次随访，待肿瘤变大后再行 CT、B 超确诊。

（4）如要确诊还需要做穿刺活检做病理诊断。只有病理诊断才能够确诊肾癌，病理诊断是确诊癌症的金标准。

四、肾癌的治疗

肾细胞癌患者通过影像学检查的结果确定肿瘤的临床分期，利用辅助检查评估患者对治疗的耐受能力，根据临床分期并结合患者的耐受力，选择恰当的治疗方式。对手术的患者依据病理学检查的结果确定病理分期，根据病理分期选择术后治疗及随诊方案。

（一）肾癌手术是否需要摘除肾脏

得了肾癌之后，是否需要将整个肾脏切除，需要根据患者的临床分期来进行判断。对于早期的肾癌患者，因为没有出现扩散和转移，可以配合医生肾部分切除术治疗，也被称为保留肾单位手术（nephrone-sparing surgery，NSS）。主要是将肾脏长肿瘤的部分切除掉，保留正常的部分肾脏，也能够达到治疗疾病的目的。

（二）肾癌的介入治疗方式

（1）栓塞治疗：主要将导管超选择插入肾癌的供血血管，经导管再向血管内注入栓塞材料，包括无水酒精、碘油、PVA颗粒、栓塞微球等，使肾癌的供血血管栓塞。由于肾脏供血为末端循环，不会导致邻近脏器的缺血、坏死。分为肾动脉栓塞、肺转移灶栓塞、肝转移灶栓塞等。

（2）消融治疗，一些不接受或不耐受手术切除的肾细胞癌患者采用此法。消融治疗是借助医学影像技术的引导对肿瘤靶向定位，局部采用物理或化学的方法直接杀灭肿瘤组织的一类治疗手段。肾肿瘤及寡转移灶的消融手段主要包括射频消融和冷冻消融。

（三）肾癌的其他治疗方式

除手术治疗、介入治疗外，也有其他治疗方式进行应用。

（1）药物治疗：自2005年索拉非尼被批准用于转移性肾细胞癌的治疗以来，转移性肾细胞癌的治疗进入了靶向治疗时代。至今美国食品药品管理局已先后批准了10余种药物及方案用于转移性肾细胞癌的治疗。这些药物从作用机制方面主要分为：抗血管内皮生长因子或血管内皮生长因子受体（vascular endothelial growth factor/vascular endothelial growth factor receptor，VEGF/VEGFR）途径、抑制哺乳动物西罗莫司靶蛋白（mammalian target of rapamycin，mTOR）途径、免疫检查点抑制剂、化疗主要作为具有肉瘤样分化的转移性肾细胞癌患者的治疗。

目前国内已批准用于晚期肾细胞癌治疗的药物包括培唑帕尼、舒尼替尼、阿昔替尼、索拉非尼、依维莫司、白介素 –2、IFN–α 等。

推荐对骨转移和肌酐清除率 ≥ 30 ml/min 的患者使用双膦酸盐或 RANK 配体抑制剂。

（2）中医中药治疗：中医药有助于促进肾细胞癌术后机体功能恢复，减少免疫治疗及靶向药物治疗的毒副反应，缓解患者症状，改善患者生活质量，可能延长生存时间，可以作为肾细胞癌治疗的手段之一，可单独应用或与其他抗肿瘤药物联合应用。

除了上市的中成药外，遵从中医辨证论治原则采用中药复方治疗是中医最常用的方法之一，可根据患者个体差异，开展个体化治疗，具有一定优势；在减轻肿瘤相关并发症，改善患者生活质量，延长患者生存方面有一定的疗效。

（3）放疗：肾细胞癌是一种对常规放疗不敏感的肿瘤，以往针对高危肾细胞癌术后放疗的临床研究显示，辅助放疗没有生存获益，因此不建议根治术后做辅助性放疗。

放疗主要用于肾细胞癌的姑息治疗，如对局部瘤床复发、区域或远处淋巴结转移、骨骼、脑或肺转移患者做姑息放疗，达到缓解疼痛、改善生存质量的目的。

五、肾癌的预后

肾癌的预后主要取决于临床分期及肾癌本身的细胞学特征，对于早期的肾癌，只要把肿瘤完全切除干净，患者的预后较好，10 年生存率可达 90% 以上；对于肾癌细胞分级差的，伴有肉瘤样变的患者，往往容易出现全身转移，患者的预后较差，平均寿命不超过两年。另外，如果术后已经发生转移的患者，需长期使用靶向药物，抑制肿瘤的生长，延长患者的生存期。

第十四章 膀胱癌

一、膀胱癌的流行病学特点

膀胱癌是一种在膀胱组织中起源于尿路上皮的恶性肿瘤，由不受控制的膀胱内壁细胞异常增长造成，是泌尿系统最常见的恶性肿瘤之一。主要包括尿路上皮（移行细胞）癌、鳞状细胞癌和腺癌。其中，膀胱尿路上皮癌最为常见，占膀胱癌的 90% 以上，膀胱鳞状细胞癌占 3%～7%；膀胱腺癌比例＜ 2%。

世界范围内，膀胱癌发病率位居恶性肿瘤的第 9 位，男性恶性肿瘤的第 7 位（9.5/10 万），女性为 10 位以后（2.410/10 万）；死亡率居恶性肿瘤的第 13 位，男性死亡率为 3.2/10 万，女性为 0.9/10 万。

膀胱癌存在地域、种族及性别的差异。各年龄段均可发病，高发年龄为 50～70 岁，男性发病率为女性的 3～4 倍。根据 2019 年全国肿瘤登记中心发布的数据：2015 年我国膀胱癌居恶性肿瘤发病率第 13 位（5.80/10 万），死亡率居第 13 位（2.37/10 万），发病率（男 8.83/10 万，女 2.61/10 万）和死亡率（男 3.56/10 万，女 1.11/10 万）男性均明显高于女性。城市地区膀胱癌发病率及死亡率均高于农村地区。

科普知识

Ⅰ. 吸烟会增加得膀胱癌的风险吗？

答案是会，吸烟导致肺癌，情理之中，因为烟会通过气管进入肺。那么吸烟会引起膀胱癌是不是在你的意料之外呢？实际上，烟草中含有大量的有毒物质，其中与膀胱癌关系密切的主要是芳香胺类和丙烯醛，这些化合物的热解产物是膀胱癌的强致癌物。大量研究表明，香烟对人体的毒害不只局限于肺部，经肺部进行完气体交换后，有害物质会进入血液，随着血液循环，参与全身新陈代谢，最后通过肾脏过滤作用，有害物质的尿液会聚集到膀胱内。可以说，膀胱是香烟毒素的集中地。而膀胱只有储存到 500 ml 尿液时，才会有尿意，一滴一滴积累起来的有毒尿液，在膀胱中长时间与膀胱内壁黏膜接触，从而增加膀胱癌变概率。这就是吸烟导致膀胱癌的根本原因。膀胱癌的发生与烟龄、吸烟方式等也有一定关系，烟龄越长，发生膀胱癌的概率就越大。这个"吸烟"的概念不仅仅是你本人主动吸烟，也包括被动吸烟如二手烟、三手烟等。在发达国家，50%～60% 的膀胱癌是吸烟引起的。吸烟者患膀胱癌的危险是不吸烟者的 4 倍，而且随着吸烟数量的增多和烟龄的延长，患膀胱癌的危险也相应升高。有人计算，如果每天多吸 5 支烟，患膀胱癌的危险会增加 18%；吸烟时间每增加 5 年，患膀胱癌的危险会增加 14%。每日吸烟量超过 2 包并深吸者，膀胱癌的患病概率比不吸烟者高七倍。禁止吸入高焦油的烟，可降低膀胱癌的发病率，停止吸烟 20 年后，患膀胱癌的危险性才降低到不吸烟水平。这也是为什么我们说吸烟对膀胱危害极大的原因。

Ⅱ. 膀胱癌的家族史。

膀胱癌的发生发展与遗传及基因异常有关，有家族史者发生膀胱癌的危险性明显增加 2 倍，具体机制尚需进一步研究。尿路上皮肿瘤具有时间和空间的多中心性，上尿路尿路癌病史是膀胱尿路上皮癌的重要危险因素，此类患者出现膀胱癌的风险为 15%～50%。

二、膀胱癌的临床表现

血尿是膀胱癌患者最常见的临床表现，80%～90% 的患者以间歇性、无痛性全程肉眼血尿为首发症状。尿色可呈淡红色或深褐色不等，多为洗肉水色，可形成血凝块。部分患者为初始血尿，提示膀胱颈部病变；终末血尿，提示病变位于膀胱三角区、膀胱颈部或后尿道。少数患者仅为镜下血尿。血尿严重程度、持续时间及出血量与肿瘤恶性程度、分期、大小、数目、形态并不一致。部分患者是体检或因其他疾病例行检查时无意中发现膀胱癌。少部分膀胱癌患者伴有膀胱刺激征，表现为尿频、尿急、尿痛。提示患者可能存在原位癌、肌层浸润性尿路上皮癌、鳞状细胞癌或腺癌等。原发肿瘤侵犯邻近器官、结构引起其他症状包括输尿管梗阻所致腰部疼痛、下肢水肿、骨痛、尿潴留、体重减轻等均为晚期症状。

科普知识

膀胱癌的高度危险信号——血尿。

提到血尿，很多人的第一个反应可能就是泌尿系感染或结石。但那类疾病引起的血尿大多是伴有疼痛的。因为有疼痛，人们一般会很快注意到并去就诊。遗憾的是，往往是那些预示着更严重疾病的无痛血尿，却因未出现疼痛而被人们忽视，从而掩盖或延误了病情的诊治。

膀胱癌最常见的症状是肉眼血尿，呈"洗肉水"样，一般无疼痛等伴随症状。这是因为，膀胱癌的癌细胞常常生长于膀胱内，血尿是肿瘤病灶血管破裂、出血而引发的。肿瘤的血运非常丰富，相对容易出血，加上又是新生血管，血管壁发育不完善，相对容易破裂出血。所以血尿多呈间歇性，往往出现几次后，血尿会自行缓解，容易给人"治愈"的错觉。特别是在服用某些药物后，很容易会误认为治疗有效，以致耽误诊断和治疗的时机。因此，中老年人若出现不明原因的血尿，千万不能掉以轻心，如果是"烟民"，则更要重视，及时到医院就诊，明确血尿原因。

三、膀胱癌的诊断及筛查

膀胱癌是根据病史、症状、体征、影像学检查和病理组织学检查来确定诊断和分期分型的。病史主要包括吸烟史、家族史、长期接触工业化学产品和相关疾病史。症状主要是无痛性血尿。体征是盆腔是否触及肿块，有肿块提示为局部晚期肿瘤。超声、CT、MRI、骨扫描、PET-CT 等影像学检查可帮助临床分期。膀胱镜检查或手术有助于病理活检，病理活检是确诊的金标准，也是指导治疗方案和评估预后的重要依据。

目前膀胱癌筛查效果证据不足，不推荐对一般人群进行膀胱癌筛查。但对于高危人群，建议每年进行 1～2 次的尿细胞学检查，必要时可行盆腔 B 超、膀胱镜及盆腔 CT、MRI 检查。

膀胱癌的检查包括体格检查、尿液检查、影像学检查、内镜检查和病理组织学检查。

（1）体格检查：早期患者一般无临床体征，局部晚期患者可触及盆腔肿块。

（2）尿液检查：尿脱落细胞学检查和尿肿瘤标志物的检测。

（3）影像学检查：包括超声检查、CT 及 CT 尿路造影、MRI、胸部 X 线摄片或胸部 CT、全身骨显像和 PET-CT 等，可了解膀胱病变程度、范围、胸腹盆腔脏器、腹膜后及盆腔淋巴结及上尿路情况，有助于判断膀胱癌临床分期。

（4）内镜检查：膀胱镜检查和活检是诊断膀胱癌最可靠的方法，也是术后复发监测的主要手段之一。

（5）病理组织学检查：膀胱癌病理主要根据"肉眼所见"的标本进行病理切片检查，并最终得出相应"病理诊断"，可以明确肿瘤的病理类型，指导分期、分级。膀胱镜检查膀胱癌是最直观的检查，并且可以用组织钳取组织送检病理，明确肿瘤性质，但不能判断浸润深度和范围，这需要结合影像学检查来判断。手术可将肿瘤完整切除，一份标准完整的膀胱癌术后病理标本应包括三部分，分别是膀胱肿瘤、肿瘤边缘和肿瘤基底。膀胱肿瘤标本可以知道肿瘤性质、浸润深度；肿瘤边缘及基底标本是随机活检，可以了解肿瘤切除的广度及深度，肿瘤是否完整切除，是否有残留肿瘤组织。

四、膀胱癌的治疗

根据膀胱癌的病理类型、分期及患者的状态不同，所选择的治疗方法不同，治疗效果也不同。分期越早，治疗效果越好，所以早发现、早治疗尤为重要。主要治疗方法有以下几种：

（1）手术治疗：包括经尿道膀胱肿瘤电切术或电灼术（适用于尚未侵犯深层肌肉的膀胱肿瘤）、膀胱部分切除术和全膀胱切除术。

（2）化学治疗：适合膀胱癌单纯切除术后增加其治疗的彻底性，或是用于浸润癌有远处转移的晚期膀胱癌的姑息性治疗。主要为腔内化疗和全身化疗。

（3）放射治疗：目前仅用于晚期患者的姑息治疗，或手术、化疗患者的辅助治疗。

（4）免疫治疗：主要有卡介苗、铜绿假单胞菌、化脓性链球菌、红色诺卡菌制剂等生物制剂。

科普知识

Ⅰ.膀胱癌手术需要切除全部膀胱吗?

答案是否定的,不是所有的膀胱癌患者都需要切除全部膀胱。临床上依据膀胱癌等的浸润深度将其分为非肌层浸润性膀胱癌和肌层浸润性膀胱癌。对于非肌层浸润性膀胱癌可以采取保留膀胱的治疗策略,标准治疗手段首选经尿道膀胱肿瘤切除术,再根据复发危险决定膀胱灌注治疗方案。而对于肌层浸润性膀胱癌则选择以外科手术为主的综合治疗,首选根治性全膀胱切除术,部分患者可选择膀胱部分切除术。根据分期和病理类型选择术前新辅助化疗、术后辅助化疗和/或放疗。转移性膀胱癌以全身化疗为主,可用姑息性手术、放疗缓解症状。而非肌层浸润性膀胱癌约占膀胱癌的75%,所以大部分的患者并不需要切除全部膀胱。

Ⅱ.膀胱癌的非手术治疗方式。

膀胱癌的非手术治疗方式主要有化学治疗、免疫治疗和放射治疗。根据膀胱癌浸润程度不同和患者身体状况选择不同的治疗方式。

非肌层浸润性膀胱癌术后5年内复发率为24%~84%,因此,推荐所有患者进行术后辅助性膀胱灌注治疗以预防复发及进展,包括膀胱灌注化疗和膀胱灌注免疫治疗(卡介苗)。膀胱癌诊疗指南根据复发风险及预后的不同,将患者分为低、中、高危三个危险度,并采用不同的治疗策略。低危患者,只需术后在膀胱中灌注1次化疗药物即可;中、高危患者通常需要膀胱灌注化疗1年左右的时间。对于高危患者而言,灌注卡介苗是标准治疗方案。但需要注意的是,如果患者存在膀胱穿孔、严重的肉眼血尿及急性泌尿系感染,则需要待上述症状缓解后才能进行膀胱灌注治疗。

肌层浸润性膀胱癌患者多在术前进行全身新辅助化疗±放疗,再行根治性全膀胱切除术以提高治疗效果,减少复发和转移。术前未做新辅助化疗或复发风险高的人群,还应做辅助化疗或辅助放疗。局部进展期或转移性的肌层浸润性膀胱癌患者,以全身系统治疗联合局部治疗或支持治疗为主,主要包括全身化疗、放射治疗、免疫检查点抑制剂治疗、靶向药物治疗和营养支持治疗。

五、膀胱癌的预后

膀胱癌的发病率虽逐年上升，但因症状明显，绝大多数膀胱癌患者发现是都处于早期，均能达到良好的治疗效果。且相同分期的膀胱癌患者，男性预后优于女性患者。膀胱癌 5 年存活率约为 77%，10 年存活率约为 70%，15 年存活率约为 65%。其中早期膀胱癌即没有扩散到膀胱壁内层以外的膀胱癌，积极治疗后生存率达到 96% 以上，当肿瘤具有侵袭性但还尚未扩散到膀胱外时，生存率 69% 左右，肿瘤已经侵袭到周围组织或是扩散到附近的淋巴结和器官，生存率就会下降到 37% 左右，远处转移的则只有 6%。所以早发现、早治疗，大部分患者可以达到无病生存或带瘤生存。

科普知识

膀胱癌治疗后该忌口哪些食物？

膀胱癌的发生和不良生活习惯有很大关系，吸烟会导致患病风险增加 2～3 倍，约 50% 的膀胱癌患者有吸烟史；约 20% 的膀胱癌患者发病与长期职业接触工业化学产品有关；细菌、血吸虫、人乳头状瘤病毒感染等引起的长期慢性炎症刺激和留置导尿管、结石等长期异物刺激与膀胱鳞状细胞癌和腺癌关系密切。大量摄入脂肪、胆固醇、油煎食物和红肉、长期饮用砷含量高的水和氯消毒水、咖啡、人造甜味剂及染发也可能增加膀胱癌的患病危险。既往接受过环磷酰胺化疗、滥用非那西汀及盆腔放疗病史，治疗糖尿病药物吡格列酮等也会增加患膀胱癌的风险。

所以膀胱癌治疗后应该改变不良的生活习惯，多吃富含维生素、优质蛋白和清淡滋补食物，戒烟酒，减少脂肪、胆固醇、油煎食物、红肉、砷含量高的水、氯消毒水、咖啡和人造甜味剂的摄入，避免或减少染发次数；避免接触含致癌物质的工业化学品；积极治疗膀胱相关疾病，避免服用增加膀胱癌风险的药物。

第十五章　前列腺癌

一、前列腺癌的发病特点

前列腺癌发病隐匿，是男性泌尿生殖系统最常见的恶性肿瘤之一。因其早期症状隐蔽，难以觉察，当肿瘤增大，压迫直肠或尿道引起排便或排尿困难时，才会被发觉。根据 2019 年 1 月国家癌症中心公布的数据显示，我国 2015 年前列腺癌发病率为 10.23/10 万，其中新发前列腺癌 7.2 万人，占男性恶性肿瘤的第 6 位；死亡率为 4.36/10 万，占男性恶性肿瘤致死率的第 10 位。我国城市发病率显著高于农村，分别为 13.44/10 万和 6.17/10 万。在中医学中，前列腺癌属于积聚、癥瘕，癃闭、尿血、劳淋等范畴。发病机制复杂，有学者认为本虚标实、虚实夹杂，以虚为主是晚期前列腺癌病因病机总的特点。病邪在深部，病入膏肓是其病位特点，本虚以阴阳失调、脾肾两虚为主；标实以湿、痰、瘀、毒为主，综合致病。

（一）前列腺癌的发病因素

前列腺癌的发病和很多因素相关，确切病因尚不明确，病因学研究显示该病与遗传、年龄、外源性因素（环境因素、饮食习惯）等有密切关系。流行病学研究表明，有前列腺癌家族史的患者比无家族史的患者风险更大、确诊年龄早 6～7年。从临床现象上发现体内性激素水平的改变与前列腺癌的生长有关系，许多前列腺癌患者在切除双侧睾丸后，由于血中雄激素水平的下降，肿瘤可以得到明显的抑制。因而前列腺癌病因学的一个理论就是雄激素可能刺激前列腺上皮的生长发育，为已经恶变的细胞提供物质基础。还有学者认为前列腺癌的发生与炎症密切相关。约翰霍普金斯大学癌症学家 Angelo De Marzo 对前列腺癌病理有很多研究，他对这种组织细胞的混乱程度有深刻印象，前列腺癌细胞一般有多种形态，一种是癌细胞，也有的是癌前细胞，也有大约 1/3 的第三类细胞，这些细胞属于萎缩细胞，其外表呈现分裂状态，但是周围存在明星的炎症。这种情况不是意外，前列腺炎症非常普遍，在前列腺癌的前列腺组织中更为普遍。De Marzo 教授等一批学者怀疑，前列腺炎不仅是一种表现，而且是导致前列腺癌的一种原因。如果这种观点正确，将来医生就可以通过治疗前列腺炎预防前列腺癌的发生。（这一理论仍然处于未公认阶段）

（二）高龄与前列腺癌的关系

目前在各项研究和治疗指南中，均强调年龄与前列腺癌的发病密切相关，年龄越大，发病率越高，有研究分析发现我国前列腺癌平均发病率为 72.35 岁，50 岁以下人群中前列腺癌的发病率处于极低水平，50 岁以后开始快速升高，患者主要集中在 65 ～ 80 岁。目前我国前列腺癌发病年龄成前移趋势，55 ～ 65 岁年龄组的发病率逐渐有上升趋势，这与人们的生活环境和饮食习惯改变相关。基于炎症病因学说，随着年龄的增长，生育功能的减退，前列腺这种生育腺体开始萎缩，最早的表现往往是前列腺炎，炎症是免疫反应的核心，能对抗病原体，也能导致自身组织的损害，炎症细胞能产生氧化损伤，这是导致 DNA 受损突变然后发生癌变的重要因素，炎症也能释放大量炎症因子，这些细胞因子能促进组织细胞发生增生或癌变。

（三）遗传和种族与前列腺癌的关系

前列腺的发病有明显的种族性差异和地域性差异。黑人发病率最高，白种人其次，亚洲人发病率最低，而流行病学资料提示，亚洲裔人群迁居美国后前列腺发病率也会明显升高，存在地域性差异。遗传因素也会影响前列腺癌的发病率，虽然不能明确有前列腺癌家族遗传史，先有研究发现有前列腺癌家族史的男性，其患癌的概率会高于没有家族史的男性，如果一位直系亲属（父亲或兄弟）患前列腺癌，本人患癌的风险会增加 1 倍以上，2 个或以上的直系亲属患癌，其风险会增加 5 ～ 11 倍。一项美国的研究提示，在遗传基因上，15.6% 的前列腺癌患者有胚系基因致病性突变，10.9% 患者存在 DNA 修复基因的胚系致病性突变，在临床中，前列腺癌格利森评分系统评为 8 分以上的前列腺癌与 DNA 修复基因突变密切相关。

（四）吸烟与前列腺癌的关系

一项回顾性研究分析天津市前列腺癌死亡趋势与吸烟归因死亡研究表明，吸烟者前列腺癌死亡的风险显著高于不吸烟者，尤其是 80 岁及以上年龄组，这也与前列腺癌死亡主要发生在老龄男性有关，吸烟者特别是血浆维生素 E 水平较低者发生前列腺癌死亡的风险较不吸烟者增加，吸烟会导致前列腺癌死亡增加的机制，可能与基因多态性相关。

科普知识

Ⅰ.饮食吃得好，远离癌症没烦恼。

"病从口入"一直是中国民间广为流传的俗语，从病因学角度来讲，有一定的科学性，就前列腺癌而言，有研究表明，脂肪性食物摄入过多会增加前列腺癌的发病率。有学者认为，饮食成分可以影响体内性激素的产生，从而影响前列腺癌的发病。脂肪摄入过多，尤其是红肉类或加工后的肉类，如香肠、火腿等，会导致体内胆固醇合成增加，胆固醇是合成雄激素的基础物质，雄激素会进一步增加，而体内性激素水平的改变与前列腺癌的生长有关系。根据多个国家的数据统计，前列腺癌的死亡率与饮食脂肪摄入高度相关。烧焦的红肉是前列腺癌的重要诱因，以烧烤为代表，烧烤肉中含有大量多环胺类强致癌物，容易导致前列腺腹侧叶出现炎症，或恶性病变，而绿茶、大豆等具有抗炎症、抗肿瘤作用。现在营养学认为，饮食中脂肪占比 10%～20% 较为理想。酒精摄入量过多是前列腺癌的高危因素，因此，较少饮酒可以降低前列腺的发病率。食物中维生素 A、维生素 D 是脂溶性维生素，对于人体类上皮细胞的正常分化、生长及生殖功能是必需的。有多个动物研究证明，维生素 A 缺乏与肿瘤生长有关，指南提示过低或过高的维生素 A、维生素 D 水平和前列腺癌的发病率相关，尤其是高级别前列腺癌。维生素 E 是一种有效的抗氧化剂，能够抵抗多种肿瘤的发生，但对于前列腺癌的发病率并无特殊影响。紫外线暴露可能会降低前列腺癌的发病率，可能与紫外线促进皮肤合成维生素 D 相关。

Ⅱ.听说秃顶会得前列腺癌?

发表在《肿瘤学纪事》上的一项研究提示,20 岁开始秃顶的男士今后患前列腺癌的风险可能更高,另有一项发表在《临床肿瘤学杂志》的研究显示,与不秃顶的男性相比,脱发的男性患前列腺癌的风险可能更高,但其他类型的脱发与前列腺癌的发病无明显关系。雄激素性脱发是一种具有遗传倾向的多基因隐性遗传疾病,而雄激素在发病中有决定性作用,但几乎所有脱发患者的血液循环中雄激素水平维持在正常水平,但由于脱发区毛囊内雄激素受体基因表达升高和 / 或Ⅱ型 5 d 还原酶基因表达升高,导致雄激素对易感毛囊的作用增大,因此雄激素会导致脱发、秃顶。早秃与雄激素、前列腺癌之间存在相关性,具体的作用机制还有待进一步研究。

Ⅲ.输精管结扎会增加得前列腺癌的风险吗?

男性输精管结扎是避孕的有效措施,但常因种种担忧和害怕,很少有人选择,那么输精管结扎对前列腺癌的发病率有影响吗?有几个回顾性和前瞻性研究提示,男性输精管结扎可使患病的危险性增加 1.2～2 倍,特别是对于小于 35 岁的男性,但目前有关这一说法又存在争议,因此,可以认为即使男性输精管结扎与前列腺癌的发病率相关,其危险性也是很低。

Ⅳ.喝咖啡可以降低前列腺癌风险吗?

咖啡是现在很多人喜欢的饮品,其各种成分如咖啡因、咖啡酸和绿原酸可以通过多种致癌途径对癌症的发生产生影响。那么喝咖啡到底能不能降低患前列腺癌的风险呢?发表在 BMJ Open 上的一项荟萃分析表明,每天喝适量咖啡可能会降低患前列腺癌的风险,但到目前为止,尚无确切的证据表明其在降低前列腺癌风险中具有潜在作用。研究者推测,咖啡可以降低男性患前列腺癌的风险,可能是因为咖啡能改善葡萄糖代谢,降低血浆中胰岛素和胰岛素样生长因子 –1 的浓度,具有抗炎和抗氧化作用,并影响性激素水平,而这些都可能在前列腺癌的发生、发展和恶化中发挥作用。但是咖啡酸与前列腺癌的总风险、晚期风险和致死性风险成反比，因其具有抗氧化作用，可以通过抑制氧化应激来抑制前列腺癌的发展，那么该喝多少咖啡呢？一项来自澳大利亚的研究显示，每天早上喝两三杯咖啡可能没有什么坏处，甚至还会给机体带来一定益处，但如果每天超过 6 杯，会增加机体 22% 患心脏病的风险。

二、前列腺癌的临床表现

（一）骨转移后发现前列腺癌

在前列腺癌早期阶段，患者可无相关临床症状出现，但随着疾病进展，约 90% 前列腺癌骨转移患者首发症状是疼痛，进而检查确诊。骨骼是前列腺癌常见的转移部位，超过 3/4 的前列腺癌患者会出现骨转移，前列腺癌骨转移好发于骨盆，其次为脊柱，颅骨转移者少见，在外周骨骼中，股骨发生转移最为多见。骨转移患者还可以出现骨相关事件，包括病理性骨折、肢体活动障碍、脊髓压迫、高钙血症、肌无力、麻痹和脊髓压迫症状，广泛的骨转移患者容易出现疲劳、贫血、消瘦等恶病质，严重者可能会多器官衰竭，严重影响日常生活。那么为什么会发生骨转移呢？前列腺癌骨转移以成骨性病灶为主。而且成骨性病灶以结构紊乱、不稳定的成骨性改变为主，同时存在溶骨性改变。目前认为前列腺癌骨转移的发病机制主要有两种：一种是通过 Baston 脊椎静脉丛转移至脊柱。该学说主要认为脊椎静脉丛无静脉瓣，而且脊椎静脉丛与胸腔静脉丛、腹腔静脉丛、肋间静脉丛等彼此相通，此静脉压力低，当胸腹盆腔因各种原因导致压力增高时，静脉内的肿瘤细胞可以不经过肝、肺而直接进入 Baston 脊椎静脉丛，从而转移至脊椎和骨盆。另一种是基于 Paget 的种子和土壤学说。该学说认为，种子是前列腺癌细胞，土壤是骨骼。前列腺癌细胞与骨骼处于一种微环境中，骨微环境的固有生物学特性为前列腺癌细胞提供了着床的条件，同时前列腺癌细胞破坏骨基质降解释放的细胞因子反过来调控骨的微环境，刺激了前列腺癌细胞生长。前列腺癌骨转移是多步骤、多环节的复杂生物学过程、多种趋化因子、整合素、黏附因子、细胞外基质、造血干细胞、间充质干细胞等均可能参与其中。

（二）前列腺癌与良性前列腺增生的关系

前列腺癌和良性前列腺增生都发生于前列腺，是中老年男性常见疾病，发病率随着年龄增长逐渐升高，症状也有相似，但两者发病机制完全不同，单纯前列腺增生并不会进展为前列腺癌。前列腺增生是良性病变，是由于前列腺腺体僵死硬化病灶部位功能丧失，导致腺体功能不足，因而出现增生，表现为组织学上前列腺间质和腺体成分增生、解剖学上前列腺体积增大、尿动力学上膀胱出口梗阻进而导致后尿道延长、受压变形、狭窄和尿道阻力增加，引起膀胱高压并出现下尿路症状，好发于尿道黏膜下腺体，距离尿道很近，所以会引起尿道梗阻、排尿困难、增多等症状。早期正规治疗，效果还是很理想。前列腺癌属于恶性病变，目前还没有可完全治愈的方法，晚期前列腺癌治疗效果极差。但关于两者的关系，有人发现，在前列腺增生患者中，前列腺癌的发病率及死亡率要比没有前列腺增生的人高；在近半数的前列腺癌组织中，都发现伴有不同程度的增生性改变。在美国，有人发现做手术切除前列腺的前列腺增生患者中，有近 1/4 做病理检查发现伴有前列腺癌，因此提出前列腺增生可视为癌前病变组织，并把增生过程视为癌前变化过程。但是，大多数学者都反对这种意见，认为这两种病变之间没有明显的关系，它们在前列腺内的发生部位也不相同，前列腺癌最多发生在前列腺后叶；而前列腺增生则多发生于侧叶和中叶，从不发生在后叶。不过，这几年也有一种新的提法，叫作前列腺增生偶发癌，专指在前列腺增生手术标本中发现的癌肿。两者可通过检测前列腺特异性抗原 PSA、影像学检查（B 超、CT、磁共振）、穿刺活检等进行鉴别。

（三）血尿是否为前列腺癌前兆

血尿是泌尿系常见的症状，可表现为肉眼血尿、也可表现为镜下血尿，可单独存在，也可与蛋白尿同时发生。一般 1 L 尿液中含 1 ml 以上的血液是既可出现肉眼血尿，成血样或洗肉水样颜色。镜下血尿多在体检时发现。引起血尿的原因众多，诊断需要依靠丰富的理论知识和详细的病史采集结合相应的辅助检查。当出现血尿时，首先应当与假性血尿相鉴别，某些食物、药物会引起尿液颜色的改变。比如甜菜、红心火龙果、胡萝卜、红苋菜，药物主要有利福平、呋喃妥因、氨基比林、氯丙嗪、甲硝唑等会引起假性血尿。部分女性患者月经或妇科疾病引起样本污染导致假性血尿。某些特定疾病会因其尿液颜色改变，如血红蛋白尿呈酱油色，常见于各种溶血；肌红蛋白尿呈暗红色，见于挤压综合征、缺血性肌坏死。

若为真性血尿，根据尿中红细胞异性率判断血尿来源，对于非肾小球源性血尿，建议完善影像学检查（B 超、CT、MRI 等）以明确有无泌尿系结石、肿瘤、前列腺增生或肿瘤、肾梗死等。若血尿伴下尿路梗阻，出现尿频、尿痛等症状，多提示病变在前列腺或膀胱、尿道，包括前列腺增生、前列腺炎、前列腺癌、膀胱结石、尿道肿瘤等疾病。无痛性血尿一般多见于泌尿系肿瘤，以膀胱肿瘤最常见，少数情况下，肾结石、肾结核、前列腺增生、多囊肾等也可引起无痛性血尿。引起血尿的疾病如胡桃夹综合征、泌尿系统邻近器官病变、医源性因素等，需要结合临床详细判断。因此，发生血尿不一定提示前列腺癌，但要警惕相关疾病，及时到相关科室进行详细专业的检查。

（四）慢性前列腺炎是否会发生癌变

前列腺炎是指在病原微生物或非感染因素作用下，患者出现以骨盆区域疼痛不适、排尿异常以及与前列腺相关联的局部或全身症状的一组疾病。其中慢性前列腺炎的病因和发病机制至今尚未完全清楚。前列腺炎分为 3 型。Ⅰ 型前列腺炎的发病通常为血行感染，经尿道逆行感染所致，以大肠埃希菌最为常见。Ⅱ 型前列腺炎常为单一细菌感染，仍以大肠埃希菌为主，逆行感染为主。Ⅲ 型前列腺炎是一种炎症和非炎症因素引起的以疼痛、排尿异常为特征的一组综合征。与各种炎症细胞、炎症因子等密切相关。约翰霍普金斯大学的癌症学家 Angelo De Marzo 对前列腺癌细胞病理研究提示，前列腺癌细胞一般有多种形态，一种是癌细胞，部分是癌前细胞，还有约 1/3 的第三类细胞，属于萎缩细胞，其外表呈现分裂状态，但是周围存在明显炎症反应，这种情况在前列腺炎中非常普遍，在前列腺癌组织中更为普遍，故有学者认为前列腺炎不仅是一种表现，更是导致前列腺癌的一种原因。后有研究者发现前列腺癌组织存在特殊炎症细胞，炎症细胞能产生氧化损伤，这是导致 DNA 受损突变然后发生癌变的重要因素，炎症也能释放大量炎症因子，这些细胞因子能促进组织细胞增生。换句话说，慢性炎症反应组织内炎症后氧化应激诱导的基因突变可能是导致前列腺癌的重要病理过程。

（五）前列腺癌的转移过程

前列腺癌细胞是通过什么途径转移的呢？这点与其他癌症是相似的，即有直接蔓延、淋巴管转移和血行转移三种。一般，直接蔓延首先发生，许多前列腺癌患者正是因为癌肿侵犯到了邻近前列腺的精囊、膀胱、后尿道等组织器官，引起了相应的血精、血尿或排尿困难等症状时，才到医院去进行检查治疗的。然而，淋巴管和血行转移也并非都发生在肿瘤的晚期，有时前列腺局部的癌肿还没有侵犯包膜，患者也没有任何的不适症状，就已经发生骨骼、肺、锁骨上淋巴结等处的转移癌灶，而且有许多首先发生骨转移。以后，在检查寻找原发癌时，才发现了前列腺癌。

三、前列腺癌的诊断及筛查

（一）如何早期发现前列腺癌

临床症状与体征在前列腺癌的诊断中具有重要价值。多数前列腺癌发生在腺体周边，远离尿道，故早期患者很少引起症状，晚期可侵及尿道或膀胱颈，引起梗阻症状或刺激症状，血尿亦较常见。如肿瘤侵及射精管可引起血精症及精液量减少。阳痿的出现可能表明癌瘤已突破包膜，侵及阴茎海绵体盆腔神经丛的分支。转移病灶可引起骨痛及骨髓损害导致的贫血；盆腔淋巴结转移及髂静脉受压可使下肢水肿；脊椎转移，脊髓受压可引起截瘫，尿潴留；输尿管受压引起肾积水、少尿或尿毒症；直肠受压则可引起排便困难。不少患者以转移症状而就医，而无前列腺原发病灶引起的症状。50 岁以上，或是有前列腺癌家族史的 45 岁以上男性，应进行以 PSA 检测为基础的前列腺癌筛查。当血清总 PSA ＞ 4 ng/ml 为异常，需要警惕前列腺可能，初次 PSA 异常者需要复查。当患者总 PSA 水平在 4 ～ 10 ng/ml，而游离 PSA/ 总 PSA ＜ 0.16 应建议进行前列腺穿刺活检。对于有前列腺肥大的患者，需定期进行前列腺癌筛查，如前列腺 B 超、血清 PSA、直肠指检等。

（二）前列腺癌的筛查方式

（1）前列腺特异性抗原（prostate specific antigen，PSA）：PSA 是前列腺腺泡和导管上皮细胞合成分泌的一种具有丝氨酸蛋白酶活性的单链糖蛋白，主要存在于精液中，参与精液的液化过程。正常生理条件下，PSA 主要局限于前列腺组织中，血清中 PSA 维持在低浓度水平。血清中 PSA 有两种存在形式，一部分（10% ～ 40%）为游离 PSA；一部分（60% ～ 90%）与 α1- 抗糜蛋白酶结合、少量与 α-2- 巨球蛋白等结合，称为复合 PSA。通常以游离 PSA 与复合 PSA 的总和称为血清总 PSA。当前列腺发生癌变时，正常组织破坏后，大量 PSA 进入机体的血液循环使血清中 PSA 升高。PSA 半衰期为 2 ～ 3 d。PSA 结果的判定：血清总 PSA ＞ 4 ng/ml 为异常，初次 PSA 异常者需要复查。患者血清 PSA 水平受年龄和前列腺大小等因素的影响。血清总 PSA 在 4 ～ 10 ng/ml 时，游离 PSA 具有一定的辅助诊断价值。因为患者血清游离 PSA 水平与前列腺癌的发生呈负相关，当游离 PSA/ 总 PSA < 0.1，患前列腺癌的概率为 56%，而当游离 PSA/ 总 PSA > 0.25，其概率仅为 8%。我国推荐游离 PSA/ 总 PSA > 0.16 作为正常参考值。若患者总 PSA 水平在 4～10 ng/ml，而游离 PSA/ 总 PSA < 0.16 应建议进行前列腺穿刺活检。

（2）前列腺 B 超：经直肠前列腺 B 超检查测定前列腺体积，再计算 PSA 密度，PSA 密度越大，具有临床意义的前列腺癌的可能性越大。也可以通过不同时间 PSA 值计算出 PSA 速率以及 PSA 倍增时间，这两项指标对于判断预后具有一定的作用，但 B 超检查存在较多的问题为发现的低回声病灶并非肿瘤，近 50% 手指不能触及的 1 cm 大小肿瘤，TRUS 也常查不出来，虽然低回声病灶有癌变者比等回声区高出 2 倍，如果只对低回声区进行活检，则可能有 25%～50% 的癌瘤被遗漏。由于 TRUS 对早期肿瘤定位不够准确，故不宜于作为第一线筛选工具，一般应对 TRUS 疑有病变部位，包括非低回声区进行系统性活检。

（3）直肠指诊：直肠指诊（DRE）常规用以检查前列腺癌的局部情况，是诊断前列腺癌的首要步骤，可发现前列腺的大小、硬度、双侧是否对称、有无不规则硬结等。前列腺癌多发生于前列腺外周带，DRE 对前列腺癌的早期诊断和分期具有重要参考价值。前列腺癌的典型表现是可触及前列腺坚硬结节，边界欠清，无压痛。若未触及前列腺结节也不能排除前列腺癌，需要结合 PSA 及影像学检查等综合考虑。DRE 挤压前列腺可导致 PSA 入血，影响血清 PSA 值的准确性，因此 DRE 应在患者抽血实验室检查 PSA 后进行。

（4）前列腺 MRI：MRI 检查是诊断前列腺癌及明确临床分期的最主要方法之一。主要依靠 T_2 加权像和强化特征，前列腺癌的特征性表现是前列腺外周带 T_2 加权像中有低信号病变，与正常高信号的外周带有明显差异。另外，肿瘤区域往往呈现早期强化的特点。前列腺 MRI 可显示前列腺癌外周包膜的完整性、是否侵犯前列腺周围脂肪组织、膀胱及精囊等器官；预测包膜或包膜外侵犯的准确率达 70%～90%，有无精囊受侵犯的准确率 90%；MRI 可显示盆腔淋巴结受侵犯情况及骨转移病灶，对前列腺癌的临床分期具有重要的作用。

（5）PET-CT 的应用：碳 -11 胆碱正电子发射计算机体层成像（positron emissiontomography-computed tomography，PET-CT）已被用于检测和区分前列腺癌和良性病变。这项技术在生化失败再分期患者中的敏感性和特异性分别为 85% 和 88%。碳 -11 胆碱 PET-CT 可能有助于检测这些患者中的远处转移。PET-CT

显像对前列腺癌患者诊断的灵敏度为 86%，特异性为 86%；针对前列腺癌病灶的灵敏度为 80%，特异性为 97%。68 Ga–PSMA PET–CT 对前列腺癌的诊断准确性远高于传统影像学检查，比如 MRI、CT 及前列腺超声。

（6）前列腺活检：DRE、血清 PSA 或 TRUS 所提供的临床资料，最后均需病理组织学检查方能确定前列腺癌的诊断。近年来针穿活检的应用日益广泛，通过活检使很多 DRE 不能触及、肉眼不能发现的肿瘤得到确诊。

前列腺穿刺指征包括：① DRE 发现前列腺可疑结节，任何 PSA 值；②经直肠超声或 MRI 发现可疑病灶，任何 PSA 值；③ PSA > 10 ng/ml；④ PSA4 ～ 10 ng/ml，游离 PSA/ 总 PSA 比值可疑或 PSA 密度值可疑。前列腺穿刺的禁忌证包括：①处于急性感染期、发热期；②有高血压危象；③处于心脏功能不全失代偿期；④有严重出血倾向的疾病；⑤处于糖尿病血糖不稳定期；⑥有严重的内、外痔，肛周或直肠病变。

前列腺穿刺活检术的实施：因前列腺穿刺活检术会引起前列腺局部 MRI 影像的改变，故如需通过 MRI 评估临床分期，通常建议在前列腺穿刺活检前进行。

科普知识

有前列腺癌家族史需要做基因检测吗？

基因检测是通过血液、体液或细胞对 DNA 进行检测的技术，使人们了解自己的基因信息，明确病因或预知身体患某种疾病的风险。越来越多的证据支持，在前列腺癌的早期诊断以及晚期肿瘤综合治疗阶段，基因检测具有非常重要的作用。评估是否需要进行基因检测，要结合前列腺癌患者的家族史、临床及病理学特征。其中家族史需要考虑：①是否有直系亲属如兄弟、父亲或其他家族成员在 60 岁前诊断为前列腺癌或因前列腺癌死亡；②是否在同系家属中具有 3 名及以上包括胆管癌、乳腺癌、胰腺癌、前列腺癌、卵巢癌、结直肠癌、子宫内膜癌、胃癌、肾癌、黑色素瘤、小肠癌及尿路上皮癌的患者，特别是其确诊年龄≤ 50 岁；③患者个人是否有男性乳腺癌或胰腺癌病史；④是否已知家族携带相关胚系致病基因突变。BRCA1/2 基因有害突变的携带者在 65 岁之前罹患前列腺癌的风险增加，特别是 BRCA2 胚系突变患者有更高的早发前列腺癌和前列腺癌死亡风险。对于具有明确相关家族史、已知家族成员携带胚系致病基因突变的上述风险级别患者，推荐进行 DNA 损伤修复相关基因 13（特别是 BRCA2、BRCA1、ATM、PALB2、CHEK2、MlH1、MSH2、MSH6、PMS2）的胚系变异检测；对于家族史不详的上述风险级别患者，需要结合临床特征进行遗传咨询后综合判断是否有必要进行相关检测。对于高风险、极高风险、局部进展及转移性前列腺癌患者，推荐进行 DNA 修复基因（特别是 BRCA2、BRCA1、ATM、PALB2、CHEK2、MlH1、MSH2、MSH6、PMS2）的胚系变异检测。对于已诊断为转移性去势抵抗性前列腺癌（mCRPC）的患者，应当接受基因检测。PROfound 研究表明：HRR 突变的转移性去势抵抗性前列腺癌对于新药奥拉帕利敏感，治疗效果尤为显著，为中国的 mCRPC 患者带来福音。

四、前列腺癌的治疗

（一）前列腺癌的治疗方式

前列腺癌的治疗和预后和组织分级以及前列腺特异抗原（PSA）水平密切相关。格利森分数和前列腺特异抗原（PSA）水平越高，前列腺癌扩散的可能性越大。前列腺癌的治疗方法应与每个个体的预期寿命及其社会关系、家庭和经济状况相适应，目前仅有手术和放疗有希望治愈前列腺癌，但仅有少数患者适合这两种疗法。很多疗法仅仅是姑息性的，可缓解症状，但对患者的存活期不会产生影响。因此，在治疗前应综合各方面因素，制定合理的治疗方案。目前前列腺癌常见的治疗方式有以下类别。

（1）手术治疗：手术治疗目前仍是治疗前列腺癌的首选方法，但由于前列腺癌多发现较晚，往往错过手术时机。前列腺癌患者多为老年人，而前列腺根治性手术多损伤较大，故应严格掌握适应证及禁忌证。由于根治性前列腺切除术围手术期存在并发症的可能，根治性前列腺切除术应用于预期寿命 10 年以上的患者。

（2）根治性外放射治疗（external beam radiotherapy，EBRT）：与根治性前列腺切除术相似，是前列腺癌患者最重要的治愈性治疗手段之一。放疗常常可使前列腺肿瘤体积明显缩小，主要用于手术切除困难或已无法切除但尚无远处转移的患者。放射治疗分外照射治疗、内照射治疗和姑息性放疗等，其中最常用的为外照射疗法。放疗引起的不良反应与单次剂量和总剂量、放疗方案和照射体积有关。急性期常见的不良反应包括尿频、血尿、腹泻、便血等，放疗结束后数周基本消失。晚期不良反应包括直肠出血、放射性膀胱炎出血等。采用适形放疗和调强放疗技术治疗后，上述并发症发生率显著降低，但盆腔放疗可能增加罹患直肠癌或膀胱癌等第二原发肿瘤的风险。

（3）化学疗法：化疗药物主要用于转移性前列腺癌的治疗，主要用于已行手术治疗或放疗后，局部肿瘤已消除的患者，应用化疗药物消除潜在的、目前尚无法探测的小病灶。化疗药物单独应用不可能治愈原发病灶，对晚期转移性前列腺癌，经内分泌治疗或放射治疗失败后，仍可采用化疗，可延长患者术后生存期，雄激素剥夺（ADT）与新型内分泌治疗药物或化疗药物的联合使用，改善了转移性前列腺癌的总体治疗效果。

（4）内分泌疗法：前列腺癌具有典型的激素依赖性，在临床上内分泌治疗可以使前列腺病变和症状明显缓解，但对患者生存情况无明显影响。

（5）低温外科：以冷冻棒经尿道置入前列腺部，使前列腺局部温度达到 -180℃左右，造成组织坏死、脱落，借以破坏肿瘤组织。冷冻手术术后死亡及并发症发生率低，操作相对简单，可用于有心肺损害而不宜行开放性手术的年老体弱的前列腺癌患者。

（二）局限性前列腺癌的治疗方式

对于低危组，前列腺切除或放射治疗都有可能达到治愈，对于预期寿命小于10年的各期别患者，可选择观察等待包括前列腺癌病程监测，以期在症状出现、检查结果改变或 PSA 提示即将出现症状时能及时提供姑息治疗。预期寿命 10 年以上的低危前列腺癌患者，初始治疗可选择主动监测，包括对疾病进程的主动动态监测，以期在发现肿瘤进展时能及时采取以根治为目的的干预措施，目的是在不影响总生存时间的前提下，推迟可能的治愈性治疗，从而减少治疗可能引起的副作用。还可选择行前列腺根治性切除术、外照射放疗，若近期无经尿道前列腺切除史且 IPSS 评分良好的患者可近距离放疗。

对于中危患者，初始治疗方式建议前列腺癌根治术 + 盆腔淋巴结清扫，同时行外照射放疗加雄激素剥夺（ADT）治疗 4 ～ 6 个月。

对于高危组患者，初始治疗建议前列腺癌根治术 + 盆腔淋巴结清扫，同时外照射放疗＋近距离放疗＋雄激素剥夺（ADT）治疗 1～3 年。

对于前列腺癌治愈性治疗后复发，包括根治术后复发和根治性放疗后复发。在前列腺癌复发早期，通常很难确定是局部复发或远处转移性复发。如果患者是手术后复发，只存在局部复发，无远处转移，可进一步行挽救性放疗，同时联合内分泌治疗；如果是根治性放疗后复发，无远处转移证据，可选择观察随访。

（三）转移性前列腺癌的治疗方法

转移性前列腺癌在我国新发前列腺癌中高达 54%，雄性激素剥夺治疗（ADT）是晚期转移性前列腺癌患者的主要全身性基础治疗，也是各种新型联合治疗方案的基础。ADT 可采用手术去势（双侧睾丸切除术）或药物去势，目前国际上公认的去势水平的定义是睾酮＜ 50 ng/dL（1.735 nmol/L），但 ADT 期间深度降酮即将睾酮 35 抑制到＜ 20 ng/dL（0.694 nmol/L）的更低水平，应作为临床更佳治疗预后和调整治疗的参考指标。有研究显示，对于年轻且一般状态好、低转移肿瘤负荷和格利森评分低的转移性前列腺癌患者接受原发灶局部放射治疗获益的可能性相对大。因此，对于减瘤性前列腺切除术，建议采取临床研究的方法谨慎开展。对于转移灶将导致脊髓压迫和病理性骨折等紧急并发症的患者，在充分评估治疗获益与危害的前提下，与患者及家属充分沟通，可考虑行转移灶部位手术或者放射治疗。

对于转移性激素敏感性前列腺癌（mHSPC），应结合其肿瘤负荷状态指定治疗方案。有研究将高转移负荷定义为内脏转移，或者骨转移病灶≥ 4 个，其中至少有 1 处在脊柱或者骨盆以外。低转移负荷定义为无内脏转移，且骨转移病灶≤ 3 处。高瘤负荷 mHSPC 患者，一般治疗为 ADT＋ 醋酸阿比特龙＋泼尼松；或 ADI＋多西他赛＋泼尼松；或 ADT＋ 恩扎卢胺 / 阿帕他胺。低瘤负荷 mHSPC 患者，可以选择 ADT＋ 外放射治疗；或 ADT＋ 恩扎卢胺 / 阿帕他胺 / 醋酸阿比特龙＋泼尼松；或 ADT＋ 比卡鲁胺。

去势抵抗性前列腺癌分为非转移性去势抵抗性前列腺癌（ non-metastatic castration-resistant prostate cancer ， nmCRPC）和转移性去势抵抗性前列腺癌（mCRPC），两者主要区别在于影像学检查包括 CT、MRI 及骨扫描未发现远处转移。nmCRPC 患者，尤其是 PSA 倍增时间在 10 个月之内，在疾病发展过程中很容易出现转移并最终导致患者死亡。因此在 nmCRPC 阶段，如果能够推迟进入mCRPC 的时间，那么最终会延长患者的总生存时间。有研究提示对于转移风险较高的 nmCRPC 患者（PSA 倍增时间 10 个月之内），建议在 ADT 的基础上，联合阿帕他胺、恩扎卢胺或者达罗他胺治疗；PSA 倍增时间 10 个月以上的 nmCRPC 患者，可以选择观察。

前列腺癌最终进入转移性去势抵抗性前列腺癌（mCRPC）阶段，维持去势治疗获得的收益超过治疗带来的风险，一线新型内分泌药物（阿比特龙、恩扎卢胺）、化疗药物（多西他赛）是 mCRPC 的标准治疗方案。其他二线治疗如多西他赛、奥拉帕利、镭 –223、β 粒子的放射性药物、免疫治疗等目前仅有相关大型临床研究结论。

科普知识

Ⅰ. 肿瘤"疫苗"有效果吗？

前列腺癌肿瘤"疫苗"是指 PROVENGE（sipuleucel –T）。2010 年 4 月 FDA 批准了首个用于治疗肿瘤的疫苗，该疫苗是由总部位于西雅图的 Dendreon 公司研发而成，它令罹患晚期前列腺癌的患者的平均存活时间延长了超过 4 个月。Provenge 不是一种预防性疫苗，它与防止感染病毒的麻疹、肝炎疫苗不同。Provenge 是一种治疗性疫苗，用于已经被诊断出来的前列腺癌。Provenge 治疗疗法为 1 个月内分 3 次注射。虽然精确的作用机制是未知的，但 PROVENGE 旨在诱导前列腺癌中表达的抗原 PAP 产生免疫应答。PROVENGE 是一种用于治疗无症状或最小症状 mCRPC 的自体细胞免疫治疗。有关 Sipuleucel–T 的Ⅲ期多中心随机双盲临床试验（D9902 B）的结果显示，Sipuleucel–T 治疗组的中位生存时间为 25.8 个月，对照组为 21.7 个月。Sipuleucel–T 治疗使死亡风险降低了 22%。

Ⅱ. 转移性前列腺癌可以吃中药吗？

转移性前列腺癌晚期患者，大多没有手术的机会，在进行了 ADT 联合内分泌治疗、放化疗等一系列治疗手段后，可以开始中药汤剂治疗。一方面汤剂缓解疼痛，减少止痛药带来的成瘾性和不良反应；另一方面结合笔者综合治疗肿瘤理念"抑制肿瘤，扶助正气，平衡阴阳，调整机体内环境，激发自身免疫力"，拟抑癌扶正方加减，达到"抑癌"与"扶正"双管齐下，整体动态平衡的效果。在进行放化疗中，易伤津耗液，出现口干、口苦、盗汗、潮热等阴虚不足症状，通过汤剂调整，养阴生津，改善在治疗过程中出现的症状。

五、前列腺癌的治疗后随访

前列腺癌的治疗后随访是治疗的一个重要环节，因 ADT 是治疗中一个重要环节，在随访中应规律监测血清 PSA 水平的变化，通常在第 3 个月和第 6 个月进行一次随访，对患者血常规、血清 PSA、肝肾功能，血糖、糖化血红蛋白等内分泌功能进行检测。如果血清 PSA 升高，需要进行核磁、CT 或全身骨显像检查；如果患者进入了转移性去势抵抗性前列腺癌（mCRPC）期，随访应更密切，每 2～3 个月进行一次检测，每 6 个月进行 1 次全身影像学检查。

六、前列腺癌的生存期

肿瘤的治疗在不断进步，患者的预后和多方面因素相关，如患有基础疾病、年龄、肿瘤的分期、风险分级等。由于很多前列腺癌的新型治疗方式尚无对长期生存期限影响的具体数据，就目前已知道的统计资料参考，一般前列腺癌临床第一期、第二期患者，只要治疗得及时和合适，预后良好，5 年存活率可在 80% 以上；第三期患者的五年存活率为 60% 左右；而第四期患者尽管采取多种治疗方法，也只有 25% 的 5 年存活率。前列腺癌一旦对激素失去敏感性后，患者的平均生存期为 1～2 年。

第十六章 卵 巢 癌

一、卵巢癌的流行病学特点

在我国，卵巢癌年发病率居女性生殖系统肿瘤第 3 位，位于宫颈癌和子宫体恶性肿瘤之后，呈逐年上升的趋势，而病死率位于女性生殖道恶性肿瘤之首，是严重威胁女性健康的恶性肿瘤，因此被称之为"妇癌之王"。据估计，2015 年全国新发卵巢癌病例数为 5.28 万例，卵巢癌发病率为 7.88/10 万。城市地区发病率为 6.09/10 万，高于农村地区的 4.76/10 万。卵巢恶性肿瘤包括多种病理类型，其中最常见的是上皮性癌，约占卵巢恶性肿瘤的 80%，其次是恶性生殖细胞肿瘤和性索间质肿瘤，各约占 10% 和 5%。

（一）卵巢癌的遗传性

卵巢癌最重要的危险因素之一是卵巢癌的家族史，尤其是一级亲属患有卵巢癌的风险更高。20 世纪 80 年代初，Claus 等人对患有卵巢癌家族史患者开展研究，发现一级和二级亲属中有患卵巢癌的女性分别较无家族史女性患卵巢癌的风险增加了 3.6 倍和 2.9 倍。有乳腺癌或者卵巢癌家族史者患卵巢癌的危险性增加 4 倍，而 40 岁以下者患卵巢癌的危险性增加 7 倍。如同时患乳腺、卵巢两种癌者患卵巢癌的危险性格外高。有卵巢癌家族史者，70 岁之前患卵巢癌的危险性几乎为 10%。

（二）妊娠与卵巢癌发病率

病例对照研究表明，妊娠可降低卵巢癌发生的风险。有学者认为妊娠次数与卵巢癌呈负相关关系，怀孕 7 次以上的妇女与未产妇女比较发生卵巢癌的危险性明显降低，晚期怀孕比早期怀孕的女性发生卵巢癌的概率较低，25 岁之前怀孕的妇女较 35 岁以后怀孕的妇女发生卵巢癌的风险高 2 倍。另外，相关研究发现，首次妊娠与末次妊娠间隔时间越长，发生卵巢癌的风险越低。一些学者推测妊娠对卵巢癌的保护作用可能与排卵无关，可能与妊娠可以清除卵巢癌癌前病变或受损的细胞有关。

（三）哺乳与卵巢癌发病率

多数研究表明，母乳喂养可以降低卵巢癌发生的风险。Danforth 等做了一项大型研究，结果表明母乳喂养的妇女较从来没有母乳喂养的妇女患卵巢癌的风险明显降低，母乳喂养 18 个月或以上的妇女与从来没有母乳喂养妇女相比，患卵巢癌的风险可降低 34%。

JAMA Oncology 上发表了一篇研究，评估了母乳喂养与卵巢癌的总体风险和组织类型之间的关系。研究结果显示，母乳喂养与浸润性卵巢癌（包括高级别浆液性卵巢癌和子宫内膜样癌）和卵巢交界性肿瘤的风险降低均有关。母乳喂养可使浸润性卵巢癌的发生风险降低 24%，使卵巢交界性肿瘤的发生风险降低 28%。在母乳喂养与产次的分层量表中，平均母乳喂养持续时间与浸润性卵巢癌的发生风险呈负相关，平均母乳喂养持续时间为 1～3 个月可降低 18% 的浸润性卵巢癌风险，平均母乳喂养持续时间为 12 个月或更长时间可降低 34% 的浸润性卵巢癌风险。

（四）多囊卵巢综合征与卵巢癌

多囊卵巢综合征（PCOS）被认为是一种内分泌疾病，最常见的临床表现为不排卵、高雄激素、肥胖、黑棘皮等病症。患者表现出异常的下丘脑 - 垂体促性腺激素分泌，促黄体生成素（LH）、雄烯二酮和雌酮显著增高，尿促卵泡素（FSH）显著降低。LH 释放脉冲频率增加，可能导致 LH 持久性刺激卵巢，卵巢雄激素分泌增加和卵泡成熟障碍，从而导致卵巢癌的发生。

（五）盆腔炎与卵巢癌

盆腔炎性疾病（PID）指女性上生殖道感染引起的一组疾病，主要包括子宫内膜炎、输卵管炎、输卵管卵巢脓肿和盆腔腹膜炎，感染途径多沿生殖道上行感染。通常，PID 可局限于某一个部位，也可同时累及几个部位，其中最常见的是输卵管炎。PID 多发生在性活跃期、有月经的妇女，而初潮前、绝经后或未婚者很少发生。研究表明，盆腔炎可增加卵巢癌发生的风险。PID 暴露 ≥ 2 次者患卵巢癌风险是无 PID 病史者的 1.88 倍，当 PID 暴露次数超过 5 次时，患卵巢癌的风险增加 2.46 倍。

流行病学报道了与之相一致的结果，服用抗炎药（多为非甾体消炎药）的妇女患卵巢癌的风险降低。除此之外，多项研究证实，口服避孕药可以降低盆腔炎性疾病的发生，其原因可能为口服避孕药增加了子宫颈黏液的厚度从而减少了上行感染的机会，同时口服避孕药可以使内膜变薄，月经期流血量减少，可以抑制输卵管的收缩，从而使感染及相关的炎性因子在输卵管中的流动减少，减少输卵管暴露于炎性环境的机会，从而降低卵巢癌发生的风险。

（六）抽烟、高脂饮食、肥胖等与卵巢癌

吸烟对卵巢癌发生的风险影响并没有得到肯定的结论，虽然吸烟和卵巢癌之间没有很好的生物学基础研究证实，但尼古丁及其代谢产物在卵巢组织中被发现。此外，在女性吸烟者血液中发现具有较高促性腺激素和雄激素水平，这两者都可以对卵巢产生不利影响。

高脂肪饮食是卵巢癌的高危因素，相反多食蔬菜以及水果等素食人群卵巢癌发生风险降低。发达国家饮食结构中肉食较多，其卵巢癌发病率较发展中国家高。

肥胖与大量疾病相关，也是激素相关癌症的患病风险因素，包括结肠癌和前列腺癌，以及妇科肿瘤中的乳腺癌、子宫内膜癌等。腹部肥胖和体重增加会增加卵巢癌的风险，约12%的卵巢癌患者肥胖，肥胖也可能增加各种癌症类型的肿瘤侵袭力和肿瘤细胞迁移。具有高BMI的妇女在绝经前患卵巢癌的危险性较正常体重者增加2倍。

（七）避孕与卵巢癌

避孕的方法有很多种，常见的包括口服避孕药、放置宫内节育器、输卵管结扎。病例对照研究表明，口服避孕药可以降低卵巢癌发生的风险。使用口服避孕药3年或3年以上的女性可降低30%～50%上皮性卵巢癌的发生风险。卵巢癌的相对危险性随口服避孕药（OC）使用时间延长而降低。放置宫内节育器与卵巢癌关系的研究，国外较少见，国内俞鸣做了研究，结果为放置宫内节育器是卵巢癌的保护性因素。众多流行病学研究表明，输卵管结扎可以减少卵巢癌发生的相对危险度，不论是放置宫内节育器还是输卵管结扎术都可以阻止污染物及致癌剂经阴道逆行至卵巢，从而减少卵巢受损机会。

二、卵巢癌的临床表现

（一）卵巢上皮癌临床表现

上皮癌多见于绝经后女性。由于卵巢深居盆腔，卵巢上皮性癌早期症状不明显，往往是非特异性症状，难以早期诊断，约2/3的卵巢上皮性癌患者诊断时已是晚期。晚期时主要因肿块增大或盆腹腔积液而出现相应症状，表现为下腹不适、腹胀、食欲下降等，部分患者表现为短期内腹围迅速增大，伴有乏力、消瘦等症状。也可因肿块压迫出现大小便次数增多的症状。出现胸腔积液者可有气短、难以平卧等表现。查体可发现盆腔包块或可扪及子宫直肠陷凹结节。包块多为双侧性、囊实性或实性，结节不平感，多与周围粘连。有淋巴结转移时可在腹股沟、锁骨上等部位扪及肿大的淋巴结。

（二）卵巢恶性生殖细胞肿瘤临床表现

卵巢恶性生殖细胞肿瘤常见于年轻女性，临床表现与上皮癌有所不同，早期即出现症状，除腹部包块、腹胀外，常可因肿瘤内出血或坏死感染而出现发热，或因肿瘤扭转、肿瘤破裂等而出现急腹症的症状。60%～70%的患者就诊时属早期。查体可发现盆腔包块，95%以上为单侧性。

科普知识

常见的盆腔包块有哪些原因？

子宫包块：最常见的子宫包块是子宫肌瘤。它们通常分散，相对较圆，触之较硬，可以单发或多发。除此之外，还有子宫内膜异位症、子宫内膜癌和肉瘤。子宫内膜癌时子宫可增大至正常的4倍大小。宫腔诊刮或内膜取样通常用来诊断子宫内膜癌。

卵巢包块：卵巢肿瘤或包块并不都是恶性的，实际上只有20%的卵巢肿瘤病理诊断为恶性。最常见的卵巢良性囊肿是浆液性囊腺瘤、黏液性囊腺瘤和囊性畸胎瘤（皮样囊肿）。囊性畸胎瘤通常不到10 cm，由于肿瘤切面上存在皮脂物质或毛发，故肉眼上能诊断。卵巢巧克力囊肿是子宫内膜种植于卵巢而引起的，这种异位的子宫内膜也受性激素的影响，随同月经周期反复脱落出血，使卵巢增大，形成内含陈旧性积血的囊肿，这种陈旧性血呈褐色，黏稠如糊状，似巧克力，故又称"巧克力囊肿"。这些囊肿直径很少超过 12 cm，常难与卵巢肿瘤区分开，宫骶韧带和道格拉斯陷凹的结节有助于鉴别诊断。

输卵管包块：输卵管疾病引起的附件包块常见于炎症和异位妊娠。输卵管癌很罕见，在女性生殖系统恶性病变中不足 0.5%。

三、卵巢癌辅助检查

（一）肿瘤标志物

卵巢上皮癌中应用价值最高的肿瘤标志物是血 CA125、人附睾蛋白 4（HE4），可用于辅助诊断、疗效监测和复发监测。其他卵巢上皮肿瘤标记物还包括 CA19-9，升高常见于黏液性卵巢癌或某些交界性肿瘤，或胃肠道转移性卵巢癌，癌胚抗原（CEA），升高常见于胃肠道转移性卵巢癌。

卵巢恶性生殖细胞肿瘤相关的标志物包括甲胎蛋白（AFP），升高可见于卵黄囊瘤、胚胎癌和未成熟畸胎瘤；人绒毛膜促性腺激素（β-hCG），升高见于卵巢非妊娠性绒毛膜癌；神经元特异性烯醇化酶（NSE），升高见于未成熟畸胎瘤或伴有神经内分泌分化的肿瘤；乳酸脱氢酶（LDH），升高常见于无性细胞瘤；CA19-9，升高常见于未成熟或成熟畸胎瘤。

（二）影像学

卵巢癌的主要影像学检查方法包括超声检查（经阴道或经腹超声）、CT、MRI 等，可以明确肿瘤形态、侵犯范围等，有助于定性诊断；如怀疑有邻近器官受侵和远处转移，可相应行胃肠造影检查、静脉尿路造影检查和胸部 CT 检查等。综合应用上述影像学检查方法，可实现对卵巢癌的术前临床分期、术后随诊观察和治疗后疗效监测。

科 普 知 识

为何做了 CT 还需做核磁共振？

CT 扫描速度快，一次屏气即可同时完成对腹部和盆腔的扫描，对于评价肿瘤的范围及腹膜转移有重要价值，可辅助临床分期，为首选检查方法。在患者没有造影剂禁忌的情况下应行增强扫描。

核磁共振（MRI）软组织分辨率高，鉴别卵巢良恶性肿瘤的准确度可达到 83%～91%；有助于确定盆腔肿块起源，并辅助 CT 进行卵巢癌的术前分期。因 MRI 扫描范围有限，且对因运动引起的位移敏感，因此对腹膜转移和大量腹水患者显示效果不如 CT，可作为腹盆腔 CT 的有效补充。

（三）组织病理学检查

组织病理学是肿瘤诊断的金标准，同时也是医务人员明确组织病理类型、选择何种治疗方案及药物、判断预后的重要依据。不同的组织病理类型，其发病原因、转移方式及速度、放化疗敏感性、预后等均不一样，对临床参考意义重大。对于临床高度可疑为晚期卵巢癌的患者，腹腔镜探查活检术不但可以获得组织标本，还可以观察腹盆腔内肿瘤转移分布的情况，评价是否可能实现满意减瘤手术。

四、卵巢癌的治疗

（一）卵巢癌治疗的"三驾马车"

妇科肿瘤临床治疗中，卵巢癌是最难的。虽然大多数患者经过初始治疗可获得临床缓解，但仍有 70% 的患者在 3 年内复发。"多复发"是卵巢癌 5 年生存率低的主要原因之一。当前，卵巢癌的全程管理已经进入了"手术 + 化疗 + 维持治疗"的标准模式。在卵巢癌治疗的"三驾马车"中，手术是根本，化疗是关键，维持治疗是保障。

首次手术的彻底性决定了后期治疗的效果。手术做得是不是一个满意的、彻底的减瘤手术，将会影响到患者后期的化疗敏感性。而化疗的不敏感，可能会在手术后短期内复发，也就是耐药性复发，一旦发生耐药性复发，后续的治疗将会更加困难。

由于大多数卵巢癌在诊断的时候是晚期，而且大多数患者在治疗以后会复发。因此维持治疗已成为卵巢癌全程管理中不可或缺的重要组成部分。

（二）中医治疗卵巢癌的优势

中医药治疗卵巢癌可辨证论治、专方验方及配合现代医学技术，在增强疗效、减少毒副反应、延长生存期、提高生存质量上显示了独特的优越性。中医药具有两方面的作用，一是抑杀癌细胞，二是增强宿主的免疫力。

手术前后服用中药，能明显提高手术效果，调整脏腑功能，增加免疫力，减少术后并发症及后遗症，提高远期生存率。

化疗期间服用中药可以预防、减轻或纠正化疗的副反应，增强化疗的疗效。通过减轻化疗反应使全身状况得以改善，并使化疗次数增加，从而提高生存率。

（三）适合中医治疗的人群

手术后患者：癌症是全身疾病的局部表现，而手术只是局部治疗手段，单靠手术并不能彻底治愈肿瘤。患者行根治性抗癌治疗后多数出现乏力、食欲不振、排便困难等副作用，通过中药调补气血、益气养阴等治法可促进术后身体功能的恢复。

化疗患者：化疗在抑制和清除癌细胞的同时，会损伤人体正气，使得化疗疗程不能顺利进行，应用中医药治疗有减毒增效的作用，减轻化疗引起的骨髓抑制和过敏反应，使化疗能够顺利进行。

高龄患者：由于年龄较大，不适合或不接受西医抗肿瘤治疗者可选择单纯中医治疗，中医可发挥控制肿瘤生长，减轻症状，延长生存时间的作用。

终末期患者：终末阶段患者往往表现出消瘦、严重贫血等恶病质征象。此期患者五脏皆虚，神气已去，应以全力治神，应用中医针剂如生脉注射液益气养阴、参附注射液回阳救逆。

中医的治疗作用贯穿于卵巢癌患者就诊的各个阶段，但各阶段的治疗侧重与作用不尽相同，越来越多的患者并不单纯应用西医治疗，不再局限于西医束手无策时选择中医治疗。而且在西医无法治疗或行对症支持的情况下，中医的抗肿瘤治疗和姑息治疗作用越发突显出来，中医在卵巢癌的治疗中不断配合西医治疗来补充与完善。

（四）中医治疗卵巢癌的方法

中医治疗卵巢癌虽以口服中药为主，但并不仅仅局限于口服中药，尚包括以下治疗办法。

外敷：薏苡附子败酱散、独角莲敷剂、阿魏膏、水红花膏等，适量外敷包块局部，配合内治法，有助于消肿散结。

敷脐：以中药吴茱萸、肉桂、干姜研末敷脐配合化疗，止呕效果优于肌注甲氧氯普胺。

灌肠：髂内动脉灌注并栓塞化疗期间，配合中药保留灌肠治疗晚期卵巢癌，总有效率为 52.8%。

针灸：针刺大椎、足三里、血海、关元等穴，用补泻结合手法，能提高红细胞及血小板数量，提高机体免疫力，维持化疗的顺利进行。

耳针：用于化疗后胃肠道反应的辅助治疗，多取肝、脾、胃、大肠、小肠、腹、三焦等穴或耳部压痛点、色素点，行压豆、埋针或毫针刺。

穴位埋药法：双侧足三里、三阴穴、关元穴交替埋药麝香，对减轻术后并发症有一定疗效。

第十七章 子宫内膜癌

一、子宫内膜癌的流行病学特点

子宫内膜癌是发生于子宫内膜的上皮性恶性肿瘤，又称子宫体癌，是女性生殖道三大常见恶性肿瘤之一，多发生于围绝经期及绝经后妇女。70%～75% 的患者为绝经后妇女，20% 的患者为围绝经期妇女，40 岁以下的年轻妇女占 5%～10%。平均年龄约 55 岁。随着人口平均寿命的增加以及生活习惯的改变，子宫内膜癌的发病率近 20 年呈持续上升和年轻化趋势。在西方国家，子宫内膜癌已位居女性生殖系统恶性肿瘤发病率首位。在我国，根据国家癌症中心 2019 年公布的《2015年中国恶性肿瘤流行情况分析》，子宫内膜癌 2015 年发病率 10.28/10 万，占女性恶性肿瘤发患者数的 3.88%。作为继宫颈癌之后第二常见的妇科恶性肿瘤，占妇科恶性肿瘤 20%～30%。部分发达城市的子宫内膜癌发病率已达妇科恶性肿瘤第一位。

二、子宫内膜癌的分型及风险因素

（一）分型

子宫内膜癌分为Ⅰ型和Ⅱ型。Ⅰ型子宫内膜癌为雌激素依赖型，患者常伴有肥胖、高血压、糖尿病、不孕、不育、绝经延迟等，Ⅰ型子宫内膜癌占子宫内膜癌的 80%～90%，病死率约为 40%，预后相对较好；Ⅱ型子宫内膜癌为非激素依赖型，主要包括浆液性子宫内膜癌、透明细胞癌和癌肉瘤等，发病率低，但病死率高，且预后不良。

（二）子宫内膜癌的风险因素

子宫内膜癌的风险因素见表 17-1。

风险因素	危险程度
多囊卵巢综合征	患癌风险增加 2.8 ～ 3 倍
超重（24 < BMI < 28）	患癌风险增加 2.45 倍
肥胖（BMI > 28）	患癌风险增加 3.5 倍
年龄 > 55 岁	患癌风险增加 2 ～ 3 倍
他莫昔芬治疗	患癌风险增加 2.3 ～ 7.5 倍
未孕	患癌风险增加 2 倍
糖尿病	患癌风险增加 1.2 ～ 5.6 倍
高血压	患癌风险增加 1.8 倍
绝经晚	患癌风险增加 1.5 ～ 2.5 倍
初潮早	患癌风险增加 1.5 ～ 2 倍
遗传	患癌风险增加 1.5 倍

科 普 知 识

Ⅰ. 子宫内膜异位症会癌变吗？

异位子宫内膜恶变发生率约 1%，大约 80% 恶变部位发生在卵巢。最新的研究提示，年龄增长、绝经后状态、CA125 水平较高和子宫内膜异位病程超过 5 年都是卵巢型内异症恶变的高危因素。子宫内膜异位症癌变引起的卵巢癌在临床上有个专有名称，叫子宫内膜异位症相关性卵巢癌（endometriosis-associated ovarian cancer, EAOC），EAOC 的预后较好，80% 患者 5 年内可保持病情无进展，总体生存率高达 85%。

Ⅱ. 生育、喂母乳可以降低子宫内膜癌的发生风险吗？

未生育是子宫内膜癌的高危因素，与未生育女性相比，已生育女性患子宫内膜癌的风险降低 35%。另据报道，母乳喂养的持续时间与子宫内膜癌的患病风险具有相关性，母乳喂养 > 18 个月的女性子宫内膜癌患病风险降低 23%。

三、子宫内膜癌临床表现

（1）阴道流血：90% 子宫内膜癌的主要症状为各种阴道流血，包括绝经后阴道流血及月经紊乱。90% 以上的绝经后患者以阴道流血就诊。阴道流血于肿瘤早期即可出现，因此，初次就诊的子宫内膜癌患者中早期患者约占 70%。围绝经期患者表现为月经周期紊乱，月经淋漓不尽甚至阴道大量出血。

（2）阴道异常排液：早期可为少量浆液性或血性分泌物。晚期因肿瘤体积增大发生局部感染、坏死，排出恶臭的脓血样液体。

（3）疼痛：多为下腹隐痛不适，可由宫腔积脓或积液引起，晚期则因病变扩散至子宫旁组织韧带或压迫神经及器官，还可出现下肢或腰骶部疼痛。

（4）其他：晚期患者可触及下腹部增大的子宫，可出现贫血、消瘦、发热、恶病质等全身衰竭表现。

科 普 知 识

Ⅰ.阴道出血要警惕。

（1）绝经后阴道出血：指绝经后 1 年以上的阴道流血，包括外阴、阴道和子宫出血，是老年妇女最常见的症状之一，迫切需要处理。绝经后阴道出血的主要因素依次为：各种炎症 150 例（40.76%），妇科恶性肿瘤 123 例（33.42%），功能失调性子宫出血 69 例（18.75%）。123 例恶性肿瘤中宫颈癌 66 例，占恶性肿瘤的 53.66%，子宫内膜癌 51 例，占恶性肿瘤的 41.46%，巢恶性肿瘤 4 例，占恶性肿瘤的 3.25%，子宫肉瘤 2 例，占 1.63%。因此，应把绝经后阴道出血视为一个危险信号，予以高度重视，积极争取必要的检查手段，如宫颈细胞学涂片、宫颈组织活检分段诊刮、B 超等，做到早诊断、早治疗。绝经后阴道出血妇女随着绝经年限增加，恶性肿瘤发生的危险性明显增加，绝经 20 年左右发生恶性肿瘤的危险性最大。

（2）围绝经期异常阴道出血：主要表现有功能性子宫出血，其中无排卵性功能性出血占多数。其次为子宫肌瘤，是生殖器官中最常见的一种良性肿瘤，以 40～50 岁妇女最多见，属激素依赖性肿瘤。子宫颈息肉居第 3 位，其发生来源尚不明。恶性肿瘤居第 4 位，为 7.41%，癌前病变为 4.04%。围绝经期异常阴道出血多数的主要原因为卵巢功能减退，但也有少数因恶性肿瘤所致。因此，应及时发现，及早治疗，提高治愈率及生活质量。

（3）育龄期妇女子宫内膜增厚：对于育龄期妇女，子宫内膜的厚度是一个动态过程。正常情况下，子宫内膜的厚度会随着月经周期发生"生长－增厚－脱落－变薄"。不同阶段，子宫内膜的厚度也不同。子宫内膜厚，月经有没有异常是重要的诊断标准。如果子宫内膜增厚，但没有不正常的阴道出血、不孕等症状，就不用太担心，可以等下次月经第5、6天，再做一次B超。如果复查内膜厚度正常，那说明是生理性的。如果复查持续增厚，或者平时还出现月经量多、经期长、淋漓不净、非经期出血等症状，可能与内膜息肉、内膜增生甚至内膜癌有关。建议及时就医就诊。

Ⅱ.子宫内膜增生与子宫内膜癌的关系。

雌激素的作用是刺激子宫内膜增生，若长期使用雌激素类的药物或者患有某些疾病（多囊、不孕症、女性内分泌紊乱引起月经失调、一些卵巢肿瘤等），使得子宫内膜无孕激素的作用保护而长期受雌激素影响，内膜就会一直增生变厚。

子宫内膜增生主要分为两种：不伴不典型增生和不典型增生。不伴有不典型增生为良性的单纯增生，发生癌变的概率为 0～7%，而伴有不典型增生为癌前病变，发生癌变的概率为 8%～45%。子宫内膜癌与内膜不典型增生在病理形态方面均表现为腺体增生，仅在增生程度及细胞分化方面有所不同，有时两者之间没有一个截然的界限，两者鉴别有时较难；子宫内膜不典型增生可发展为子宫内膜癌，如果对内膜不典型增生患者进行长期观察，可发现其中一部分患者最后会发展演变为子宫内膜癌。

四、子宫内膜癌分型

根据发病机制和生物学特点将子宫内膜癌分为雌激素依赖型（Ⅰ型）和非雌激素依赖型（Ⅱ型）。雌激素依赖型子宫内膜癌大部分病理类型为子宫内膜样腺癌，少部分为黏液腺癌；非雌激素依赖型子宫内膜癌病理类型包括浆液性癌、透明细胞癌、癌肉瘤等。大部分子宫内膜癌为Ⅰ型。

Ⅰ型子宫内膜癌的发生与无孕激素拮抗的雌激素持续刺激直接相关，缺乏孕激素对抗，在较高水平雌激素水平长期作用下，子宫内膜长期处于过度增生的状态，发生内膜病变，进一步进展为子宫内膜癌。Ⅰ型子宫内膜癌多发生在绝经前或围绝经期妇女，分期早、进展慢。

Ⅱ型子宫内膜癌发病与雌激素无明确关系，具体发生机制至今尚不完全清楚，可能与基因变异有关，多发生于绝经后，肿瘤恶性程度高，分化差，治疗效果不良，对孕激素治疗通常无反应。

五、子宫内膜癌转移途径

（1）直接蔓延：病灶在初期可以沿着子宫内膜蔓延生长，向上沿子宫角会波及输卵管，向下容易累及宫颈管以及阴道。

（2）淋巴转移：为子宫内膜癌的主要转移途径。当肿瘤累及宫颈间质、子宫深肌层或高级别内膜样癌，容易发生淋巴转移。

（3）血行转移：晚期子宫内膜癌患者，可以通过血行转移到达全身器官，比较常见的部位为肺、肝等。

六、辅助检查

（一）血液生化检查

子宫内膜癌可以出现血红蛋白下降。因多数患者合并糖尿病、高血压或心血管疾病，需重视血糖、血脂等方面结果。还要进行肝功能、肾功能检查。

（二）肿瘤标志物检查

子宫内膜癌无特异性敏感的标志物。部分患者可出现 CA125 或 CA19-9、CA153 或 HE4 异常，与组织学类型、肌层浸润深度及子宫外受侵等因素具有相关性，对疾病诊断及术后病情监测有一定的参考价值。

（三）影像学检查

目前比较强调绝经后出血患者以超声进行初步检查。经阴道超声检查可以了解子宫大小、宫腔内有无赘生物、内膜厚度、肌层有无浸润、附件肿物大小及性质等，为最常用的无创辅助检查方法。绝经后妇女内膜厚度＜5 mm 时，其阴性预测值可达 96%。如子宫内膜厚度 > 5 mm，应对绝经后患者进行子宫内膜活检。

盆腔 MRI 是子宫内膜癌的首选影像学检查方法。MRI 能够清晰显示子宫内膜及肌层结构，用于明确病变大小、位置，肌层侵犯深度、宫颈 / 阴道是否侵犯，是否侵犯子宫体外、阴道、膀胱及直肠，以及盆腔内的肿瘤播散，观察盆腔、腹膜后区及腹股沟区的淋巴结转移情况。评估化疗的疗效及治疗后随访。

CT 对早期病变诊断价值仍有限。CT 优势在于显示中晚期病变，评价病变侵犯子宫外、膀胱、直肠情况，显示腹 / 盆腔、腹膜后及双侧腹股沟区淋巴结转移、以及腹盆腔其他器官及腹膜转移情况。对于有 MRI 禁忌证的患者应选择 CT 扫描。子宫内膜癌常规行胸部 X 线摄片，但为了排除肺转移，必要时应行胸部 CT 检查。

PET 较少用于子宫内膜癌初诊患者。PET 不推荐常规应用于子宫内膜癌治疗后的随访，仅当怀疑出现复发转移时考虑行 PET 检查。

（四）子宫内膜活检

子宫内膜的组织病理学检查是确诊依据，获取子宫内膜的方法主要是诊断性刮宫手术和宫腔镜下活检。诊断性刮宫手术应分别从子宫颈管和宫腔获得组织，即分段诊刮，以便了解宫腔和子宫颈管情况。宫腔镜检查：宫腔镜直视下活检可直接观察宫内及子宫颈管内病灶的外观形态、位置和范围，对可疑病灶进行直视下定位活检或切除。对局灶性子宫内膜癌更准确。

（五）细胞学检查

子宫内膜在月经期外不易脱落，而宫腔脱落的癌细胞容易溶解、变性，染色后不易辨认，因此，阴道脱落细胞学检查阳性率不高。另一种方法为经宫腔获取内膜脱落细胞，常用子宫内膜细胞采集器结合液基细胞学制片技术，准确率较高。

七、子宫内膜癌的治疗

子宫内膜癌的治疗以手术治疗为主，辅以放射治疗、化学治疗和激素等综合治疗。治疗方案应根据病理诊断和组织学类型，以及患者的年龄、全身状况、有无生育要求、有无手术禁忌证，有无内科合并症等综合评估以制定治疗方案。

手术治疗：是子宫内膜癌主要治疗手段，除不能耐受手术或晚期无法手术的患者外，都应进行全面的分期手术。

放射治疗：除对于不能手术的子宫内膜癌可行根治性放疗，包括体外放疗联合近距离放疗。放疗在子宫内膜癌中常为对术后患者的辅助治疗。

系统性化疗：系统性化疗主要应用于晚期（FIGO 分期Ⅲ～Ⅳ期）或复发患者特殊病理类型患者。对于 IB 期、G3 的高危组患者，推荐进行术后辅助化疗改善预后，但仅为 2 B 类推荐。

激素治疗：激素治疗推荐用药包括大剂量高效孕激素、他莫昔芬（两者可交替使用）、芳香化酶抑制剂、氟维司群等。激素治疗仅用于分化较好的子宫内膜样腺癌，用于需保留生育功能的年轻早期子宫内膜癌患者及晚期、复发性或无法手术患者。以高效药物、大剂量、长疗程为佳。

靶向治疗：免疫检查点抑制剂及酪氨酸激素酶抑制剂作为新型靶向治疗制剂，在基于分子标志物指导的子宫内膜癌二线治疗中显示了抗肿瘤活性。

完成初始手术分期后的后续治疗：

Ⅰ期术后治疗需要结合患者有无高危因素、浸润肌层深度和组织学分级。有高危因素者复发率升高，越多高危因素，复发率越高。潜在高危因素包括：年龄 ≥ 60 岁，深肌层浸润和（或）LVSI，是补充放疗或全身治疗的指征。Ⅰ期患者术后补充治疗以放疗为主，最好不超过术后 12 周。

Ⅱ期患者的术后辅助治疗无论组织分化程度，首选外照射放疗和（或）阴道近距离放疗 ± 全身治疗。

Ⅲ、Ⅳ期患者分期手术后推荐行全身治疗 ± 外照射放疗 ± 阴道近距离放疗。需评估局部扩散和远处转移的风险选择联合治疗，在Ⅲ期患者首选化疗联合放疗。

科普知识

年轻子宫内膜癌是否可以保留生育功能？

子宫内膜癌发病呈年轻化趋势，对于年轻患者，如果要求保留生育功能，则必须符合以下条件：①病理类型为子宫内膜样腺癌，高分化，雌激素与孕激素受体阳性；②病灶局限于内膜；③影像学检查未见可疑转移灶；④无内分泌药物治疗禁忌及妊娠禁忌；⑤患者及家属对保守治疗风险已知情；⑥具有随访条件。

八、子宫内膜癌的中医治疗优势

中医从整体观念出发，实施辨证论治，有助于促进子宫内膜癌患者术后功能的恢复，减少放化疗的不良反应，增强放化疗的效果，提高机体的免疫力，减少并发症的发生，改善癌症相关症状和生活质量，对防止肿瘤复发／转移及延长生存期具有一定作用。中医学认为子宫内膜癌主要是痰浊湿热瘀毒蕴结胞宫，阻塞经脉，损伤冲任，日久成积，暗耗气血，败损脏腑。调理冲任、清热利湿解毒、祛痰化瘀为主要治疗方法。晚期患者多见肾阴亏虚，治以育阴滋肾、固冲止血为主。在治疗子宫内膜癌术后并发症方面，中医也有独特的优势。如针对子宫内膜癌术后排尿困难，术后排尿困难多表现为脾肾亏虚。脾气不升，劳倦伤脾，饮食不节，或久病体弱，致脾虚清气不能上升，则浊气难以下降，水湿不化，下聚膀胱，日久化瘀，湿瘀互结致膀胱气化不利，加之肾虚气不化水，小便因而不通，而成癃闭。现代医学认为，这种尿潴留由盆腔支持结构损伤、神经组织损伤、血管营养障碍等所致。中医通过内服益气健脾升提中药，配合艾灸、敷药补肾健脾、祛瘀通络，可加强盆底支持结构修复、改善循环。

如对于术后出现单侧或者双侧下肢水肿，中医治疗也有一定的优势。因盆腔淋巴结清扫术，部分患者术后出现下肢淋巴回流障碍，导致淋巴液积聚于皮下组织，从而引起下肢肿胀不适。下肢淋巴水肿病程长，严重影响生活质量。中医在治疗下肢水肿方面，有中药贴敷、刺络拔罐、中药熏洗、手法按摩引流、空气波压力治疗、中药内服等多种方法。

九、子宫内膜癌的预后和筛查

（一）子宫内膜癌的预后

子宫内膜癌相对来说是治愈率比较高的疾病，其预后与分期、病理类型、肿瘤分级、侵犯深度、淋巴脉管有无受侵、淋巴结有无转移等因素有关。通常子宫内膜样腺癌 I 期患者 5 年生存率在 90% 以上，II～III 期中高分化患者生存率也较好，低分化患者预后会较差。II 型子宫内膜癌较 I 型子宫内膜癌预后差。

（二）子宫内膜癌的筛查

目前对于子宫内膜癌缺乏行之有效的筛查手段，但每年 1～2 次的妇科检查，尤其是超声检查对于发现早期子宫内膜癌有非常重要的作用。若 B 超出现异常的患者，可进一步行宫腔镜或分段诊刮。

第十八章 宫 颈 癌

一、宫颈癌的流行病学及病因学

（一）宫颈癌的流行病学特点

宫颈癌是常见的恶性肿瘤之一。目前全球宫颈癌发病例数和死亡例数均呈升高趋势。宫颈癌在发达国家，发病率在 40 岁左右达到高峰，之后呈下降趋势，反映出在发达国家进行接种疫苗和宫颈癌筛查是可以预防宫颈癌的。而在发展中国家，发病率在 55～69 岁达到高峰。我国宫颈癌中位发病年龄为 51 岁。以 40～50 岁最多，60～70 岁是第 2 个高峰。我国宫颈癌分布特点为发病率和死亡率农村高于城市，中部地区发病率和死亡率高于西部地区和东部地区。

（二）宫颈癌的病因学

（1）生物学因素：生物学因素即高危型 HPV 持续感染。目前已经明确高危型人乳头瘤病毒（HPV）持续感染是宫颈癌及癌前病变发生的必要因素。在妇女一生中，感染高危型 HPV 的概率达 70% 以上，但只有不到 10% 的妇女发展成宫颈癌或宫颈上皮内瘤变。主要原因是 80% 的妇女的 HPV 感染是一过性的。除了持续性高危型 HPV 感染外，还需要其他内源性和外源性因子的共同参与和作用，才能造成宫颈癌的发生。

目前已发现和鉴定出的 HPV 亚型有 200 多种。HPV 以病毒侵袭的组织来分类，可分为皮肤型和黏膜型。根据各种 HPV 与宫颈癌发生的危险性分为高危型和低危型。高危型有 HPV16、18、31、33、35、39、45、51、52、56、58、59、68型，低危型如 HPV6、11、42、43、44 型。HPV16 型和 HPV18 型与宫颈癌的关系最密切。

低危型 HPV 病毒对宫颈的致病力并不强。而即使感染高危型，人体的免疫系统也会对侵入人体的病毒进行处理。只有当免疫系统不能成功清除，病毒侵入人体的时候，才可能形成病变。高危型持续感染可能会导致子宫颈表面的异常细胞增生，严重者可导致宫颈癌。从感染 HPV 病毒到癌症，其实是一个漫长的过程。

（2）行为性危险因素：由于 HPV 主要是通过性传播，所以一些可能增加 HPV 感染的因素如初次性生活开始年龄小，多个性伴侣或性伴侣有多个性伙伴、性卫生不良或者有性传播疾病史或增加 HPV 感染风险，从而增加宫颈癌的发生因素。

初次性生活开始年龄小，尤其是初次性生活年龄 ≤ 18 岁，会大大增加患宫颈癌的机会，因此时宫颈正处于鳞状上皮化生时期，对于致癌物质更加敏感，一旦感染 HPV 更容易发生宫颈病变。

有研究表明，有 2 个或以上性伴侣的女性感染高危型 HPV 的风险是只有 1 个性伴侣的女性的 3.9 倍。若伴侣有多个性伙伴，则感染 HPV 的风险也很大，同样被传染的风险也很大。

（3）月经及孕产因素：早婚、早育、多孕多产是宫颈癌发生的危险因素。怀孕次数越多，感染 HPV 的风险越大。因为在怀孕期间，免疫功能低下，宫颈处于扩张状态，宫颈内口上皮发生外翻而更易引起 HPV 感染。而分娩的次数越多，对宫颈口创伤也就越大。

（4）吸烟：吸烟与宫颈癌的发生也密切相关。有学者认为吸烟是与宫颈癌发病风险增加密切相关的非感染性病因，首次吸烟年龄、每天吸烟量及吸烟年限均与宫颈癌的发生相关。烟草中的有害物质会降低宫颈鳞状上皮细胞局部免疫防御功能，免疫力降低的时候，更容易感染 HPV。

（5）口服避孕药：口服避孕药也是宫颈癌的一个危险因素。随着口服避孕药使用时间的延长，患宫颈癌的相对风险增加。有研究显示，使用口服避孕药 5 年或更长时间会使宫颈癌的风险成倍增加。

（6）自身免疫性疾病或长期服用免疫抑制（如肾移植患者需要长期口服免疫抑制药物）。

（7）营养状况不良，营养失调。

科普知识

Ⅰ.测测你患宫颈癌的风险。

危险因素	危险程度
人乳头瘤病毒感染（HPV）	宫颈癌致病的必要条件
生殖道炎症：沙眼衣原体、解脲支原体、阴道加德纳菌、巨细胞病毒、滴虫	患癌风险增加 17.7 倍
被动吸烟	患癌风险增加 11.8 倍
性伴侣≥ 6 个且初次性交在 15 岁以前	患癌风险增加 10 倍
妇科恶性肿瘤家族史	患癌风险增加 1.83 倍
精神创伤	尚无定论
性行为因素：首次性行为早、初孕年龄小、初产年龄小、多次妊娠、多次分娩、围生期及分娩过程不良、多次流产、性伴侣婚外性行为	尚无定论
饮食因素：低硒、低锌、长期蛋白质及蔬果摄入量低	尚无定论

Ⅱ.最危险的 HPV 类型。

女性 HPV 易感染部位包括宫颈、肛门、直肠、阴道、外阴等，男性 HPV 易感染部位包括肛门、阴茎、口咽等。根据感染部位不同，HPV 可分为上皮型和黏膜型两大类，黏膜型 HPV 根据致癌性的强弱又可以分为低危型和高危型。常见的低危型包括 HPV6、11、42 等，可以诱发某些疣体的产生。高危型则与包括宫颈癌在内的多种人类肿瘤相关，主要包括 HPV16、18、52、58 等。世界卫生组织鉴定的具有最大致癌潜力的 13 种病毒亚型：HPV16、18、31、33、35、39、45、51、52、56、58、59、68 型。

Ⅲ.HPV 感染、宫颈上皮内瘤变、宫颈癌这三者是何关系？

首先我们来聊聊 HPV，HPV 全称是人乳头瘤病毒，根据其致癌危险性可分为低危型和高危型两大类：低危型主要引起肛门皮肤及外生殖器的外生性疣类病变和低度子宫颈上皮内瘤变（CIN），如 HPV42、81 型等；高危型不仅可引起外生殖器疣，还可引起外生殖器癌、CIN 及宫颈癌。宫颈癌人群中，位列前三的感染类型分别是 HPV16、18、58 型，其中 HPV16 所占比例最高，达到 50%。

CIN，即宫颈上皮内瘤变，是一组与浸润性宫颈癌密切相关的癌前病变。其发病 5 年内，约 40% 逆转为正常，10% 进展为原位癌，其余仍维持在非典型增生阶段，但级别会发生不同程度改变。CIN 级别越高，发展为浸润癌的可能性越大，反之级别越低的 CIN 逆转到正常的机会越多。HPV 的型别是决定 CIN 转归的重要因素之一。低危型 HPV6、11 型所致的病变以 CIN Ⅰ 为主，大多能逆转；而与高危型 HPV16、18 等有关的 CIN 几乎全部进展为浸润癌，极少逆转。

宫颈癌的发生是高危型 HPV 持续感染的结果，而宿主的免疫反应对 HPV 感染转归起到了决定性作用，大多数 HPV 感染患者在正常免疫力状态下很快会被机体清除，自然清除时间为 7 ～ 12 个月，仅有少部分会持续感染。据报道，全球大约 80% 女性 HPV 为阳性，但大部分可被机体消除，少部分持续感染从而发展为宫颈癌。在宫颈癌发生之前有长达 10 余年的时间是处于癌前病变状态，而针对癌前病变进行积极的早诊早治是可以有效降低其发病率和死亡率的。

Ⅳ. 哪种 HPV 疫苗性价比更高？

默克公司生产四价 HPV 疫苗（HPV16、18、6、11）为覆盖 2 种高危型 HPV 和 2 种低危型 HPV 的病毒样颗粒。它可以预防生殖器癌和癌前病变。在第 0、2 和 6 个月接种，适用于 20 ～ 45 岁的女性。临床结果显示，四价疫苗可以预防大约 70% 的宫颈癌。

葛兰素史克公司的二价 HPV 疫苗（HPV16、18）为仅覆盖 2 种高危型 HPV 的病毒样颗粒，对 HPV16 和 HPV18 两种病毒亚型引起的宫颈上皮内瘤变（CIN）Ⅱ级及以上的病变的预防效力为 100%，对预防宫颈癌癌前病变的有效率为 97.4%。其接种的时间为第 0、1 和 6 个月，适用于 9 ～ 25 岁女性。

默克公司生产的九价 HPV 疫苗（HPV6、11、16、18、31、33、45、52、58）可预防约 90% 的宫颈癌和 80% ～ 95% 的其他 HPV 相关肛门生殖器癌症。接种时间为第 0、2 和 6 个月，适用于 16 ～ 26 岁的女性。

加拿大和美国卫生机构的政府工作报告显示，九价疫苗可预防约 90%

的宫颈癌，高于四价的保护率（70%）。此外，鉴于九价 HPV 疫苗在妇女中的成本效益比较高，医生应向患者推荐九价 HPV 疫苗，而不是四价 HPV 疫苗。

有研究显示，7 成宫颈癌发生的"元凶"，就是 HPV-16 和 HPV-18 两个类型的病毒，因此二价疫苗性价比最高。然而，两者合计所占比例在不同研究结果中存在较大差别，部分研究数据显示宫颈癌组中感染 HPV 16 和 18 亚型的合计占比＞ 50%。另外，宫颈病变程度的不同，HPV 检出类型占比也存在较大差别。宫颈癌组检出 14 种 HPV 分型，HPV16 检出率最高，其次为 HPV18、HPV58；宫颈 HSIL（高级别鳞状上皮内病变）组检出 HPV 分型 13 种，HPV16 检出率最高，HPV52、HPV58 检出率次之；宫颈 LSIL（低级别鳞状上皮内病变）组检出 8 种 HPV 分型，前三位分型分别为 HPV16、HPV52、HPV31。除此之外，HPV 各个类型检出率随地域分布同样存在一些差别，不变的是 HPV16 始终是检出率最高的类型，可达到 50%，变化的是 HPV18、HPV31、HPV33、HPV52、HPV58，在不同研究结果中其检出率高低排序存在差别。

虽然二价疫苗性价比更高，然而，选择哪种疫苗还需看年龄，如果你年龄超过了 26 岁，也只能选择四价了。

Ⅴ. HPV 疫苗保护时限。

最新研究结果显示，4 种 HPV 疫苗均表现出较好的免疫持久性和长期保护效果，研究对象双价和四价 HPV 疫苗接种后 12 年、九价 HPV 疫苗接种后 7.6 年、国产双价 HPV 疫苗接种后 5 年疫苗相关型别抗体阳性率仍＞ 90%，且未发现 HPV 疫苗型别相关癌前病变。疫苗的免疫持久性仍需继续观察。

二、宫颈癌临床表现特点

（一）宫颈癌的临床表现

宫颈癌前病变和宫颈癌早期可以没有任何症状，随着病变严重程度的增加，会出现接触性阴道出血，白带异常如血性白带、白带增多，不规则阴道出血或绝经后阴道出血。晚期宫颈癌还可出现阴道大量出血，可合并有水样甚至米汤样白带，另外可能出现由于肿瘤侵犯其他器官所导致的相关症状，如侵犯膀胱可出现血尿，侵犯直肠可出现血便，肿瘤侵犯膀胱、直肠可出现瘘，侵犯膀胱压迫输尿管导致肾盂积水可能出现腰疼，肺转移可能出现咳嗽、咯血等相关症状。

（二）宫颈糜烂与宫颈癌的关系

宫颈糜烂和宫颈癌没有直接关系。宫颈糜烂是正常的生理现象。宫颈本身是光滑的，宫颈有两种上皮细胞，光滑的叫鳞状上皮，不光滑的像颗粒状的叫柱状上皮，像柱子一样的，也叫腺上皮。正常的时候鳞状上皮在宫颈的外口以外，柱状上皮在宫颈管以内。因为月经期的不同，或者怀孕期间雌激素水平的改变，柱状上皮外移到宫颈口，就看到颗粒状的东西，类似一种糜烂样改变，我们叫作宫颈糜烂。宫颈糜烂又叫作柱状上皮外移，是个生理性的改变，并不是一种病理性改变，无临床症状时并不需要治疗。宫颈癌是鳞状细胞发生恶变，不是柱状上皮外移。

（三）宫颈的癌前病变

宫颈癌虽然是恶性肿瘤，但其历程漫长，从癌前病变发展到恶性的浸润性宫颈癌，需要 5～10 年的时间。宫颈癌前病变又叫宫颈上皮内瘤变，是指宫颈上皮细胞的异型变化，通常分为 3 级，轻度（CIN Ⅰ）、中度（CIN Ⅱ）、重度（CIN Ⅲ），它是一个连续发生发展的过程。大部分 CIN Ⅰ 最终可以自行消退，而少部分进展为高级别子宫颈上皮内瘤变，被称为癌前病变。癌前病变只是具有癌变的可能，并不是所有的都会变成癌。有研究发现，CIN Ⅰ 癌变率仅有 0.3%，CIN Ⅱ 癌变率为 1.5%，CIN Ⅲ 癌变率为 14%。但是仍要按时行宫颈癌的筛查，及时发现癌前病变，阻断宫颈癌的发生。

三、宫颈癌的分类

按病理分类可分为：宫颈鳞状细胞癌、宫颈腺癌、宫颈腺鳞癌、其他病理类型。其中宫颈鳞状细胞癌最常见，约占宫颈癌的 80%，腺癌占 15%～20%。各种类型中，鳞癌的预后最好，宫颈腺癌和腺鳞癌的预后相对较差。

按肉眼可见的形态可分为外生型、内生型、溃疡型和颈管型。外生型最常见，病灶向外呈乳头状或菜花状。妇科检查最容易看见，但组织脆，触之易出血。内生型病灶向宫颈深部组织浸润，宫颈肥大变硬，而表面通常光滑的，像木桶一样，是通常所说的"桶状宫颈"。溃疡型不管外生型还是内生型的肿瘤,当长到一定程度,同时合并感染坏死,大块肿瘤就会脱落,形成溃疡或空洞,外表看上去像火山口的形状。颈管型病灶位于宫颈管内,因而不易被临床发现,这种类型不多见,常常伴有阴道出血和淋巴结转移。

四、宫颈癌的分期

宫颈癌的分期见表 18-1。

表 18-1　宫颈癌临床分期

分期	描述
I	肿瘤严格局限于宫颈
IA	仅能在显微镜下诊断的浸润癌,所测量的最大浸润深度 ≤ 5.0 mm 的浸润癌
IA1	所测量间质浸润深度 < 3.0 mm
IA2	所测量间质浸润深度 ≥ 3.0 mm 而 ≤ 5.0 mm
IB	所测量的最大浸润深度 > 5.0 mm 的浸润癌(病变范围超过 IA 期),病变局限于宫颈
IB1	间质浸润深度大于 5.0 mm 而最大径线 ≤ 2.0 cm 的浸润癌
IB2	最大径线 > 2.0 cm 而 ≤ 4.0 cm 的浸润癌
IB3	最大径线 > 4.0 cm 的浸润癌
II	宫颈肿瘤侵犯超出子宫,但未达到盆壁且未达到阴道下 1/3
IIA	肿瘤侵犯限于阴道上 2/3,无宫旁浸润
IIA1	最大径线 ≤ 4 cm 的浸润癌
IIA2	最大径线 > 4 cm 的浸润癌
IIB	有宫旁浸润,但未扩展至盆壁
III	肿瘤扩散至骨盆壁和 / 或累及阴道下 1/3 和 / 或导致肾盂积水或肾无功能者和 / 或侵犯盆腔和 / 或腹主动脉旁淋巴结
IIIA	肿瘤累及阴道下 1/3,没有扩散至骨盆壁
IIIB	肿瘤扩散至骨盆壁和 / 或引起肾盂积水或肾无功能
IIIC	侵犯盆腔和 / 或腹主动脉旁淋巴结(包括微转移),无论肿瘤大小和范围
IIIC1	仅有盆腔淋巴结转移
IIIC2	腹主动脉旁淋巴结转移
IV	肿瘤侵犯膀胱或直肠黏膜或肿瘤播散超过真骨盆
IVA	肿瘤侵犯膀胱或直肠黏膜
IVB	肿瘤播散至远处器官

五、宫颈癌筛查及诊断

（一）宫颈/阴道细胞学涂片检查及HPV检测

宫颈/阴道细胞学涂片检查及HPV检测是现阶段发现早期宫颈癌及癌前病变的初筛手段，特别是对临床体征不明显的早期病变的诊断。目前主要采用宫颈液基薄层细胞学检查（TCT）。HPV检测可以作为TCT的有效补充，二者联合有利于提高筛查效率，对于HPV16及18型阳性的患者建议直接行阴道镜检查，进行组织学活检。

（二）阴道镜检查

阴道镜检查对发现子宫癌前病变、早期子宫颈癌、确定病变部位有重要作用，可提高活检的阳性率。

（三）妇科检查

妇科检查是临床分期的主要依据。可直接观察外阴和通过阴道窥器观察阴道及宫颈。应注意观察癌浸润范围、宫颈肿瘤的位置、范围、形状、体积及与周围组织的关系。还可通过触诊来确定肿瘤的质地、侵犯范围及与周围的关系。三合诊检查可了解阴道旁、宫颈旁及子宫旁有无侵犯，肿瘤与盆壁关系，子宫骶骨韧带、子宫直肠凹陷、直肠本身及周围情况等。

（四）病理诊断

宫颈组织学活检病理检查是最终诊断的金标准。无论是早期或晚期宫颈癌，都必须通过宫颈组织学活检确定病理类型和细胞分化程度。

（五）影像学检查

绝大多数宫颈癌经妇科检查及细胞病理学检查即可被确诊。宫颈癌影像学检查的价值主要是对肿瘤转移、侵犯范围和程度的了解（包括评价肿瘤局部侵犯的范围、淋巴结转移及远处器官转移等），以指导临床决策并用于疗效评价。

腹盆腔彩超：主要用于宫颈局部病变的观察，同时可以观察盆腔及腹膜后区淋巴结转移情况，以及腹盆腔其他脏器的转移情况，另外可发现浅表淋巴结的转移情况。目前对于宫颈癌局部病变及全身转移情况的评估主要还是依靠核磁和CT检查。

盆腔 MRI：是宫颈癌最佳影像学检查方法，有助于病变的检出和大小、位置的判断，尤其对活检的 CIN Ⅲ 患者可用于排除内生性病变；明确病变侵犯范围，提供治疗前分期的重要依据，可显示病变侵犯宫颈基质的深度，判断病变局限于宫颈、侵犯宫旁或是否侵犯盆壁，能够显示阴道内病变的范围，但有时对病变突入阴道腔内贴邻阴道壁及直接侵犯阴道壁难以鉴别；能够显示膀胱、直肠壁的侵犯，但需结合镜检。同时检出盆腔、腹膜后区及腹股沟区的淋巴结转移。

CT 检查：胸部 CT 主要为了排除肺转移和纵隔淋巴结转移。腹盆腔 CT 对于宫颈癌的分辨率低。一般对于核磁禁忌证的患者可选择 CT 检查。

PET–CT：建议分期为 IB1 期以上进行 PET–CT 检查。

（六）肿瘤标志物

肿瘤标志物是一种存在于恶性肿瘤细胞，或由恶性肿瘤细胞产生的，可以反映肿瘤发生、发展，能用于对肿瘤监测的一类物质。宫颈癌主要肿瘤标志物为鳞状细胞癌抗原（SCC–Ag）、糖类抗原 125（CA125）、癌胚抗原（CEA）、糖类抗原 19–9（CA19–9）。鳞状细胞癌抗原是宫颈鳞癌最重要的标志物，鳞状细胞癌抗原在宫颈鳞癌中表达比较高。因宫颈癌以鳞状细胞癌最为常见，所以鳞状细胞癌抗原是子宫癌诊治过程中最常被检测的血清学肿瘤标志物。SCC 抗原检测对宫颈鳞癌诊疗具有较高的医学价值，能够帮助临床及时、准确地早期诊断和治疗，对 SCC 抗原进行持续检测有助于判断疾病进程和疗效，还能预测复发及转移风险。

科 普 知 识

检查发现宫颈上皮内瘤变怎么办？

宫颈上皮内瘤变（CIN）是与宫颈癌密切相关的一组宫颈病变，CIN 临床上分为 3 级，即 CIN Ⅰ 级、CIN Ⅱ 级、CIN Ⅲ 级。大部分低级别病变（CIN Ⅰ 级）可自然消退，但高级别病变（CIN Ⅱ 级、CIN Ⅲ 级）具有癌变潜能，通过筛查发现低级别病变，及时治疗高级别病变，是预防子宫颈浸润癌行之有效的措施。目前最常用的宫颈癌三阶梯筛查方案：TCT+ 高危型 HPV →阴道镜检查→宫颈活检。若是 CIN Ⅰ 级，观察随访即可。随访过程中病变发展或持续存在 2 年的患者可以进行治疗。高度病变 CIN Ⅱ 级以上可发展为浸润癌，需要治疗。建议行宫颈锥切术，锥切后确诊、年龄较大、无生育要求、合并有其他妇科良性疾病手术指征的高度病变也可行全子宫切除术。

六、宫颈癌的治疗

原则上早期宫颈癌以手术治疗为主，中晚期宫颈癌以放疗为主，化疗为辅。具体根据分期来选择。

手术治疗主要应用于早期宫颈癌，即ⅠA～ⅡA期。手术包括子宫切除与淋巴结切除两部分，不同的分期所需要切除的范围有所不同。

IA1期无生育要求可行筋膜外全子宫切除术，如患者有生育要求，可行宫颈锥切术。

IA2期宫颈癌淋巴结转移率为3%～5%，可行次广泛子宫切除术加盆腔淋巴结切除术。要求保留生育功能者，可选择宫颈锥切术（切缘阴性）或根治性宫颈切除术及盆腔淋巴结切除术。

IB1、ⅡB2、ⅡA1期：采用手术或放疗。

IB3、ⅡA2期：首选同步放化疗。

ⅡB–ⅣA期：同步放化疗。

ⅣB期：以系统治疗为主。

（一）放射治疗

宫颈癌对放疗比较敏感。宫颈癌的放疗包括远距离体外照射和近距离腔内照射，两者针对的靶区不同，远距离体外照射主要针对宫颈癌原发灶和盆腔蔓延及淋巴结转移区域，近距离腔内照射主要针对宫颈癌的原发病灶区域。

IA1期宫颈癌的放疗以近距离腔内照射为主。

IA2、IB1、ⅡA1期宫颈癌的放疗采用盆腔外照射＋近距离腔内照射。

IB2、ⅡA2、ⅡB–ⅣA期宫颈癌放疗前必须进行盆腔淋巴结情况的评估，建议用影像评估或手术评估确定放射野。

Ⅳ期放疗为姑息性放疗。采用个体化原则制定放疗方案。

（二）化学治疗

宫颈癌的化疗以顺铂为基础的联合化疗或单用顺铂为主。主要适用于同步放化疗、姑息化疗和新辅助化疗。同步放化疗也称为增敏化疗。宫颈癌的新辅助化疗主要用于ⅠB2或ⅡA2期，即肿瘤直径＞4 cm的局部晚期宫颈癌术前化疗。姑息化疗主要用于既不能手术也不能放疗的复发或转移性宫颈癌患者。

（三）宫颈癌的中医治疗

中医根据宫颈HPV感染发病特征和临床表现，将其属于"崩漏""五色带下""癥瘕"等证的范畴。宫颈病变多与HPV感染有关，其病机多为脾肾虚弱，正气不足，感染湿热邪毒所致。湿毒浸淫，日久呈瘀，湿瘀互结，互变生癥瘕。现代医家周岱翰认为宫颈癌的发病与肝脾肾三脏功能失调、冲任受损相关，并认为该病多起于肝郁气滞、气机不畅则血行不通，气滞血瘀；饮食不节，脾运乃伤，精微不布，水湿停聚；宫颈癌好发于六七至七七之年，此时妇女肾气衰败，肾阴不足则阴虚火旺、瘀毒内蕴，肾阳不足则阴寒内生、寒凝气滞。刘嘉湘认为子宫位居下焦，司职经、带、胎、产，其生理功能以血为本，与奇经八脉之冲、任、督、带和肝肾的关系最为密切。在各种致病因素导致冲任虚损的基础上，督脉失司、带脉失约，癌毒、湿毒、热毒之邪乘虚而入，蓄积胞门，日久湿热黏滞，痰瘀互结，气滞血瘀导致局部肿块的产生。中医治疗宫颈癌HPV感染、预防宫颈癌的发生多以健脾祛湿、清热解毒、祛邪扶正为主。中医药治疗一方面可扶正与祛邪，另一方面可改善宫颈癌引起的不适症状，以减轻痛苦、缩小病灶、提高免疫、延长生存时间、提高生活质量，可辅助常规治疗提高疗效。

现代医学治疗宫颈癌主要是依据患者的疾病分期、全身状况、年龄、有无生育要求等因素综合考虑分析来制定个性化治疗方案。可以看出现代医学个性化治疗宫颈癌与中医辨证论治的思路不谋而合。因此，当前中医临床上治疗宫颈癌多数是采用综合治疗的方法，即在预防发展、围手术期、放化疗等不同时期，施以辨证治疗。治疗宫颈癌前病变多以扶正祛邪、活血散结为原则，佐以清热祛湿解毒；宫颈癌术前多以健脾养胃、调理气血为主，兼以清热解毒、祛瘀消癥、理气化痰、软坚散结；术后多以补气养血为首要，同时佐以顺气降逆止痛、温阳化气利水的药物来促进宫颈癌术后胃肠及膀胱功能的恢复；放疗易耗气伤津，治疗多以益气养阴为主，兼以健脾和胃、清热解毒。化疗则易影响全身气血阴阳平衡，损伤肝、脾、肾功能，常出现肝肾阴虚、脾肾两虚或气血亏损等，肝肾阴虚者治宜滋肾养肝；脾肾两虚者治宜补肾健脾、温阳益气；气血亏损者，治宜益气养血，使气血调和。

七、宫颈癌的预后和预防

（一）宫颈癌的生存期

宫颈癌的生存期与病变期别、病理类型、恶性程度有较大关系，与治疗手段也密切相关。5 年生存期：早期（Ⅰ期）达到 90% 以上，中期（Ⅱ期）为 60%～70%，中晚期（Ⅲ期）为 40%～50%，晚期（Ⅳ期）约为 10%。

早期肿瘤，病灶局限，手术切除，可以实现接近治愈的效果。对于宫颈癌，复发的主要时段集中在治疗后的 3 年内，以后的复发概率是逐年降低的，5 年以后复发风险就很低了。

（二）如何预防宫颈癌

（1）定期宫颈癌检查。至少每年检查 1 次，特别是对有高危行为的女性。

（2）积极治疗慢性宫颈癌疾病。宫颈癌的发生发展是一个漫长的过程，针对检查出的宫颈病变要积极治疗，以防疾病进一步恶化。

（3）改变不良生活习惯。注意个人卫生，坚持运动，不抽烟酗酒、提高自身免疫力。

（4）HPV 疫苗注射。接种宫颈癌预防性疫苗可以实现宫颈癌的一级预防。

科 普 知 识

得了宫颈癌还能生育吗？

对于年轻还有生育需求的部分早期宫颈癌患者，是可以考虑做保留生育功能的手术。保留生育功能的患者可以再生育，只是孕期流产、早产的风险增加。

（三）宫颈癌的阶梯预防

目前宫颈癌已经有三级预防的策略，一级预防为健康教育和推广 HPV 预防性疫苗接种，通过阻断 HPV 感染预防子宫颈癌的发生。健康教育主要是针对适龄男女开展安全性行为的教育，并对推荐年龄范围内的女性在初次性行为前进行 HPV疫苗接种。二级预防为普及、规范子宫颈癌的筛查，早期发现鳞状上皮内病变。宫颈癌的筛查，对于 25～29 岁女性，建议采用细胞学方法每 3 年进行 1 次筛查。

对于 30～64 岁女性，可每 3 年进行 1 次细胞学筛查或每 5 年进行 1 次 HPV 筛查或每 5 年进行 1 次细胞学筛查联合 HPV 筛查。三级预防是及时治疗高级别鳞状细胞上皮内病变，阻断子宫颈浸润癌的发生。

科普知识

Ⅰ. HPV 感染 = 宫颈癌？

感染了 HPV 不等于得了宫颈癌。HPV 又称为人乳头瘤病毒，分为高危型和低危型两种。高危型人乳头瘤病毒持续感染是引起宫颈癌的主要原因，但并非所有的高危型人乳头瘤病毒感染都会引起宫颈癌；而感染低危型人乳头瘤病毒多数会引起尖锐湿疣，不会引起宫颈癌。

Ⅱ. 打了 HPV 疫苗可以防癌一辈子吗？

HPV 疫苗的防护期有多久呢？打了 HPV 疫苗可以防癌一辈子吗？暂时没有研究证明疫苗具体能维持多久。但是可以肯定的是接种 HPV 疫苗可以较少 HPV 感染，进而大大降低宫颈癌的发生概率，但不等于可以终身预防宫颈癌。首先，3 种疫苗均没有覆盖所有类型的 HPV，其次，有部分宫颈癌的发生与 HPV 感染无关。即使接种过 HPV 疫苗，仍要定期做防癌筛查。

第十九章 淋 巴 瘤

一、淋巴瘤概述

（一）淋巴瘤的分类

淋巴瘤，是恶性淋巴瘤的简称，是一组起源于淋巴造血系统的恶性肿瘤的总称，是中国常见恶性肿瘤之一。淋巴瘤根据形态和免疫组化分为霍奇金淋巴瘤（HL）和非霍奇金淋巴瘤（NHL），霍奇金淋巴瘤分为经典型霍奇金淋巴瘤和结节性淋巴细胞瘤，后者为主型霍奇金淋巴瘤；非霍奇金淋巴瘤根据细胞来源不同分为 T 细胞淋巴瘤和 B 细胞淋巴瘤，最常见的是弥漫大 B 细胞淋巴瘤。

肿瘤一般根据其组织来源和生物学行为来命名。良性肿瘤在其来源组织名称之后加"瘤"，如来自脂肪组织的良性肿瘤称为脂肪瘤，来源于腺体和导管上皮的良性肿瘤称为腺瘤等。来源于上皮组织的恶性肿瘤统称为癌，由间叶组织发生的恶性肿瘤统称为肉瘤。有少数肿瘤不按上述原则命名，如白血病、尤文肉瘤和霍奇金淋巴瘤等，淋巴瘤因习惯对淋巴瘤省去了"恶性"二字，但其仍为恶性肿瘤。

科 普 知 识

淋巴瘤和淋巴癌是一样吗？

淋巴癌是社会上一种俗称，通常是指淋巴结等外周免疫器官受到肿瘤组织侵犯。绝大多数淋巴癌的来源不是原发的，而是由原发部位侵入淋巴管，到达淋巴结继续生长，形成与原发癌同样类型的肿瘤，称为淋巴结转移癌更准确。二者组织来源有区别，治疗及预后也有区别。

（二）淋巴瘤的流行病学

GLOBOCAN2020 数据显示，2020 年全球新发霍奇金淋巴瘤 83 087 例，其中男性 48 981 例，女性 34 106 例；死亡 23 376 例，其中男性 14 288 例，女性 9 088 例，2020 年全球新发非霍奇金淋巴瘤 544 352 例，居全部恶性肿瘤新发病例的第 13 位，其中男性 304 151 例，居第 10 位；女性 240 210 例，居第 12 位。2020 年中国新发 HL 6 829 例，其中男性 4 506 例，女性 2 323 例；死亡 2 807 例，其中男性 1 865 例，女性 942 例；2020 年中国新发 NHL 92 834 例，其中男性 50 125 例，女性 42 709 例。

二、淋巴瘤的临床表现

（一）淋巴结肿大

淋巴结肿大多为淋巴瘤的首发症状，颈部淋巴结是最常见的受累部位，其次为腋窝、腹部沟淋巴结，淋巴瘤患者的肿大淋巴结多数无痛、表面光滑、质韧饱满、早期大小不等、孤立或散在，后期互相融合、与皮肤粘连、固定或破溃。淋巴结肿大压迫周围邻近组织，可引起相应症状，如纵隔、肺门淋巴结肿块压迫会出现胸闷胸痛、喘气等症状，腹腔内肿块可引起腹痛、肠梗阻等症状。此外，淋巴瘤可伴有全身症状，如发热、盗汗、体重减轻、皮肤瘙痒和乏力等症状。

正常淋巴结多在 0.2 ～ 0.5 cm，是人体重要的免疫器官，按其位置可分为浅表淋巴结和深部淋巴结，常呈组群分布全身，每一组群淋巴结收集相应引流区域的淋巴液。其主要有过滤淋巴、清除细菌和异物、产生淋巴细胞和抗体等功能，一般不会出现肿大。当机体出现感染（如急性蜂窝织炎、化脓性扁桃体炎等）、肿瘤（如淋巴瘤、急慢性白血病、肿瘤转移等）、反应性增生（如系统性红斑狼疮风湿病、血清病及血清病样反应等）、细胞增生代谢异常（结节病、郎格罕组织细胞增生症等）等情况时，会出现淋巴结肿大，临床需要结合伴随症状、血生化、影像及病检结果明确并鉴别。

总之，淋巴结肿大是淋巴瘤的主要症状之一，淋巴结肿大可见多种疾病，并非所有淋巴结肿大都是淋巴瘤，临床需要结合伴随症状、既往病史、辅助检查等鉴别。

（二）低热

发热是淋巴瘤的症状之一，在疾病不同阶段可表现不同。淋巴结是人体重要的免疫器官，淋巴瘤是源于淋巴结及淋巴组织的恶性肿瘤。当淋巴系统受到侵袭时，机体会发生免疫反应，自身组织细胞为杀伤目标造成的发热，出现免疫性发热。当淋巴瘤组织分解代谢及坏死的产物刺激人体体温调节中枢时出现发热，多为低热或中等程度发热，称为癌性发热。治疗期间使用相关化疗药物，可出现药物热，如阿糖胞苷，氨甲蝶呤，环磷酰胺，长春新碱，门冬酰胺酶等使用后多有不同程度发热，为药物热。因化疗导致骨髓和免疫抑制，使机体正常白细胞减少和免疫力低下，抵抗力降低，易发生不同程度的感染，称为感染性发热，可表现低热，也可表现高热，一旦确诊为感染性发热，应用抗生素治疗，较前几种发热有不同。

科普知识

淋巴瘤跟白血病有什么区别？

淋巴瘤是一组起源于淋巴造血系统的恶性肿瘤。淋巴瘤的病理分类复杂，国际淋巴瘤研究组根据每一种病理类型的淋巴瘤均具有独特的组织形态、免疫表型、基因特征、临床表现及预后，提出了修订的欧美淋巴瘤分类（revised european-American lymphoma classification，REAL），简称 REAL 分类。REAL 分类包括了整个淋巴造血系统恶性肿瘤，包括 HL、NHL 和淋巴细胞白血病。2001 年世界卫生组织（WHO）在此基础上，提出了造血和淋巴组织肿瘤分类方案，其中造血和淋巴组织肿瘤分类将淋巴瘤分为前驱淋巴性肿瘤、成熟 B 细胞淋巴瘤、成熟 T/NK 细胞淋巴瘤及霍奇金淋巴瘤亚型，其中前驱淋巴性肿瘤包括 B 淋巴母细胞白血病、T 淋巴母细胞白血病、NK 淋巴母细胞白血病；成熟 B 细胞淋巴瘤包括慢性淋巴细胞白血病、B 细胞幼淋巴细胞性白血病、毛细胞白血病；成熟 T/NK 细胞淋巴瘤包括 B 细胞幼淋巴细胞性白血病、T 细胞大颗粒淋巴细胞性白血病、成人 T 细胞白血病。

白血病是一类造血干细胞恶性克隆性疾病，因为克隆细胞增殖失控、分化障碍、凋亡受阻等机制在骨髓和其他造血组织中大量增殖累积，并浸润其他非造血组织和器官,同时抑制正常造血功能。临床可见不同程度的贫血、出血、感染发热以及肝、脾、淋巴结肿大和骨骼疼痛。根据白血病的分化程度、自然病程的长短可分为急、慢性白血病。急性白血病细胞分化停滞在早期阶段,以原始及早幼细胞为主,疾病发展迅速,病程数月。慢性白血病细胞分化较好,以幼稚或成熟细胞为主,发展缓慢,病程数年。按病变细胞系列分类,包括髓系的粒、单、红、巨核系和淋巴系的 T 和 B 细胞系。临床上常将白血病分为淋巴细胞白血病、髓细胞白血病、混合细胞白血病等。

二者同属于造血系统恶性肿瘤,可有发热、淋巴结肿大等相同临床症状,详细的病理分型可有相通处,但其病因、发病机制、诊疗方案有别。

三、淋巴瘤的诊断

临床出现淋巴结肿大、发热、盗汗、消瘦,或经初步检查有淋巴结肿大引起喘气、咳嗽、腹痛等症状,需要尽快就诊明确,根据医院科室设置情况,一般选肿瘤科或血液科,有些医院肿瘤科分类更加详细,有肿瘤内科淋巴瘤专业组更好。一般的诊断流程如下:①首先有淋巴瘤的一些症状,淋巴结肿大,伴发热、消瘦等;②完善血常规、生化常规(包括肝肾功能、乳酸脱氢酶、碱性磷酸酶、β_2-微球蛋白、电解质等)、感染筛查(乙型肝炎病毒、丙型肝炎病毒、人类免疫缺陷病毒和梅毒,血沉、免疫球蛋白、EB 病毒巨细胞病毒和骨髓检查);③影像学检查(包括 CT、磁共振、PET-CT);④病理检查,其是淋巴瘤确诊和分型的金标准,所以明确诊断必须进行病理学检查。淋巴结活检根据位置不同,穿刺有一定技巧和难度,需要临床经验丰富的医生操作。

科普知识

为什么要给淋巴瘤查肝炎、梅毒和艾滋病毒?

一方面,淋巴瘤目前病因尚无明确,临床与感染、免疫力低下有关,感染多与病毒有关,如 EB 病毒,逆转录病毒、疱疹病毒、麻疹病毒及免疫缺陷病毒。所以临床完善肝炎、梅毒和艾滋病病毒检查明确病因。另一方面，肝炎出现肝硬化甚至肿瘤转移，梅毒和艾滋病毒临床也会出现淋巴结肿大症状，完善相关检查需要进一步鉴别诊断。临床过程中，患者医生会提前告知，患者需知晓并配合。

四、淋巴瘤的西医治疗方案

淋巴瘤根据病理分型、分期、生物学特性、年龄等不同而治疗方案有异，所以淋巴瘤的治疗方案较复杂。淋巴瘤是一类异质性很强的恶性肿瘤，在诊疗过程中需要多学科协作，结合每位患者的特征制定个体化的治疗方案。

（一）霍奇金淋巴瘤

HL 分结节性淋巴细胞为主型霍奇金淋巴瘤（nodular lymphocyte predominant Hodgkin lymphoma, NLPHL）和经典型霍奇金淋巴瘤（classic hodgkin lymphoma, CHL），CHL 约占 HL 的 90%。无大肿块的 I A 期、Ⅱ A 期且受侵淋巴结区域位置接临的 NLPHL，推荐受累部位放疗（involved site radiotherapy, ISRT）。I A 或 Ⅱ A 期伴大肿块、I B 或Ⅱ B 期、或病灶相距较远的Ⅱ A 期 NLPHL，推荐短程化疗＋利妥昔单抗＋ ISRT。Ⅲ～Ⅳ期 NLPHL 选择化疗＋利妥昔单抗 ±ISRT，也可选择利妥昔单抗单药治疗。早期预后良好 CHL 的标准治疗为 2 个周期 ABVD 方案（多柔比星＋博来霉素＋长春碱＋达卡巴嗪）化疗＋ 20 Gy 放疗，早期预后不良型 CHL 推荐 4 个周期 ABVD 方案化疗＋ 30 Gy 放疗。晚期 CHL，推荐 6～8 个周期 ABVD 方案化疗，对残留病变给予放疗，强调 PET-CT 在治疗中的指导作用，根据 PET-CT 结果决定是否需要高强度方案化疗。

（二）弥漫大 B 细胞淋巴瘤

弥漫大 B 细胞淋巴瘤（diffuse large B-cell lymphoma, DLBCL）的治疗模式是以包括化疗、靶向治疗和免疫治疗内科治疗为主的综合治疗。需综合考虑患者年龄、临床分期、病理类型、分子遗传学特征和国际预后指数（international prognostic index, IPI）评分来制定治疗方案。R-CHOP 方案（利妥昔单抗＋环磷酰胺＋多柔比星＋长春新碱＋泼尼松）是 DLBCL 的一线治疗方案，根据分期、肿块大小、IPI 评分、年龄决定化疗周期、药量及是否加用＋ ISRT 方案。对于伴有中枢神经系统（CNS）受侵的 DLBCL 患者在此基础上加用一定剂量的氨甲蝶呤。

（三）滤泡性淋巴瘤

滤泡性淋巴瘤（follicular lymphoma，FL），放疗是目前Ⅰ～Ⅱ期FL的标准治疗。对于Ⅲ～Ⅳ期FL，看是否有治疗指征，若无，观察等待是其首选治疗策略，若有，根据患者年龄、合并症和治疗目标，个体化选择治疗方案，包括如单纯化疗、CD20单、抗单药治疗或联合其他药物治疗、参加合适的临床试验或局部放疗等。

（四）边缘区淋巴瘤

边缘区淋巴瘤（marginal zone lymphoma，MZL）需要按原发部位分层治疗。如原发胃MZL淋巴瘤，治疗主要包括抗Hp、手术、放疗以及化疗等综合治疗手段。Ⅰ～Ⅱ期患者，对于疗前Hp阳性、t（11;18）阳性的患者，推荐行抗Hp感染治疗＋ISRT，如ISRT有禁忌，也可联合利妥昔单抗治疗。对于疗前Hp阴性的患者，首选ISRT，如存在ISRT禁忌证，可选择利妥昔单抗治疗。

（五）CLL/ 小淋巴细胞淋巴瘤

CLL/ 小淋巴细胞淋巴瘤（small lymphocytic lymphoma，SLL），无论有无del（17p）、TP53基因突变的CLL/ SLL患者，优先推荐伊布替尼单药治疗。伊布替尼用于CLL患者的一线治疗。维奈托克＋奥妥珠单抗方案和阿卡替尼单药也被批准CLL/ SLL成人患者一线治疗。

（六）伯基特淋巴瘤

伯基特淋巴瘤（burkitt lymphoma，BL）患者的一线治疗以化疗为主，一般不推荐放疗。化疗方案包括包CODOX-M-R方案（环磷酰胺＋长春新碱＋阿霉素＋高剂量氨甲蝶呤＋利妥昔单抗）或DA-EPOCH-R方案或R-Hyper CVAD方案，根据年龄和LDH值、肿块大小、分期等确定高低危险因素而定。

（七）淋巴母细胞淋巴瘤

淋巴母细胞淋巴瘤（lymphoblastic lymphoma，LBL）属于高度侵袭性淋巴瘤，无论是Ⅰ期还是Ⅳ期患者，均应按全身性疾病治疗。治疗过程包括诱导治疗、巩固强化、维持治疗等阶段。诱导治疗推荐采用Berlin-Farnkfurt-Münster方案（环磷酰胺＋长春新碱＋柔红霉素＋地塞米松＋阿糖胞苷＋氨甲蝶呤＋培门冬酶和泼尼松），固强化治疗方案通常采用高剂量阿糖胞苷＋高剂量氨甲蝶呤。预防治疗，常用的鞘内注射药物有氨甲蝶呤、阿糖胞苷和皮质类固醇等。

（八）外周 T 细胞淋巴瘤

外周 T 细胞淋巴瘤，非特指型（peripheral T-cell lymphoma, not otherwise specified，PTCL-NOS）。PTCL-NOS 最佳治疗方案和治疗策略仍在探索，推荐首选合适的临床试验。

（九）蕈样霉菌病

蕈样霉菌病（mycosis fungoides，MF）和 Sézary 综合征（sézary syndrome，SS）目前尚无根治性治疗方法，疾病分期是确定治疗方案的主要依据。

五、中医治疗淋巴瘤

（一）中医对淋巴瘤的认识

中医古籍文献中并无"淋巴瘤"病名，根据淋巴结肿大等症状描述，传统医学将其归属为"恶核""失荣（营）""痰核""石疽""瘰疬""痰毒""癥积""恶疮""阴疽""马刀""侠瘿"等范畴。本病以"痰"为根本病理因素，合并"寒""虚""瘀""毒"而表现出不同的病机。本病属本虚标实，以正气不足为本，痰、瘀、毒内结为标。该病常与脾肾功能失调有关，又涉及肝、肺、三焦。其中痰、瘀贯穿于病程发展的始终。总的治疗原则：扶正祛邪，调和脏腑平衡。解毒化痰可贯穿于疾病治疗的始末。根据临床表现分为寒痰凝滞证、气郁痰阻证、阴虚痰结证、痰瘀毒蕴证、正虚邪恋证，寒痰凝滞证使用阳和汤加减散寒解毒，化痰散结；气郁痰阻证使用柴胡疏肝散，疏肝解郁，化痰散结；阴虚痰结证使用大补阴丸，滋补肝肾，化痰散结；痰瘀毒蕴证使用升降散加减，逐瘀解毒，化痰散结；正虚邪恋证使用八珍汤加减，扶正托毒，调和营卫。临床需根据患者症状、体征、舌苔、脉象，因人因时因地辨证施治。

（二）结合放化疗辨证

临床诊疗过程中结合西医放化疗及手术时期，辨证用药用方有别。放化疗前期患者未经放化疗，虽有正虚，但是以邪实为主，故攻邪之时佐以扶正，也为后续的放化疗做准备。放化疗间期随主症加减用药，增减药味，对症治疗，最大限度地降低机体的损伤，有助于顺利完成化疗，期间有食欲不佳者，可加用神曲、麦芽、鸡内金等健脾消食；腹泻者加用石榴皮、芡实、黄连等清热涩肠；便秘者，加青黛、火麻仁、望江南效果佳；白鲜皮、地肤子可改善皮肤瘙痒的症状；若白细胞、血小板等减少，可以三子补血汤益气补血；如肝功能异常，可合半夏泻心汤或小柴胡汤加减。放化疗后期使用中药改善患者生活质量，巩固疗效，此阶段主要针对放化疗后证候的变化调整用药，以及防治肿瘤的复发与转移，以益气养阴法为主要治法，给予太子参、熟地、黄精、枸杞子、女贞子等，以扶正固本为主，培补脾胃，益肾填精，同时稍加用清热解毒类药物。

（三）淋巴瘤常用方药及药理

结合淋巴瘤的病因病机，在其辨证用药过程中，茯苓、白术、黄芪、甘草、当归、夏枯草、贝母、白花蛇舌草、半夏、枸杞子、党参、山慈姑、生地黄、陈皮、熟地黄、牡蛎、穿山甲、白芍、海藻、麦冬、玄参、莪术、女贞子、赤芍、丹参、柴胡、大枣、薏苡仁为临床常用药。通过中药现代药理研究，一些中药和中成药制剂在淋巴瘤治疗中发挥了很好的治疗作用。如雷公藤内酯醇通过抑制细胞增殖、降低 VEGF 分泌从而起到抗血管生成进而导致细胞凋亡的作用，同时也能够通过杀伤淋巴瘤细胞遏制淋巴结的转移；夏枯草提取物可能通过激发肿瘤细胞的凋亡程序进而在体内达到抗肿瘤的作用；苦参碱具备促使 Raji 淋巴瘤细胞产生凋亡的作用；人参、苦参、黄芪组成的康艾注射液，能够通过下调血管内皮生长因子 VEGF 的表达起到抗肿瘤的作用；香菇多糖通过提高并保护患者的自身免疫功能，成功地在原方案基础上提高了总有效率和完全缓解率；海藻玉壶汤能通过参与调解肿瘤的微环境、诱导细胞凋亡和提高自身免疫力抑制了小鼠的胸腺淋巴瘤的生长。青蒿琥酯可以有选择性地抑制体内细胞达到单纯杀伤瘤细胞的作用，也使人体在接受药物治疗时正常细胞受到的药物毒性会被尽可能地降低。据研究报道，青蒿琥酯的作用机制主要在于抑制谷胱甘肽 –S 转移酶的活性，从而达到扭转肿瘤细胞在接受一段时间治疗后常见的多药耐药的情况。防治原则中未病先防，即"治未病"的理念，则能够有效地预防肿瘤复发，具有得天独厚的优势。通过中医的整体观，对人的身体系统有针对性的调理，提高免疫力以有选择性地辅助使用抗肿瘤中药，达到预防复发的目的。

六、淋巴瘤的预后

（一）淋巴瘤预后的相关因素

淋巴瘤是一类异质性很强的恶性肿瘤，总体预后、生存期差别较大，主要与以下因素有关：①病理类型，是决定预后的最重要因素。如 MCL 预后较差，因为尚无标准的治疗方案，许多化疗方案有较高的治疗有效率，但晚期患者通常仍不能治愈。MF 患者的预后较好，5 年生存率约为 80%。HL 是一种预后良好的恶性肿瘤，约 80% 患者可长期生存。②临床分期，一般早期要好于晚期，如中国早期 CHL 患者无失败生存率和 5 年生存率分别为 90.1% 和 96.7%，晚期 CHL 患者 5 年无失败生存率和 5 年生存率分别为 78.8% 和 86.0%。③瘤负荷大小，也是判定预后因素，瘤负荷大，侵犯部位多，预后差。④一般情况（患者年龄、体能状态）也是决定预后的重要因素，一般大于 60 岁患者，美国东部肿瘤协作组（eastern oncology collaborative group，ECOG）体能状态（performance status，PS）≥ 2 分的患者在 IPI 都会分别增加评分。⑤基础状况，如在确诊时已有发热、盗汗、体重下降等全身症状，或（和）合并高血压、糖尿病等其他疾病，其预后相对较差。⑥患者对治疗的依从性和顺应性也会影响预后。一般依从性好，对治疗方案敏感，整个治疗流程顺畅，一般预后相对较好。

（二）淋巴瘤患者日常生活注意事项

一是合理膳食：饮食清淡、营养，以碳水化合物、蔬果、膳食纤维及优质蛋白为主，禁高盐、高脂、辛辣、生冷、刺激性食物。二是适量运动：可进行太极拳、散步等活动，增强体质，愉悦心身。三是舒畅情志：患者了解淋巴瘤相关知识，做到不恐惧，整个诊疗过程心中有数，与病友交流病情、感受、疗效，选用合适音乐、运动分散注意力，愉悦心情。四是调整睡眠：调节情绪，可选择音乐、足疗、牛奶、按摩等方式调整睡眠时间和质量，促进内分泌代谢，增强免疫力。

（三）淋巴瘤患者饮食建议

患者饮食在淋巴瘤诊疗过程非常重要，有研究认为营养支持可遵循五阶梯治疗原则，即一阶梯选择营养咨询，然后依次向上晋级选择口服营养补充、完全肠内营养、部分肠外营养、全肠外营养，若目前阶梯不能满足 60% 能量需求 3 ～ 5 d 时，应该选择上一阶梯，在淋巴瘤诊疗过程有重要的指导意义。

　　中医食疗根据分期辨证饮食，食疗先导期（临床治疗≤3个月）分为化疗后、放疗后和手术后。化疗后若出现食欲减退、甚者恶心、呕吐、腹胀、腹泻，舌体胖大、舌苔薄白、白腻或黄腻等脾胃不和症状，饮食宜用莲藕、芡实、白扁豆、香菇、番茄、薯类、生姜、橘皮、萝卜等；出现疲乏、精神萎靡、头晕、气短、纳少、虚汗、面色淡白脱发、舌体瘦薄或舌面有裂纹、苔少、脉虚细无力等气血亏虚征象，给予瘦肉、鱼虾、鸡蛋、猪肝、猪骨、甲鱼等血肉有情之品，红枣、龙眼肉、党参、西洋参、黄芪、山药、核桃肉益气养血；有耳鸣、脱发、五心烦热、盗汗、口干、咽燥、失眠多梦，舌红苔少、脉细数等肝肾阴虚表现，宜用黑豆、黑米、黑芝麻、黑木耳、银耳、猴头菇、鸡蛋黄、甲鱼、动物肝脏或骨髓、桑椹、黑枣等补益肝肾。放疗后，中医认为一般出现热毒瘀结和气阴亏虚证。出现发热、口干、黏膜溃疡、大便秘结热毒症状，可给予绿豆、西瓜、生梨、冬瓜等，亦可以金银花、野菊花、蒲公英、四季青等代茶饮。放射性后期出现身倦无力、少气懒言、口干、午后潮热、五心烦热、失眠盗汗、头晕目眩、耳鸣、腰膝酸软气阴两虚等症状，建议食用豆腐、豆豉、丝瓜、冬瓜、茄子、苋菜、黄瓜、鲤鱼、麦冬、乌梅等滋阴之品。手术后出现纳呆食少、肢体乏力、大便稀溏或无力、食后腹胀、面色萎黄、形体瘦弱，宜用黄芪、人参、白术、茯苓、当归、陈皮、生姜、大枣、麦芽、薏仁、龙眼肉、山药等益气健脾。

第二十章　胃肠间质瘤

一、胃肠间质瘤的流行病学特点

胃肠间质瘤（gastrointestinal stromal tumor，GIST）非常罕见，是起源于胃肠道壁的间叶源性肿瘤。可发生于胃肠道的任何部位，最常发生于胃（50%～70%）和小肠（20%～30%），偶尔见于网膜、肠系膜及腹膜。成人GIST主要发生于老年人，中位诊断年龄为65～69岁。GIST很少发生于40岁以下的人群，但诊断年龄从10～100岁不等。0.4%～2%的GIST发生于儿童及20岁以下的年轻成人。20岁以下患者通常对此类肿瘤有潜在的遗传易感性。目前研究显示，发病率为每年10～15例/100万，中国（香港、上海、台湾）、韩国和挪威的发病率最高（每年19～22例/100万），而中国山西省（每年4.3例/100万）以及捷克和斯洛伐克（每年5.2例/100万）的发病率最低。在美国和加拿大，GIST发病率为每年7～8例/100万。男女发病比例相当（1∶1），但琥珀酸脱氢酶（succinate dehydrogenase，SDH）缺陷型肿瘤（最常见于儿科患者）在女性中的发病率约为男性的2倍。

二、胃肠间质瘤的性质

胃肠道的管壁包括黏膜、黏膜下层、肌层和浆膜四层。黏膜的上皮细胞发生肿瘤就是我们常说的胃癌、肠癌。非上皮细胞发生肿瘤，医学上多称为间叶源肿瘤，GIST起源于黏膜肌层或固有肌层，是最常见的胃肠间叶源性肿瘤，占胃肠道恶性肿瘤的0.1%～3%，易发生肝脏和腹膜转移。GIST的良、恶性是患者及其家属都十分关心的问题，那么该如何判断呢？

事实上，GIST不能简单地判定为良性或是恶性。短时间看，GIST像是良性的，局部侵袭性弱，较少通过淋巴结转移，但随着时间的推移，几乎所有的GIST都会出现恶性行为，如不断变大、发生转移、术后复发等。因此，可以认为GIST

是具有恶性潜能的肿瘤，其恶性潜能的高低由肿瘤大小、部位和病理结果来决定。GIST 恶性指标包括：①肿瘤侵犯周围器官或发生远端脏器的转移；②肿瘤直接大于 10 cm；③胃间质瘤核分裂象＞ 5 个 /50 HPF，肠间质瘤核分裂象＞ 1 个 /50 HPF；④肿瘤细胞生长活跃或出现坏死。恶性潜能越高，致死可能性越大。

三、胃肠间质瘤的临床表现

GIST 患者可出现各种各样的症状，临床表现和肿瘤的大小、生长部位和方式有关，通常情况下，小于 5 cm 的间质瘤临床表现不明显。根据生长部位不同，可有如下表现：胃间质瘤只有长到一定程度才会引起腹胀、进食困难，否则很难发现，但如果肿瘤溃烂导致出血，出现黑便或呕血等症状，做胃镜可以发现。食管间质瘤发现的主要原因是进食哽噎困难，就诊时做胃镜或胸部 CT 发现食管占位。小肠间质瘤的临床表现主要与肿瘤是否导致肠梗阻有关，很多小肠间质瘤是由于出现了肠梗阻的表现如腹痛、腹胀、停止排气、排便等，就诊时做腹部超声或腹盆 CT 发现腹腔占位。是否导致梗阻，不仅与大小有关，还与肿瘤生长方式有关系，肿瘤起源于小肠壁，如果是腔内生长，2 ～ 3 cm 就可以导致梗阻，如果是腔外生长，可能 10 cm 还没有典型的梗阻表现，但往往会有明显的腹部包块，可以腹部触及，甚至有活动性。如果肿瘤生长过快使血供不足致黏膜缺血、糜烂、溃疡、中心坏死，破溃于肠腔，引起肠道出血，如果破裂入腹腔，引起腹腔大量出血。

科普知识

"隐匿的杀手"：胃肠道间质瘤。

GIST 是一种具有潜在恶性倾向的侵袭性肿瘤，有学者评价它"尽管它不是癌，却一样可以夺人性命"。但遗憾的是，大众对此疾病仍知之甚少，加上 GIST 早期具有隐蔽性，症状轻微，未能引起人们的足够重视。大部分患者没有自觉症状，直到出现恶心、腹痛、便血、吐血及伴随的贫血等，才会前来就医，但因为症状无特异性，因此极容易被忽视和漏诊。很多患者都是在肿瘤筛查、体检或其他手术时无意中发现罹患此病。据目前文献报道，在首次就诊的 GIST 患者中，有 20% ～ 30% 的患者已发展成为晚期；有 11% ～ 47% 的患者已发生肝转移和腹腔转移。这时候肿瘤往往较晚，错过了最佳治疗时机，除了手术创伤大之外，还需长期口服价格高昂的药物治疗，故体检筛查此病十分必要。建议 40 岁以上人群每年做 1 次胃镜，以便尽早发现 GIST，及时进行早期规范诊治。

四、胃肠间质瘤的诊断及筛查

（一）常用检查方式

（1）体格检查：所有疑似 GIST 患者的体格检查均应包括详细的腹部检查。GIST 可能表现为可触及的腹部肿块，由原发肿瘤或腹内转移瘤（例如肝、网膜或腹膜）所致。急腹症或腹膜炎体征可能提示存在消化道出血、肿瘤破裂、肠穿孔或消化道梗阻。不过，大多数局限性 GIST 患者可能没有特异性的体征，因为部分肿瘤没有症状，而且腹外转移瘤罕见。

（2）影像学检查：GIST 常用检查方式包括内镜、CT 及 MRI 等。内镜超声（endoscopic ultrasonography，EUS）对于判断肿瘤部位、起源及其与周围器官的关系尤为重要。CT 尤其是增强 CT 为 GIST 首选的影像学检查方法，有助于明确肿瘤位置、大小、生长方式、周边器官毗邻、血供及远处转移等情况。MRI 对特殊部位如直肠、盆底区域或肝转移 GIST 的评估具有重要意义，同时 MRI 检查无辐射性，尤其适用于某些特殊人群（孕妇、儿童青少年及碘剂过敏者）。PET-CT 扫描适用于靶向药物疗效的早期评价，不推荐常规用于术前检查及术后随访。

（二）病理学诊断

（1）原则：对术前检查疑似 GIST 且评估为局限可完整切除者，不常规推荐进行活组织检查，可直接手术切除；对术前检查考虑复发转移、原发不可切除或特殊部位需术前治疗的 GIST 应行活组织检查，明确肿瘤性质及基因分型，进而指导靶向药物治疗。术前活组织检查方式主要包括 EUS 引导下细针穿刺活组织检查（endoscopic ultrasonography-fine needle aspiration，EUS-FNA）、空芯针穿刺活组织检查、内镜活组织检查及经直肠或阴道穿刺活组织检查等。EUS-FNA 腔内种植风险低，应作为首选活组织检查方式。

GIST 病理学诊断应包括肿瘤细胞的形态学、免疫组化和分子诊断。组织学上，GIST 细胞形态以梭形细胞（70%）为主，部分可呈上皮样细胞型（20%）及梭形 -

上皮样细胞混合型（10%）。免疫组化推荐常规检测 CD117、DOG-1、CD34、平滑肌肌动蛋白（SMA）、S-100、琥珀酸脱氢酶 B（SDHB）及 Ki-67 等指标，其中特别强调联合使用 CD117 及 DOG-1 标记。基因检测应至少包括 c-kit 基因第 9、11、13、17 号外显子及 PDGFRA 基因第 12、18 号外显子。对于野生型、部分疑难病例尤其是复发或继发耐药病例，可考虑行二代测序（next generation sequencing, NGS）。

（2）病理学诊断的必要性：GIST 的临床症状和影像学检查与腹部许多肿瘤的表现相似，没有特异性。例如：平滑肌瘤、神经鞘瘤和硬纤维瘤等良性肿瘤；平滑肌肉瘤、恶性黑素瘤、恶性周围神经鞘膜肿瘤、炎性肌纤维母细胞瘤和化生性（"肉瘤样"）癌等恶性肿瘤。仅用光学显微镜难以区分 GIST 与其他肿瘤（尤其是胃肠道平滑肌瘤、平滑肌肉瘤及神经鞘瘤），因为苏木精－伊红（hematoxylin and eosin, HE）染色切片上所见的组织学表现与病变的免疫表型或分子遗传学无法可靠或明确地关联起来。这些肿瘤与 GIST 的鉴别依据在于 GIST 特有的免疫组化表现和分子改变。所以病理诊断是 GIST 诊断的金标准。

科普知识

为什么医生都会推荐患者进行基因检测？

在第一部分流行病学中我们提到 SDH 缺陷型 GIST 发病年龄较低，女性多见。而且研究表明，绝大多数 GIST 具有 c-kit 或血小板源性生长因子受体 α（platelet derived growth factor receptor alpha, PDGFRA）基因活化突变。进行基因检测可以明确是否有相关的基因突变，以指导靶向药物治疗。例如 c-kit 与 PDGFRA 均属于受体酪氨酸激酶家族，如基因检测出突变，就可用酪氨酸激酶抑制剂（伊马替尼）进行靶向治疗。反之，如果没有检测出 c-kit 与 PDGFRA 基因突变，则靶向治疗无效。因为不同患者突变的基因有差异，他们体内突变的基因不同。一种靶向药物一般只针对一种常见的突变基因，但并非所有肿瘤患者就都是这个基因突变了，不同肿瘤、不同患者突变的基因不同，所以，如果选择 GIST 靶向药物治疗，在治疗前首先进行针对相应的基因检测分析尤为重要，否则有可能无效。如果有患者在进行靶向治疗前，不通过基因检测而是"盲试"靶向药物的话，造成的结果不仅可能无效、还会耽误治疗时间。

五、胃肠间质瘤的治疗

（一）胃肠间质瘤的治疗方案

（1）定期监测：根据 NCCN 指南，对于肿瘤 < 2 cm 且内视镜显示具有良性特征的无症状患者，可以通过每年 1 次的胃镜、肠镜进行保守监测，如果随访期间出现进展，再考虑进一步治疗。

（2）手术切除：对于局部有症状、≥ 2 cm 以及内窥镜显示恶性肿瘤特征的 GIST，手术根除是首选的方法，大约 80% 的 GIST 都为单发，可以通过手术切除，由于 GIST 淋巴结转移的概率很小，所以除非有检查证据支持，否则不需要进行淋巴结清扫。手术的方式取决于病灶的位置、对相邻组织结构的黏附和侵袭程度以及患者自身的健康状况。

如果病灶的大小 < 5 cm，可以进行腹腔镜手术，根据不同部位包括了部分胃切除、全胃切除、某肠段的切除以及吻合术和造口术，如果病灶的位置位于小胃后壁或是胃食管交界处等地且医生技术过硬，可以仅进行肿瘤摘除以保留器官功能。

对于肿瘤较大、位置复杂或是邻近组织结构侵袭较多的患者，仍建议进行传统的开腹手术，开腹手术操作空间更大，视野更加清晰，专家能更清楚地对病灶进行处理，还能更清晰地对周围组织进行探查，提高根除的成功率。

部分病灶位于上消化道的患者，如果病灶还比较小，复发风险评分也不高，可以在医生评估下选择内视镜切除，从口腔进入，损伤相对较小。如果病灶靠近肛门括约肌，也可以选择肛门内视镜手术。

（3）药物治疗：大部分 GIST 的患者都表达受体酪氨酸激酶，所以靶向药酪氨酸激酶抑制剂（TKI）的出现，使 GIST 患者显著受益，且 TKI 可以应用到多个病程阶段之中。①术前帮助减瘤，部分患者肿瘤体积较大，直接手术切除困难时，可以通过在术前予以 6 ～ 12 个月 TKI 新辅助治疗来缩小肿瘤，再通过肿瘤缩小的情况评估是否可以进行手术。对于部分保留器官和功能的手术，也可以在术前考虑新辅助治疗。②术后辅助治疗，尽管接受了根治性的手术，但很多高危患者术后仍会复发，术后辅助治疗可以降低复发风险，改善患者预后。③治疗不可切除、转移性或复发性的 GIST，TKI 治疗晚期 GIST 的效果也是显著的。

（二）中医对胃肠道间质瘤的看法

对于 GIST，中医学并无直接的病名记载，当代医家认为本病可属"肉瘤""积聚""肠瘤""癥瘕""便血""痞满"等范畴。现在医家多认为其病因本质为脾虚，标有痰、湿、热毒、瘀血等，初期多以湿热瘀实证为主，病久可导致正气亏虚，形成虚实夹杂之证。治宜以内服汤药为主健脾益气，清热化湿、祛瘀解毒。单纯的中医药不能根治 GIST，但可以改善术后正气亏虚，可以减轻靶向治疗带来的副作用，所以中西医结合治疗 GIST 可以起到 1 加 1 大于 2 的效果。

六、胃肠间质瘤的预后

GIST 与其他癌症相比预后相对较好，早期患者 5 年生存率为 94%，已经出现远处转移的晚期患者 5 年生存率也达 52%。对于低危患者，术后每 6 个月进行随访复查，持续 5 年；对中、高危患者，术后 3 年内每 3 个月复查，然后每 6 个月复查 1 次，直至 5 年；5 年后每年随访 1 次；对晚期患者，每 3 个月随访复查 1 次；对术前治疗患者需每 2～3 个月评估 1 次疗效。复查项目应包括血常规、肝肾功能及腹盆腔影像学检查，在有条件的中心对靶向治疗患者还可考虑监测血药浓度。此外，文献报道，GIST 患者发生肺癌等其他肿瘤风险高于正常人群。因此，在 GIST 治疗进入平稳期时，随访中应重视第二肿瘤筛查。

第二十一章　神经内分泌肿瘤

一、神经内分泌肿瘤的流行病学特点

神经内分泌肿瘤（neuroendocrine neoplasm, NEN）是一类起源于肽能神经元和神经内分泌细胞，具有神经内分泌分化并表达神经内分泌标志物的少见肿瘤，可发生于全身各处，以肺及胃肠胰 NEN（gastroenteropancreatic neuroendocrine neoplasm, GEP-NEN）最常见。最常见的是胃、肠、胰腺等消化系统神经内分泌肿瘤，约占所有神经内分泌肿瘤的 2/3 左右。直肠和胰腺是亚洲人群最常见的发病部位，中肠和胰腺是欧美白人最常见发病部位；根据是否存在特定基因胚系突变，NEN 可分为散发性和遗传性，但后者相对少见。NEN 发病率呈逐年上升趋势。据 2012 年美国 SEER 数据，NEN 的年发病率已经增长至 6.98/10 万，在过去 30 年内发病率增加了 5 倍。过去 20 年中国台湾地区神经内分泌肿瘤的发病率也显示出和欧美类似的增长趋势，但中国大陆尚缺乏发病率数据。根据 WHO 2010 年对神经内分泌肿瘤的最新命名规定，以"neuroendocrine neoplasm（NEN）"泛指所有源自神经内分泌细胞的肿瘤，将其中高分化神经内分泌肿瘤命名为 neuroendocrine tumor（NET，神经内分泌瘤），低分化神经内分泌肿瘤命名为 neuroendocrine carcinoma（NEC，神经内分泌癌）。

二、神经内分泌肿瘤的临床表现

根据肿瘤是否分泌激素及产生激素的相关症状，将神经内分泌肿瘤分为功能性和非功能性两大类：功能性神经内分泌肿瘤是指能够分泌激素，并导致激素相关临床症状的 NEN，约占所有 NEN 的 20%，常表现为过量分泌激素引起的相应症状，由于肿瘤分泌激素类型不定，因此这类肿瘤临床表现多样，主要表现为肿瘤分泌有生物学活性的激素引起的相关临床症状，如皮肤潮红、出汗、哮喘、腹泻、低血糖、难治性消化道溃疡、糖尿病等。功能性神经内分泌肿瘤好发于胰腺，其次是小肠、支气管肺及胸腺。

非功能性的神经内分泌肿瘤约占 80%，此类型肿瘤没有激素分泌功能，常缺乏典型的临床表现，患者可多年甚至终身无症状，临床上也无特异性表现，大多在体检时偶然发现，或因为一些非特异性肿瘤相关临床症状如压迫、梗阻、出血和转移征象而被发现，就诊时往往已经出现肝转移。不同部位的非特异性肿瘤相关临床症状不尽相同，中央型肺 NEN 常表现为呼吸道症状，如咳嗽、咯血、胸痛等，胸腺和周围型肺 NEN 则多以体检偶然发现为主。胰腺 NEN 可出现梗阻性黄疸、胰源性门脉高压及胰腺炎等表现。胃 NEN 可表现为腹痛、腹胀、反酸、嗳气、胃灼热等症状，若肿瘤较大还可出现消化道梗阻及出血等表现。肠道 NEN 可表现为腹痛、腹胀、排便习惯改变、肠梗阻和消化道出血等。总的来说，非功能性 NEN 常起病隐匿，临床表现缺乏特异性。临床上，少数 NEN 发病初期为非功能性肿瘤，但随病程进展，逐渐出现激素分泌，成为功能性肿瘤，因此对 NEN 的临床表现需行动态观察和评估。

三、神经内分泌肿瘤的诊断及筛查

（1）肿瘤标志物检查：NEN 可分泌多种肽类或胺类激素至循环系统，这些激素是 NEN 特有的肿瘤标志物。常用的循环标志物包括嗜铬粒蛋白 A（chromogranin A，CgA）、神经元特异性烯醇化酶（neuron specific enolase，NSE）、胰多肽等。

（2）影像学检查：各种影像学检查包括内镜、超声内镜、超声、CT、PET-CT、MRI、生长抑素受体显像（somatostatin receptor scannin，SRS）等是对 NEN 进行定位诊断、临床分期、疗效评估和随访监测的重要手段。疗效评估和随访均建议尽量用同一种影像学检查，以保证可比性和准确性。

（3）病理学检查：NEN 最终的诊断依据。NEN 病理诊断要点包括：首先通过对神经内分泌标志物突触素（synaptophysin，Syn）和 CgA 的免疫染色确定肿瘤是否为 NEN，其次根据肿瘤的增殖活性明确肿瘤的分级。肿瘤的增殖活性通过核分裂象数或 Ki-67 阳性指数进行评估。按照肿瘤的增殖活性将胃肠胰 NEN 分级为：G1（低级别，核分裂象数 1/10 高倍视野或 Ki-67 指数 ≤ 2%）、G2（中级别，核分裂象数（2～20）/10 高倍视野或 Ki-67 指数 3%～20%）、G3（高级别，核分裂象数 > 20/10 高倍视野或 Ki-67 指数 > 20%）。在上述基础上，胃肠胰 NEN 病理分类如下：①神经内分泌瘤（NET）是高分化 NEN，分级为 G1 和 G2。②神经内分泌癌（NEC）是低分化高度恶性肿瘤，分级为 G3。③混合性腺神经内分泌癌

（mixed adenoendocrine carcinoma，MANEC）是一种特殊类型的神经内分泌癌，形态学上包括腺癌和神经内分泌癌两种成分，两种成分的任何一种至少占 30%。

四、神经内分泌肿瘤的治疗

NENs 治疗方式多样，包括内镜、外科、内科、核素、介入、化疗、中医、姑息治疗和心理治疗，多学科整合诊疗可以给予患者个体化的治疗方案。早期、局限性的 NENs 可根据肿瘤的部位、大小和侵袭程度选择开放手术、腹腔镜手术和内镜手术治疗，能够取得较好的治疗效果，定期复查即可。术后复发的风险取决于肿瘤的分级、分期以及切除情况。对于已经发生转移的 NENs，往往需要多学科的综合治疗，治疗方法包括化疗、放疗、生物治疗（如生长抑素类似肽）、靶向治疗（如依维莫司、索凡替尼等）、核素治疗（如 PRRT、肽受体放射性核素治疗）、肝病灶局部治疗（如各种消融、肝动脉栓塞，放射性粒子植入、甚至肝移植）、中医中药治疗等，部分晚期患者也可行外科减瘤术。这些治疗方法旨在控制肿瘤的生长、减轻症状、改善生活质量和延长生存期。对于部分患者，联合治疗策略（如手术 + 化疗、手术 + 放疗等）可能会取得更好的疗效。

近年来，中医药在减轻放化疗的不良反应及辅助晚期患者带瘤生存、改善症状等方面积累了丰富的经验。中医强调"整体观念""辨证论治"。其优势体现在：对晚期高分化 NEN，肿瘤负荷较小或年老体弱者，因其肿瘤发展缓慢，生存期较长，可予中药辅助治疗以扶正抑瘤、稳定病情。对胃内息肉多发、反复复发的患者，中药治疗或可减缓复发，并改善因其背景疾病自身免疫性萎缩性胃炎导致的消化不良症状。中药还可联合生长抑素类似物、靶向药物、化疗等治疗手段，增加疗效，减轻副反应，增加食欲，增强体力，改善患者的生活质量。

五、神经内分泌肿瘤的预后

神经内分泌肿瘤预后的影响因素包括肿瘤大小、发病部位、分级、分期等。分化好的 NET 即使出现远处转移，亦能获得较长生存期，行根治性切除术后的患者，生存期可长达 5 年甚至 10 年。分化差的 NEC 则预后较差。G3 级神经内分泌癌生存期大概在 10 个月。

神经内分泌肿瘤患者的随访与复查需要与医生密切沟通，由医生根据肿瘤大小、部位、分级与分期制定不同的复查与随访方案，常用的随访手段包括血清嗜铬素 A 检测、CT、MRI 和内镜等影像学检查。

第二十二章 恶性黑色素瘤

一、恶性黑色素瘤的流行病学特点

恶性黑色素瘤是黑色素细胞来源的一种高度恶性的肿瘤，简称恶黑。可由先天性或获得性良性黑素细胞痣演变而成，或由发育不良性痣恶变而来，也可以是新发生。多发生于皮肤，也可见于黏膜和内脏。

恶性黑色素瘤是全球第 19 大最常见癌症，是皮肤恶性肿瘤导致死亡的主要原因。尽管仅占皮肤癌诊断的不到 5%，但黑色素瘤占皮肤癌相关死亡的 65%。恶性黑色素瘤在我国虽然是少见恶性肿瘤，但病死率高，发病率也在逐年增加。在亚洲人和其他有色人种中，原发于肢端的黑色素瘤约占 50%，常见的原发部位多见于足底、足趾、手指末端及甲下等肢端部位，原发于黏膜，如直肠、肛门、外阴、眼、口鼻咽部位的黑色素瘤占 20%～30%；而对于白种人来说，原发于皮肤的黑色素瘤约占 90%，原发部位常见于背部、胸腹部和下肢皮肤；原发于肢端、黏膜的黑色素瘤分别只占 5%、1%。随着年龄的增长，男性比女性更容易发生恶性黑色素瘤，且临床结局比女性患者差，疾病复发率、疾病进展率和死亡率更高。我国恶性黑色素瘤平均发病年龄 50 岁，男性发病高峰为 45 岁和 60 岁，女性为 40 岁和 55 岁，较男性提前。恶性黑色素瘤不会传染，部分患者有家族性多发现象。

二、恶性黑色素瘤的病因

目前，恶性黑色素瘤的病因尚未完全清楚。一般认为是多方面的，种族与遗传、创伤与刺激、日光、免疫等因素均可能相关。黑素细胞发生 DNA 损伤为恶性黑色素瘤的基本病因。在遗传背景基础上，长期紫外线照射、反复摩擦、外伤刺激等导致黑素细胞的 DNA 发生断裂、易位、突变或异常甲基化等，黑素细胞出现增殖失控和分化异常，最后发展为恶性肿瘤细胞。诱发因素：长期日光暴晒或日晒伤史。长期紫外线暴露史：如不正确使用晒黑灯、晒黑床及其他紫外线产品。长期局部慢性损伤或刺激：如位于肢端的色素痣长期受行走摩擦或外伤及炎症刺激。其他因素：部分家族性遗传性皮肤病，如着色性干皮病，患者皮肤对日光极为敏感，更易发生黑色素瘤。

科普知识

黑色的痣都会变成恶性黑色素瘤吗？

正常的痣可以分为普通痣和发育不良痣，当皮肤下的色素细胞生长成团簇，就形成了普通痣。当痣的形状和大小不常见时，将其称为发育不良痣，有时称为"非典型痣"，这些发育不良的痣可能比普通痣大，直径超过 5 mm，颜色可呈现为粉红色至黑色，并且痣上有隆起和平坦的区域。该区域可能略微呈鳞状，边缘不清晰，并且可能出现在身体的任何部位。但往往常见于暴露于阳光的皮肤，比如说后背，也可能出现在头皮，乳房或者腰际线以下。发育不良痣的数量一般在几颗到十几颗不等。有发育不良痣的人往往也有较多的普通痣。

大多数的痣是安全的，绝大多数成年身上有 10～40 颗普通痣。它们大多数长在腰际线以上，暴露于阳光的部位。大部分普通痣会随着年纪而成长，年老之后又会逐渐淡去。普通痣发展成为黑色素瘤的可能性是微乎其微的。但身上有超过 50 个普通痣的风险更高。发育不良痣发展成黑色素瘤的可能性略高于普通痣。切除正常的普通痣或发育不良痣不能降低患黑色素瘤风险。反复点痣还会增加癌变风险。防晒能降低普通人患黑色素瘤的风险。而对有发育不良痣的人来说，防止皮肤被晒伤尤为重要。如果怀疑身上有发育不良痣，应该寻求皮肤科医生的咨询，并注意观察其变化。如果除此之外还有黑色素瘤家族史，需要每 3～6 个月去医院进行相关检查。

中国人的黑色素瘤倾向长在脚底和指甲下的皮肤，易摩擦部位如手脚掌的痣需要注意。

当身上的痣有以下变化之一，需要咨询皮肤科医生：颜色改变；或者突然变大、变小；形态质感改变；痣周围皮肤变干或结痂；变硬或者表面有起伏；开始痒或者出血。

三、恶性黑色素瘤的临床表现

恶性黑色素瘤早期症状：恶性黑色素瘤好发于男性，且男性患者死亡率比女性患者高。女性患者的肿瘤好发部位是腿部（尤其是小腿），男性则为背部和头颈部。在包括我国在内的亚洲人群中，原发于肢端的黑色素瘤约占 50%，常见部位为足底、足趾、手指末端及甲下等部位。20% ～ 30% 的患者可原发于黏膜，如直肠、肛门、外阴、眼、口、鼻、咽等部位。根据恶性黑色素瘤发生的部位，患者可能出现的早期症状也不同。

皮肤、肢端恶性黑色素瘤早期症状：皮肤上的痣快速增大、隆起，或者颜色改变，发生瘙痒、疼痛、出血、溃疡等。

眼葡萄膜黑色素瘤早期症状：飞蚊症、瞳孔形状改变、视力缺损模糊等。

黏膜恶性黑色素瘤的早期症状往往与具体位置有关，发生在鼻腔内的黑色素瘤会导致鼻塞、出血、头痛等，发生在直肠的恶性黑色素瘤可能出现血便、梗阻等。

对于色素痣早期恶变的症状可以遵循 "ABCDE" 法则。

A：非对称（asymmetry）。色素斑的一半与另一半看起来不对称。

B：边缘不规则（border irregularity）。色素斑的边缘呈不规则状，界限不清。

C：颜色改变（color variation）。正常色素痣通常为单色，而黑色素瘤主要表现为色彩斑驳或是污浊的黑色。

D：直径（diameter）。色素斑直径＞ 5 mm 或色素斑明显长大时要引起注意，对直径＞ 1 cm 的色素痣做好活检评估。

E：隆起（elevation）。一些早期的黑色素瘤，整个瘤体会有轻微的隆起。

进展期症状：瘤体继续增大，损害隆起呈斑块或结节状，也可呈蕈状或菜花状，表面易破溃和出血，周围可有不规则的色素晕或色素脱失晕。如向皮下组织生长时，呈皮下结节或肿块。如向周围扩散时，可出现卫星灶，区域淋巴结可肿大。

晚期症状：局部瘤体继续增大，发生明显破溃，反复不愈；区域或远隔淋巴结肿大；发生远处转移时出现相应症状，如骨转移时出现骨痛，肺转移时出现咳嗽、咯血，脑转移时出现头痛及中枢神经症状等。

科普知识

黑痣凸起就一定是黑色素瘤吗？

黑痣，在医学上是很常见的良性皮肤肿瘤，是由表皮或者真皮内的黑素细胞增多而引起的。而在皮肤肿瘤中，也有这么一个与痣长得很像的存在，那就是黑色素瘤，也叫恶性黑色素瘤，多来源于黑色素细胞，其恶性程度很高，且容易发生转移，故而要做好早期的诊断和治疗。那么我们要怎样才能发现以及预防黑色素瘤呢？大家要常常检查自己皮肤情况，观察已有痣的情况及是否有新出现的黑痣，并从以下几个方面进行判断：①不对称性。普通痣两半是对称的，而恶性黑色素瘤两半不对称。②边缘。普通痣的边缘光滑，与周围皮肤分界清楚，而恶性黑色素瘤边缘不整齐，成锯齿状改变。另外，表面粗糙伴鳞形或片状脱屑，有时还有渗液或渗血，病灶高于皮肤。③颜色。普通痣通常是棕黄色、棕色或黑色，而恶性黑色素瘤会在棕黄色或棕褐色基础上掺杂粉红色、白色、蓝黑色。其中，蓝色最为不祥，白色则提示肿瘤有自行性退变。结节型恶性黑色素瘤总是呈蓝黑色或灰色。④直径。普通痣直径一般小于 5 mm，而恶性黑色素瘤直径大于 5 mm。除了从外观上区别黑色素瘤和黑痣，发痒、按压疼痛的黑痣也要特别注意，这类黑痣如果继续发展很可能出现溃疡性病变，刺痛或灼痛也会更明显，其周围还会出现卫星结节或伴有区域淋巴结肿大，此时说明病情已进展到晚期。需要强调的是结构不良的痣与早期恶性黑色素瘤的区分，仅凭肉眼观察是很难鉴别的，对怀疑病灶应及时进行活检以获得病理确诊。

四、恶性黑色素瘤的诊断

早诊断、早治疗是恶性黑色素瘤患者预后的重要影响因素。当发现以上介绍的恶性黑色素瘤的早期症状时，应及时就医检查。通常皮肤或者痣发生了异常，需要前往皮肤科就诊。相关的检查方法如下。

（1）体格检查：主要检查局部皮肤和区域淋巴结。如在原有色素痣基础上发生近期快速发展的肿瘤性结节，有坏死、溃疡或出血，色素加深或不均匀，周围有卫星灶。区域淋巴结可肿大。

（2）皮肤镜：皮肤镜是近年来发展起来的一种无创性观察在体皮肤表面和表皮下部肉眼无法识别的形态学特征与数字图像分析技术。典型恶型黑色素瘤，皮肤镜特异性表现主要有：①不典型色素网；②不规则条纹结构；③不规则点和球结构；④不规则污斑；⑤蓝白结构；⑥血管征象：点状或发夹状不规则血管、粉红色区域。

（3）活检：活检也称为病理组织学检查，是确诊黑色素瘤的重要步骤。对初步判断无远处转移的黑色素瘤，活检一般进行完整切除，若病灶过大或考虑远处转移，需要进行局部切取活检，同时还要进行淋巴结活检。

（4）免疫组织化学检查：免疫组织化学检查常与病理组织学检查相结合，用于辅助诊断和鉴别诊断，用于检测黑色素瘤细胞特征标志物，例如 S-100 蛋白、SOX-10、Melan A、HMB45、酪氨酸酶等。检测免疫组织化学标志物包括 Ki-67 和 cyclin D1，辅助鉴别诊断皮肤黑色素瘤与良性黑色素细胞痣。

（5）影像学检查：相关影响学检查包括 CT、PET-CT、MRI 以及超声检查，怀疑有骨转移时可进行骨扫描，颅内转移时行头颅 CT 或 MRI。怀疑全身广泛转移时可行全身 PET-CT 检查。用于辅助判断有无远处转移和明确肿瘤分期。

（6）实验室检查：包括血常规、肝肾功能和乳酸脱氢酶（LDH）。高 LDH 水平可能预示着转移性疾病患者对治疗的反应较差。

（7）基因检测：对于确诊了恶性黑色素瘤的患者，还需要进行基因检测，基因检测有助于一些疑难病例的诊断和鉴别诊断。对于存在 BRAF、CKIT 和 NRAS 基因突变的患者，可以指导临床治疗和预测分子靶向药的效果。

五、恶性黑色素瘤的治疗

黑色素瘤的恶性程度较高，多发生转移，预后较差。因此，早期诊断与及时合理治疗极其重要。

（一）手术治疗

早期手术彻底切除是恶性黑色素瘤目前最主要的治疗方法。切除范围与肿瘤浸润深度和分期有关。手术并发症：主要是切除不净、术后复发等。手术部位可发生伤口感染、伤口裂开等。淋巴结活检或淋巴结清除术后可发生局部淋巴漏或肢端淋巴水肿。

（二）药物治疗

大剂量干扰素皮下注射，如 INF-γ、INF-α2a、INF-α2b 干扰素。不同类别的干扰素，注射剂量、频率和疗程均有不同。

目前缺乏针对恶性黑色素瘤的高效化疗药物，主要用于术后的辅助治疗或晚期患者的姑息治疗。部分患者应用化疗后，可缓解症状，延长存活时间。化疗药物主要是传统的细胞毒性药物，包括达卡巴嗪、替莫唑胺、福莫斯汀、紫杉醇、顺铂和卡铂等。以联合应用为主。灌注化疗用于晚期局限性患者。

（三）放射治疗

恶性黑色素瘤对放射治疗不敏感，仅用于特殊情况下的辅助治疗，如不能耐受手术，手术切除不尽但又无法再次手术，或脑和骨转移后的姑息治疗，以及小型或中型脉络膜黑色素瘤的治疗。例如高能量 X 线、粒子束照射、中子俘获治疗等。

（四）前沿治疗

主要是生物制剂治疗，包括 BRAF 抑制剂（辅助治疗 BRAF 突变的患者）、MEK 抑制剂、ERK 抑制剂、PD-1 单抗、CTLA-4 单抗、CKIT 抑制剂等。

（五）对症支持治疗

积极纠正贫血、低白蛋白血症，加强营养支持，控制伤口感染等并发症。适度锻炼以增加身体免疫力，但应避免过度运动。积极对患者进行心理治疗，缓解抑郁和焦虑。对晚期疼痛严重者，积极给予止痛对症治疗，提高生存质量。

（六）中医药治疗

西医治疗恶性黑色素瘤效果并不理想，并且对患者的伤害很大，而中药作为中国传统医学留下的瑰宝，因其不易产生耐药性及毒副作用小的特点，越来越被人们重视起来。近年来，随着对中药治疗肿瘤的深入研究，科研人员发现有越来越多的中药成分能够有效杀伤恶性黑色素瘤细胞并抑制其生长和转移。

中医并没有黑色素瘤这一说法，中医认为，人体正气亏虚，情志不舒，气滞血瘀，遇上外邪难以抵御，毒气郁结，便在体内形成了肿块，因此，中医在治疗时注重对患者的全身进行调节，通过扶正补虚、理气活瘀、祛毒散结，使患者的气血、阴阳、脏腑功能达到平衡，气血顺畅、经络舒展、元气充沛，间接地达到抑制肿瘤的效果，即使患者体内的癌细胞没有被明显消除，但是患者的身体功能正常运行，身体指标处于正常，因此患者的症状得到缓解，生活不受影响，从而可以长期带瘤生存，大大延长了生命。

患者只要正气足，肿瘤就不会轻易生长，而黑色素瘤患者进行西医治疗时身体难免会受损，无论是手术的创伤，还是放化疗的副作用，都会影响患者的免疫功能，使机体的抵抗力下降，肿瘤便容易乘虚快速生长，加快病情的恶化。中医治疗疾病是没有毒副作用的，而且还能起到强身的作用，提高患者自身的抗病能力。并且经济实惠，使用方面，患者容易接受。中医与西医联合治疗效果会更好，能有效地弥补西医治疗的缺陷，比如与放化疗结合治疗，能减轻放化疗带来免疫力低下等不良反应、增强机体的免疫功能方面，常有独到之处。

六、恶性黑色素瘤的预后

恶性黑色素瘤患者的预后依赖于诊断时的分期，总体预后不佳。皮肤黑色素瘤的Ⅰ～Ⅳ期5年生存率分别为97%（ⅠA期）、84%（ⅠB期）、68%（Ⅱ期）、55%（Ⅲ期）、17%（Ⅳ期）。Ⅰ/Ⅱ期恶性黑色素瘤预后相关的因素还包括年龄、性别和原发部位。Ⅰ/Ⅱ期女性存活率高于男性；原发黑色素瘤的位置在躯干、头部及颈部比发生在四肢的预后差。年龄与黑色素瘤存活率成反比。局部、没有淋巴结及远处转移的患者，预后相对较好。Ⅲ期恶性黑色素瘤具有明显不同的预后。没有溃疡但仅有单一隐蔽淋巴结转移的黑色素瘤患者预后明显好于出现溃疡或更多淋巴结转移的患者。Ⅳ期恶性黑色素瘤患者中，重要的预后因素是远处转移的位置，内脏转移比非内脏（如皮肤、皮下及远处淋巴结）转移预后差。

确诊为恶性黑色素瘤的患者应遵医嘱及时用药及定期复查。保持良好心态，规律作息，饮食均衡，营养充分。病情允许的情况下，可适当运动，尽早恢复社会活动。术后患者，做好伤口的护理，避免刺激及继发感染。卧床者，勤翻身避免压疮，按摩肢体，避免肌肉萎缩。治疗结束后，患者应遵医嘱定期随访。无症状者至少每年进行1次常规皮肤检查。有特殊症状时，应立即随访检查。对术后患者，一般建议第1年每3～4个月随访1次；第2～3年每6个月随访1次；第3～5年每6～12个月随访1次；5年后根据情况及医嘱进行，一般仍为至少每年随访1次。

尽量避免日光暴晒。夏天户外运动时穿防晒服，戴防晒帽和太阳镜，涂防晒霜。避免使用晒黑灯和晒黑床。避免对原发性色素痣的长期慢性刺激。原发色素痣发生慢性感染时，应积极治疗。对原发色素痣应密切观察其大小、颜色、边界或形态的变化，一旦发现异常，应尽快就诊。

第二十三章 软组织肉瘤

一、软组织肉瘤的流行病学特点

软组织肉瘤是一类罕见的癌症，主要发生于肌肉、脂肪、纤维组织、血管以及外周神经等，占所有恶性肿瘤的 0.72% ～ 1.05%，不同国家和地区所报道的发病率不尽相同，美国年发病率约 3.5/10 万，欧洲年发病率为（4 ～ 5）/10 万，我国年发病率为 2.91/10 万。软组织肉瘤依据组织来源共分 12 大类，再根据不同形态和生物学行为，有 50 多种亚型。有些类型更容易影响儿童，约占儿童癌症的15%，而另一些则主要影响成人，约占成人癌症的 1%。我国男女发病患者数比例接近。软组织肉瘤可以发生于任何年龄，不同病理亚型的好发年龄有所不同，随着年龄的增长，发病率明显增高，根据年龄校准后的发病率，80 岁时发病率约为30 岁时的 8 倍。

二、软组织肉瘤的临床表现

由于身体的各个部位都有软组织，因此软组织肉瘤可以在身体的任何部位发生。它们大多从胳膊或腿（约 53%）开始，也可以在躯干（约 12%）、头部和颈部（约 11%）以及腹膜后（约 19%）被发现。最常转移至肺。

软组织肉瘤可以在身体的灵活有弹性组织或深部空间中发展，肿瘤在生长过程中常常会把正常组织推开。因此，肉瘤在引起症状之前可能会变得很大。最终，当肿瘤生长开始压迫神经和肌肉时，它可能会引起疼痛。所以软组织肉瘤早期可能不会引起任何体征和症状，或仅触及皮肤或皮下无痛性肿物；疾病进展期，肿块迅速增大、皮温升高、疼痛、肿瘤破溃出血、肢体水肿、骨痛。

软组织肉瘤可以在身体的任何地方生长，其具体症状将取决于癌症在哪里。手臂、腿或躯干肉瘤的第一个症状可能是无痛肿块或肿胀。大多数人注意到一个肿块随着时间的推移而增长（数周到数月）。肿块可能引起疼痛，也可能不疼。当肉瘤生长在腹膜后时，可能没有任何症状，或者可能有疼痛或饱腹感，症状往往来自肿瘤引起的其他问题。例如，它们可能导致胃部或肠道阻塞或出血。它们可以压迫神经、血管或附近的器官。它们可以长得足够大，肿瘤在腹部就可以摸到。有时肿瘤会引起疼痛。在身体其他部位出现的肉瘤可能引起其他症状或体征。例如，子宫内出现的肉瘤可导致子宫出血或子宫增大。从肺部开始的肿瘤可能导致呼吸困难或胸部疼痛。

三、软组织肉瘤的诊断及筛查

由于软组织肉瘤非常罕见并且可以在多个部位以多种形式出现，因此很难被发现甚至经常被误诊。75% 的软组织肉瘤表现为高度恶性，常见的是未分化多形性肉瘤、脂肪肉瘤、平滑肌肉瘤、滑膜肉瘤等。儿童和青少年最常见的是横纹肌肉瘤。

在早期阶段，软组织肉瘤除了无痛性肿块外很少表现出其他症状，不易引起重视，这也导致软组织肉瘤难以被发现和诊断。当出现以下症状时，应及时进行软组织肉瘤筛查：①身体上的任何部位出现新的肿块或正在生长的肿块；②直径超过 5 cm 或越长越大的肿块；③当年纪较大时长出来的肿块；④体表或大关节附近及影像检查等发现不明原因的肿块或外伤后长期不能消退的肿块、肿块持续增大，不随体位的变化而缓解、可出现疼痛和关节活动障碍，且逐渐加重和肿块局部皮温往往高于周围正常组织，可伴有红肿等炎症表现。

当出现这些症状时我们一定要去医院进行检查，一般检查包含以下方面：①查体。一般根据肿物部位、大小、边界、活动度、有无压痛、皮温和伴随症状等七个方面对肿物进行初步定性。②影像学。B 超（判断囊实性，提供肿瘤血流情况及区域淋巴结有无肿大），X 线（排除骨肿瘤，确认组织肿块位置，评估侵犯骨质时发生病理骨质的风险），CT 或 MRI 平扫 + 增强（MRI 是软组织肉瘤最重要的检查手段，精确显示与邻近肌肉、皮下脂肪、关节及主要神经血管束关系，增强MRI 能了解血液供应情况，可鉴别脂肪瘤、非典型脂肪瘤和脂肪肉瘤；CT 可进行全身转移灶的筛查），PET–CT 等。四肢软组织肉瘤先选 MRI 检查而不是 CT，高危患者应进行胸部 CT 排除肺转移，同时应检查局域淋巴结情况。③活检。确定肿瘤是良性还是恶性的唯一可靠方法是组织活检。软组织肉瘤活检，包括穿刺活检、切开活检和切除活检。细针或粗针穿刺，必要时 CT 或 B 超引导，穿刺困难或失败可手术切开活检，以完成软组织肉瘤分期诊断和分型诊断。

四、软组织肉瘤的治疗

软组织肉瘤的治疗方案主要包括手术、化疗、放疗及靶向和免疫治疗。大约 20% 肉瘤病例可以通过手术治愈，另外 30% 病例可以通过手术、化疗和 / 或放疗进行有效治疗。一般来说，肉瘤的治疗取决于肿瘤的分期。肉瘤的分期取决于肿瘤的大小和分级，以及肿瘤是否已扩散到淋巴结或身体其他部位（转移）。低级别肉瘤虽然癌变，但不太可能转移，高级别肉瘤则更容易扩散到身体的其他部位。

手术是软组织肉瘤的最重要治疗方法，但仍有相当一部分患者经过根治性手术治疗后仍出现复发。随着放疗技术的发展，其在肿瘤局部控制率、降低截肢风险，提高保肢率方面有一定优势，但存在较多不良反应。很多软组织肉瘤对化疗不敏感，针对本病有效的化疗方案少，药物的不良反应较大，难以达到预期疗效。分子靶向治疗及免疫治疗目前在恶性肿瘤疾病治疗中应用活跃，但由于软组织肉瘤组织学亚型达 100 多种，许多分子畸变普遍存在于一些特定的亚型中，确切的有效靶点仍需进一步的研究证明。

中医是中华民族的瑰宝，在软组织肉瘤的治疗中发挥着重要的作用。中药与西药相比不良反应小，联合西医治疗又可减毒增效，改善生活质量，延长患者生存期。软组织肉瘤来源丰富，亚型众多，目前尚无特效疗法，需要综合的治疗方法提高临床疗效。中医学立足于整体观念，将辨证论治与辨病论治相结合，使中医药在多种亚型的软组织肉瘤中均表现出确切疗效，可明显减轻患者的临床症状，改善生活质量，延长生存时间，且具有价格低廉、不良反应小的优点。

五、软组织肉瘤的预后和随访

软组织肉瘤患者的预后优于许多上皮类肿瘤，全部 5 年生存率在 60% ～ 80%，肺是最常见的首次转移部位，占 80% 以上，肺转移的患者 5 年生存率仅为 8%。影响预后的因素包括年龄、肿瘤类型、部位、大小、组织学分级、是否存在转移、转移部位等，位于四肢的肿瘤预后要优于其他部位者。低度恶性软组织肉瘤仍主要面临局部复发的风险，高度恶性软组织肉瘤不仅有局部复发风险，还有较大的远处转移倾向（主要是孤立的肺转移）。而影响局部复发的因素包括：外科边界、复发次数、肿瘤体积、组织学分级等。

随访：充分治疗后的低度恶性软组织肉瘤患者，应注意局部复发征象，由于其自然病程缓慢，随访一般持续至少 10 年。高度恶性软组织肉瘤患者经充分治疗后，既要观察局部复发，又要注意肺的远处再发。在开始的 2～5 年，远处转移风险要高得多，这也取决于肿瘤分级。因此应进行定期复查，MRI 用于检测局部有无复发，而 CT 用于检测肺部有无转移，每 2～3 个月随访 1 次，持续 2～3 年后，可每 6 个月或更长时间进行随访 1 次。

笔花轩医案医话撷萃

⊙　盐城阮氏临床经验传承录　⊙

──── • 主编 • ────

阮宗武　阮　舒　伍德明

──── • 主审 • ────

顾月星　宋　峻

全国百佳图书出版单位

中国中医药出版社

·北京·

图书在版编目（CIP）数据

笔花轩医案医话撷萃：盐城阮氏临床经验传承录 /
阮宗武，阮舒，伍德明主编 .—北京：中国中医药出版社，
2022.12
ISBN 978-7-5132-7578-1

Ⅰ.①笔⋯　Ⅱ.①阮⋯　②阮⋯　③伍⋯　Ⅲ.①中医
临床－经验－中国－现代　Ⅳ.① R249.7

中国版本图书馆 CIP 数据核字（2022）第 071517 号

中国中医药出版社出版

北京经济技术开发区科创十三街 31 号院二区 8 号楼
邮政编码　100176
传真　010-64405721
保定市中画美凯印刷有限公司印刷
各地新华书店经销

开本 710×1000　1/16　印张 26　彩插 0.5　字数 458 千字
2022 年 12 月第 1 版　2022 年 12 月第 1 次印刷
书号　ISBN 978-7-5132-7578-1

定价　95.00 元
网址　www.cptcm.com

服 务 热 线　010-64405510
购 书 热 线　010-89535836
维 权 打 假　010-64405753

微信服务号　zgzyycbs
微商城网址　https://kdt.im/LIdUGr
官 方 微 博　http://e.weibo.com/cptcm
天猫旗舰店网址　https://zgzyycbs.tmall.com

如有印装质量问题请与本社出版部联系（010-64405510）